心血管-肾脏-代谢综合征防治手册

主　审　吉训明
主　编　夏经钢　袁明霞

中华医学电子音像出版社
CHINESE MEDICAL MULTIMEDIA PRESS

北　京

版权所有　　侵权必究

图书在版编目（CIP）数据

心血管-肾脏-代谢综合征防治手册 / 夏经钢, 袁明霞主编. -- 北京：中华医学电子音像出版社, 2025.6.
ISBN 978-7-83005-485-4

Ⅰ . R5-62；R692-62

中国国家版本馆CIP数据核字第2025TN8680号

心血管-肾脏-代谢综合征防治手册
XINXUEGUAN SHENZANG DAIXIE ZONGHEZHENG FANGZHI SHOUCE

主　　编：	夏经钢　袁明霞
策划编辑：	张　宇　周寇扣
责任编辑：	周寇扣
责任印刷：	李振坤
出版发行：	中华医学电子音像出版社
通信地址：	北京市西城区东河沿街69号中华医学会610室
邮　　编：	100052
E-Mail：	cma-cmc@cma.org.cn
购书热线：	010-51322635
经　　销：	新华书店
印　　刷：	北京云浩印刷有限责任公司
开　　本：	880mm × 1230mm　1/32
印　　张：	12.125
字　　数：	329千字
版　　次：	2025年6月第1版　2025年6月第1次印刷
定　　价：	48.00元

购买本社图书，凡有缺、倒、脱页者，本社负责调换

内容提要

本书由首都医科大学宣武医院夏经钢教授与首都医科大学附属北京友谊医院袁明霞教授组织心血管内科、肾内科、内分泌代谢科及营养科等领域具有丰富临床经验的专家学者共同编撰。全书立足于心血管-肾脏-代谢（cardiovascular-kidney-metabolic，CKM）综合征研究前沿，系统构建"病理机制-临床实践-健康管理"三位一体的知识体系，从新概念的概述、新内涵及重要意义，流行病学特征，生理和病理生理机制，临床分期特征，早期筛查，风险预警评估，新诊疗技术，生活方式医学管理，社区慢性病管理及患者健康宣教等方面展开，全方位介绍CKM综合征的现状和进展，体现以人为整体的诊疗理念，强调多学科协作和精准化管理，以改善患者的整体预后，全面促进患者健康。

本书专业性和实用性强，适合心血管科、内分泌科、肾内科、全科医师和实习医师，以及医学研究生、护理人员、药师、营养师、基础和临床研究人员、流行病学研究者、医院管理者及卫生政策制定者阅读和参考。

主编简介

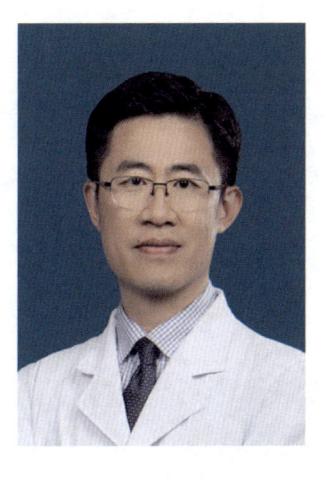

夏经钢 医学博士、主任医师、教授、博士研究生导师。首都医科大学宣武医院心内科副主任,美国哥伦比亚大学/心血管研究基金会公派访问学者。

主要社会学术任职:中国医师协会胸痛专业委员会胸痛绿道学组副组长、中国未来研究会未来生物医学工程分会心肾代谢性疾病防治委员会主任委员、国家(中关村)火炬科创学院心血管技术成果转化专家委员会副主任委员、中国医疗保健国际交流促进会心血管健康医学分会常务委员、中国医疗保健国际交流促进会心血管医学分会委员、北京医学会心血管病学分会青年工作组委员、北京整合医学会心血管代谢分会第一届委员、中国老年心脏危重症联盟委员、中国老年保健学会老年健康标准分会委员;担任《中国心血管病研究》青年编委会副主任委员、《中国介入心脏病学杂志》青年编委和《中国医师进修杂志》编委。

长期致力于糖尿病致动脉粥样硬化的免疫代谢炎症机制、冠状动脉粥样硬化性心脏病(以下简称"冠心病")、急性心肌梗死早期干预策略和心血管-肾脏-代谢综合征基础和临床研究。近年来，主持多项国家级和省部级科研项目，获军队（省部级）科学技术进步奖二等奖1项，首都医科大学科学技术奖三等奖1项。以第一作者或通信作者在国际权威期刊发表多篇高质量文章，并被SCI收录，其中，JCR Q1区5篇，影响因子＞10分2篇。作为副主编参与《心血管及相关疾病规范化诊疗病例选集》的编撰工作；作为编委参与《糖尿病微血管病变》独立章节的编撰工作。

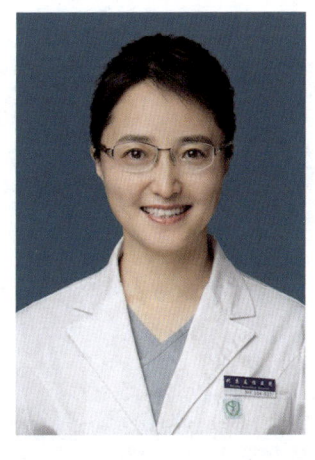

袁明霞 医学博士、主任医师、教授、博士研究生导师、博士后合作导师。首都医科大学附属北京友谊医院内分泌科主任，首都医科大学内分泌与代谢病学系副主任，美国北卡维克森林大学糖尿病研究中心访问学者。

主要社会学术任职：中华医学会糖尿病学分会委员，中国医师协会内分泌代谢科医师分会委员，北京医学会糖尿病学分会副主任委员，北京围手术期医学学会减重与代谢专业委员会主任委员，中国肥胖联盟常务理事，《中国糖尿病杂志》《国际糖尿病》编委。

重点研究方向为肥胖及相关代谢性疾病临床诊疗与基础研究。主持多项国家自然科学基金、首都卫生发展科研专项、国际糖尿病联盟基金资助项目。相关研究成果获得中华医学科技奖、华夏医学科技奖、高等学校科学研究优秀成果奖等奖项。作为执笔人和编写组专家参编多部教材及内分泌与代谢病领域相关指南和专家共识。

编委会

主　审　吉训明
主　编　夏经钢　袁明霞
副主编　冯　雪　张　玲　郑　博　蔡晓凌　王　蕾　黄小钦
　　　　　李思颉　王　红　贾林沛　刘国友
编　委（按姓氏笔画排序）

于　君　首都医科大学宣武医院
王　红　北京市东城区朝阳门社区卫生服务中心
王　蕾　首都医科大学
王红霞　首都医科大学
王秀玲　首都医科大学宣武医院
王艳玲　首都医科大学宣武医院
冯　雪　中国医学科学院阜外医院
朱晓蓉　首都医科大学附属北京同仁医院
刘国友　首都医科大学宣武医院
孙希鹏　首都医科大学宣武医院
李　杰　首都医科大学附属北京友谊医院
李思颉　首都医科大学宣武医院
杨文嘉　北京大学人民医院

吴　昊　中国医学科学院阜外医院
张　玲　首都医科大学
张宝玉　首都医科大学附属北京安贞医院
武德崴　首都医科大学宣武医院
易铁慈　北京大学第一医院
郑　博　北京大学第一医院
祝英娜　首都医科大学附属北京友谊医院
姚昕玥　首都医科大学
袁明霞　首都医科大学附属北京友谊医院
贾林沛　首都医科大学宣武医院
夏经钢　首都医科大学宣武医院
钱　浩　首都医科大学宣武医院
郭呈龙　首都医科大学附属北京安贞医院
黄小钦　首都医科大学宣武医院
敬馥宇　首都医科大学宣武医院
程嘉渝　首都医科大学附属北京友谊医院
曾翔俊　首都医科大学
谢韵漪　中国医学科学院阜外医院
蔡晓凌　北京大学人民医院
谭　静　首都医科大学宣武医院
潘亚静　首都医科大学宣武医院

序

心血管-肾脏-代谢（cardiovascular-kidney-metabolic，CKM）综合征是近年来医学界关注的重要领域，其涵盖了心血管疾病、肾脏疾病和代谢性疾病之间的复杂相互作用，对患者的健康和生活质量产生深远影响。随着我国人口老龄化进程的加快，CKM综合征的发病率呈上升趋势，逐渐成为全球公共卫生面临的重大挑战。

《心血管-肾脏-代谢综合征防治手册》的出版恰逢其时，为该领域的研究和临床实践提供了宝贵资源。本书由心血管、肾脏、内分泌、全科和流行病学领域具有深厚造诣的专家学者共同编写，内容全面、深入，涵盖了从基础理论到临床应用的各个方面。本书的亮点如下。

1. *全面的理论基础*　本书详细介绍了CKM内在生理交互调控机制和CKM综合征的病理生理机制，为读者提供了坚实的理论基础。

2. *实用的临床指导*　书中提供了CKM综合征的筛查、风险评估、诊断和治疗实践与指南建议，帮助临床医师在实际工作中更准确地诊断和治疗CKM综合征患者，从而提升临床实践的可操作性和有效性。

3. *多学科交叉深度融合*　CKM综合征的管理需要多学科团队的共同努力。本书强调了心血管科、内分泌科、肾内科和全科等不同学科的协作，将人作为整体进行诊疗，为跨学科合作提供了重要参考。

4. 最新研究进展　本书汇集了最新的研究成果和临床试验数据，反映了当前CKM综合征研究的前沿动态，为未来的研究方向提供了科学依据。

5. 患者教育　除专业内容外，本书还关注患者教育，提供易于理解的健康信息，帮助患者更好地了解和管理疾病。

本书的编写团队由各领域内享有盛誉的专家学者组成，我欣喜地看到，以夏经钢教授为代表的一批青年学者致力于国家老年疾病的防治研究，为我国积极应对老龄化做出重要贡献。患者通过"主动健康"的方式，减少心脑血管疾病和肾脏疾病的发生和复发，减轻国家的医疗负担，为推动"健康中国"的建设发挥重要作用。

在此，我向本书的编写团队表示热烈祝贺！你们的辛勤工作为推动CKM综合征的研究和临床实践做出了重要贡献。希望本书能够成为广大医务工作者、研究人员和患者的宝贵资源，为提高CKM综合征的管理水平和患者的生活质量做出积极贡献。

最后，祝愿本书的出版取得圆满成功，并期待在这一领域看到更多创新和突破！

中国工程院院士
中国医学科学院学部委员
首都医科大学校长
北京脑重大疾病研究院院长
2025年4月

前言

心血管疾病、糖尿病和慢性肾脏病是全球三大慢性病，患病人数众多，疾病负担沉重。随着我国老龄化进程加速，这三大慢性病患病人数呈上升趋势，已成为我国重大公共卫生问题，且这三种疾病通常共存，其中任何一种疾病会显著增加另外两种疾病的发病风险。随着对疾病本质及其交互作用的认识加深，糖尿病等代谢性疾病、心血管疾病、慢性肾脏病不应被视作单独疾病，而是一种关联密切的综合征。2023年10月，美国心脏协会发表了关于心血管-肾脏-代谢（cardiovascular-kidney-metabolic，CKM）综合征的主席建议，将CKM综合征定义为一种健康紊乱，是肥胖、糖尿病、慢性肾脏病和心血管疾病（包括心力衰竭、心房颤动、冠心病、脑卒中和外周动脉疾病）之间病理生理相互作用导致的全身性疾病。因此，全面深入理解CKM综合征的新概念对进一步提升慢性病管理能力和诊疗水平具有重要意义。

本书编委会成员是来自医学院校和医疗机构的心内科、心脏康复科、内分泌科、肾内科、全科医学科，以及流行病学领域的专家学者，旨在为医疗专业人员提供全面的关于CKM综合征相关知识的前沿和进展，为临床提供实用的诊断和治疗建议；促进多学科专业人员之间的交流和合作，共同探讨最佳诊疗实践方案；总结和分享当前CKM综合征在基础研究、临床研究和流行病学研究的最新成果，激发更多的科研投入、促进基于CKM综合征新概念的科研学术发展，为未来的临床应用提供科学依据；通过科普宣教普及CKM综合征的相关知识，帮助患者更好地了解病情，积极参与疾病的管理和预防，提高生活质量；为国家卫生政策制定提供依据，提高CKM综合征的整体管理水平，减轻社会医疗负担。

全书内容涵盖CKM综合征的基础研究、临床研究和流行病学研究的最新进展，分别从疾病概述、公共卫生政策、流行病学和危险因素、多系统内在生理交互和病理生理机制、疾病分期和各阶段特征、危险因素早期筛查、风险预警评估新工具的应用、健康的社会决定因素、疾病诊断和治疗新技术、生活方式医学管理、社区慢性病管理、相关指南和共识的梳理和归纳、患者健康宣教，以及当前热点和挑战等，全方位介绍CKM综合征最新前沿，强调多学科交叉深度融合，以及基于人类整体研究的全生命周期管理的理念。

本书的目标读者人群包括从事临床心血管科、内分泌科、肾内科和全科的医师和实习医师，护理、药师、营养师、基础和临床研究人员、流行病学研究者、医院管理者和卫生政策制定者。本书将为广大读者提供全面和权威的信息，帮助读者更好地理解和管理CKM综合征。无论是医务人员还是患者和家属，均能从本书中获得有价值的内容，有助于CKM综合征的早期识别、有效管理和科学研究。

感谢中华医学电子音像出版社的领导和编辑团队对本书的指导和大力支持，并以高效工作和专业精神提供专业出版服务，确保本书能够顺利面世。感谢来自医学院校和医疗机构的编委会全体专家学者为本书的撰写付出辛勤努力，各位专家学者的专业知识和无私奉献是本书成功的关键。感谢首都医科大学校长吉训明院士对本书提出的宝贵意见和专业指导，使本书的质量得到严格把关。

再次感谢为本书编写和出版付出努力的每一个人，希望本书能够为CKM综合征的管理和研究提供有价值的参考，为促进患者健康贡献力量！由于编写时间仓促，书中难免有疏漏和不足之处，还请广大读者提出宝贵意见，以便再版时修订。

2025年4月

目 录

第一章　心血管-肾脏-代谢综合征总论 ………… 1
　第一节　心血管-肾脏-代谢综合征的概述 ………1
　第二节　心血管-肾脏-代谢综合征新内涵的重要意义 ………9
**第二章　心血管-肾脏-代谢综合征流行病学和
　　　　 危险因素** ……………………………… 13
　第一节　心血管-肾脏-代谢综合征流行病学概述 ……… 13
　第二节　心血管-肾脏-代谢综合征的危险因素 …………… 20
**第三章　心血管-肾脏-代谢系统内在生理交互
　　　　 调控机制** ……………………………… 27
　第一节　心血管系统、肾脏和代谢系统的生理功能
　　　　　及调控机制 …………………………… 27
　第二节　心血管系统、肾脏与代谢系统的相互
　　　　　作用机制 ………………………………… 33
　第三节　疾病状态下的失衡与调控机制失常 …………… 40
第四章　心血管-肾脏-代谢综合征的病理生理机制 42
　第一节　代谢性疾病对心肾系统的影响 ………………… 42
　第二节　心肾疾病对代谢性疾病的影响 ………………… 50
　第三节　心肾疾病相互作用的病理生理机制 ………… 56

第五章　心血管-肾脏-代谢综合征的分期和特征 ……… 59
第一节　心血管-肾脏-代谢综合征0期的定义和特征 ……………………………………………… 59
第二节　心血管-肾脏-代谢综合征1期的定义和特征 ……………………………………………… 63
第三节　心血管-肾脏-代谢综合征2期的定义和特征 ……………………………………………… 66
第四节　心血管-肾脏-代谢综合征3期的定义和特征 ……………………………………………… 71
第五节　心血管-肾脏-代谢综合征4期的定义和特征 ……………………………………………… 76

第六章　心血管-肾脏-代谢综合征的危险因素筛查 ……… 80
第一节　心血管-肾脏-代谢综合征危险因素的种类及筛查方法 ……………………………………… 80
第二节　不同年龄阶段的心血管-肾脏-代谢综合征危险因素筛查 …………………………………… 91
第三节　心血管-肾脏-代谢综合征相关危险因素筛查的挑战和局限性 ……………………………… 94

第七章　心血管-肾脏-代谢综合征的风险评估 …………… 97
第一节　心血管-肾脏-代谢综合征风险分层的意义 …… 97
第二节　心血管-肾脏-代谢综合征预测模型的危险因素 ……………………………………………… 99
第三节　心血管-肾脏-代谢综合征风险评估的终点设定 ……………………………………………… 106
第四节　PREVENT方程的建立 …………………… 108

第五节　心血管-肾脏-代谢综合征风险评估的应用 ········ 110
第八章　健康的社会决定因素在心血管-肾脏-代谢综合征
　　　　中的影响·· 116
第九章　心血管-肾脏-代谢综合征基于多学科协作模式的
　　　　临床管理和治疗策略······························ 130
　　第一节　心血管-肾脏-代谢综合征0期临床多学科
　　　　　　协作管理策略 ·································· 130
　　第二节　心血管-肾脏-代谢综合征1期临床管理和
　　　　　　治疗策略 ······································ 133
　　第三节　心血管-肾脏-代谢综合征2期临床管理和
　　　　　　治疗策略 ······································ 136
　　第四节　心血管-肾脏-代谢综合征3期临床管理和
　　　　　　治疗策略 ······································ 140
　　第五节　心血管-肾脏-代谢综合征4期临床管理和
　　　　　　治疗策略 ······································ 144
第十章　心血管-肾脏-代谢综合征分期中心脏疾病的
　　　　诊断和治疗·· 151
　　第一节　心血管-肾脏-代谢综合征分期中冠状动脉
　　　　　　粥样硬化性心脏病的诊断和治疗 ·········· 151
　　第二节　心血管-肾脏-代谢综合征分期中心力衰竭的
　　　　　　诊断和治疗 ···································· 158
　　第三节　心血管-肾脏-代谢综合征分期中心房颤动的
　　　　　　诊断和治疗 ···································· 162

第十一章 心血管-肾脏-代谢综合征分期中2型糖尿病的诊断和治疗进展 ………… 168

第一节 心血管-肾脏-代谢综合征分期中2型糖尿病诊断标准 ………… 168

第二节 心血管-肾脏-代谢综合征分期中2型糖尿病的治疗 ………… 171

第十二章 肥胖症与心血管-肾脏-代谢综合征及体重管理的干预效应 ………… 180

第一节 肥胖概述 ………… 180

第二节 肥胖与心血管-肾脏-代谢综合征 ………… 181

第三节 心血管-肾脏-代谢综合征患者超重和肥胖的评估 ………… 191

第四节 体重管理对心血管-肾脏-代谢综合征的作用 …… 194

第十三章 心血管-肾脏-代谢综合征分期中慢性肾脏病的诊断和治疗 ………… 204

第一节 心血管-肾脏-代谢综合征分期中慢性肾脏病的诊断标准 ………… 204

第二节 心血管-肾脏-代谢综合征分期中慢性肾脏病的危险分层评估 ………… 207

第三节 心血管-肾脏-代谢综合征分期中慢性肾脏病的常规治疗方案 ………… 209

第十四章 心血管-肾脏-代谢综合征分期中慢性肾脏病的治疗进展 ………… 215

第一节 肾性贫血治疗进展 ………… 215

第二节	心血管-肾脏-代谢综合征共治药物在慢性肾脏病中的应用 ············ 218
第三节	心血管-肾脏-代谢综合征分期中慢性肾脏病患者肾脏替代治疗方案选择 ············ 222

第十五章 新型降糖药在心血管-肾脏-代谢综合征分期中的治疗进展 ············ 224

第一节 营养刺激激素受体激动剂在心血管-肾脏-代谢综合征分期中的治疗进展 ············ 224

第二节 钠-葡萄糖共转运蛋白2抑制剂在心血管-肾脏-代谢综合征分期中的治疗进展 ············ 235

第十六章 心血管-肾脏-代谢综合征相关脑血管病预防策略 ············ 243

第一节 代谢性疾病对脑血管病的影响 ············ 243

第二节 肾脏功能紊乱与脑血管病的多重联系 ············ 247

第三节 心血管-肾脏-代谢综合征中脑血管疾病的诊断和治疗 ············ 252

第四节 心血管-肾脏-代谢综合征中脑血管疾病的预防 ············ 263

第十七章 心血管-肾脏-代谢综合征的生活方式医学管理 ············ 269

第一节 生活方式医学对心血管-肾脏-代谢综合征的影响 ············ 269

第二节 合并肥胖的心血管-肾脏-代谢综合征患者的生活方式干预建议 ············ 276

第三节 合并代谢危险因素的心血管-肾脏-代谢综合征
　　　　患者的生活方式干预建议 ……………………… 284
第四节 合并慢性肾脏病的心血管-肾脏-代谢综合征
　　　　患者的生活方式干预建议 ……………………… 295
第五节 合并心血管疾病的心血管-肾脏-代谢综合征
　　　　患者的生活方式干预建议 ……………………… 302

第十八章 心血管-肾脏-代谢综合征相关临床实践指南
　　　　汇总要点 ………………………………………… 310
第一节 临床实践指南的形成 …………………………… 310
第二节 筛查建议 ………………………………………… 312
第三节 防治建议 ………………………………………… 315

第十九章 基于多学科诊疗模式的心血管-肾脏-代谢
　　　　综合征慢性病管理 ……………………………… 320
第一节 多学科诊疗模式的理论基础 …………………… 320
第二节 与传统医疗模式的比较分析 …………………… 323
第三节 多学科诊疗中的关键学科 ……………………… 325
第四节 多学科诊疗模式的实施策略 …………………… 329

第二十章 心血管-肾脏-代谢综合征预防的公共
　　　　卫生政策 ………………………………………… 332
第一节 中国心血管-肾脏-代谢综合征防控现状 ……… 332
第二节 美国心血管-肾脏-代谢综合征健康倡导目标 … 336

第二十一章 心血管-肾脏-代谢综合征患者教育 ………… 338
第一节 患者教育途径 …………………………………… 338
第二节 患者的早期筛查 ………………………………… 340
第三节 设立健康目标 …………………………………… 341

第四节　心血管疾病的早期发现和就诊 ·············345

第五节　心理与社会支持 ·············347

第二十二章　心血管-肾脏-代谢综合征的当前热点与挑战 ············· 350

第一节　肥胖和异位脂肪是心血管-肾脏-代谢综合征管理的关键靶点 ·············350

第二节　诊疗路径和多学科干预模式 ·············355

第三节　人工智能、组学、大数据在心血管-肾脏-代谢综合征综合管理中的应用 ·············358

第一章 心血管-肾脏-代谢综合征总论

第一节 心血管-肾脏-代谢综合征的概述

心血管疾病（cardiovascular disease，CVD）、2型糖尿病（diabetes mellitus type 2，T2DM）、慢性肾脏病（chronic kidney disease，CKD）是全球三大慢性疾病。随着我国逐步进入老龄化社会，三大慢性疾病，特别是共存疾病的患病人数呈逐渐上升趋势，严重危害人民健康，且已经成为我国重大公共卫生问题。心血管-肾脏-代谢（cardiovascular-kidney-metabolic，CKM）综合征是由肥胖、糖尿病、CKD和CVD之间病理生理相互作用导致的全身性疾病。2023年10月，美国心脏协会（American Heart Association，AHA）发布的主席建议提出了CKM综合征的新概念，体现了以人为整体的诊疗理念，旨在加强多学科深度融合和精准管理，改善CKM综合征整体预后。

一、心血管-肾脏-代谢综合征新概念产生的背景

肥胖和T2DM的发病率呈逐年上升趋势，2021年我国报道超重和肥胖成人已超过50%，2005—2018年，我国由高体重指数

（body mass index，BMI）导致的糖尿病和CVD的年龄标化死亡率升高了17.35%；2007—2017年，我国糖尿病患病率由9.7%升至11.7%，且糖尿病会显著增加急性心肌梗死主要不良心脑血管事件风险和全因死亡风险。肥胖和T2DM作为上游重要危险因素，其发病率持续上升，导致心脑血管疾病和CKD的发病率呈逐渐上升趋势。

随着我国逐步进入老龄化社会，T2DM、CVD和CKD通常共存，且其中一种疾病会显著增加另外2种疾病的发病风险。有研究表明，T2DM患者发生CVD的风险较非T2DM患者高2～4倍；而心力衰竭患者T2DM的患病率比非心力衰竭患者高4倍；心力衰竭患者较非心力衰竭患者发生CKD或肾小球滤过率（glomerular filtration rate，GFR）快速下降的风险高2倍以上。T2DM和CKD共病患者的心血管结局更差，与没有任何一种疾病的患者相比，T2DM或CKD患者发生心肌梗死、心力衰竭或死亡，以及接受肾脏替代治疗的比例高，且T2DM和CKD共病患者的心肌梗死、心力衰竭、肾脏替代治疗和死亡的发生率最高。

近年来，心肾综合征（cardiorenal syndrome，CRS）和心脏代谢综合征已经被广泛认识和研究，研究者逐渐发现，肥胖和T2DM在CRS中具有致病作用。CKD是肥胖、T2DM与CVD（特别是心力衰竭）之间相互影响和恶化的关键介质。因此，肥胖和T2DM等代谢性疾病及CVD和CKD不应被作为单独的疾病，应将这几种疾病视为一种关联密切的综合征，这样更充分体现了以人为整体的研究理念。

二、心血管-肾脏-代谢综合征主要定义

2023年10月，AHA发布了关于CKM综合征的主席建议，CVD泛指冠状动脉粥样硬化性心脏病（以下简称"冠心病"）、心力衰竭、心律失常（如心房颤动，以下简称"房颤"）、脑卒中和

外周动脉疾病。CKM综合征定义的人群包括CVD患者和CVD风险人群。主席建议之所以将其定义为综合征更有利于将心血管、肾脏和代谢之间相互作用的共同病理生理机制进行整合分析，有助于对症状、体征、靶器官损害、心血管发病风险和死亡风险进行精准评估并指导治疗决策。AHA建议，医疗机构应建立CKM综合征的公共卫生防治体系，在社区对有CKM综合征的高风险人群加强早期筛查、精准评估和早期干预，此外，特别强调了生命8要素（即饮食、体力活动、吸烟或尼古丁暴露、睡眠健康、BMI、血脂、血糖和血压）和健康的社会决定因素（social determinants of health，SDoH）在普通人群和个体全生命周期CKM综合征防治的重要意义。

三、心血管-肾脏-代谢综合征的主要内容

AHA有关CKM综合征的主席建议主要包括以下5个方面内容，也是后面章节各论的重点内容。

（一）心血管-肾脏-代谢综合征的分期

CKM综合征的分期反映了CKM综合征的病理生理机制、心血管风险评估和预测，以及综合管理。

1. 0期　无CKM综合征危险因素。
2. 1期　过度或异常的脂肪组织堆积、超重/肥胖、腹型肥胖及糖耐量异常。
3. 2期　存在代谢性危险因素，包括高血压、糖尿病、高甘油三酯血症等代谢综合征，或者存在中高风险的CKD。
4. 3期　存在亚临床CVD或同等风险，包括使用风险预测计算的高心血管发病风险和极高危的CKD。
5. 4期　出现临床泛指的CVD，包括冠心病、心力衰竭、心律失常（如房颤）、脑卒中和周围血管疾病等。本期可分为4a期

和4b期，其中，4a期无慢性肾衰竭，4b期合并慢性肾衰竭。

风险增强因素会影响CKM的分期，这些因素包括：①慢性炎症性疾病（银屑病、类风湿关节炎、红斑狼疮、人类免疫缺陷病毒感染/获得性免疫缺陷综合征）；②高危人群（南亚人群和低社会经济地位人群）；③不良的SDoH负担高；④抑郁或焦虑等精神障碍；⑤睡眠障碍；⑥性别特异性风险增强因素，如过早绝经（年龄＜40岁）、不良妊娠结局史、多囊卵巢综合征、勃起功能障碍；⑦高敏C反应蛋白（high-sensitivity C-reactive protein，hsCRP）水平升高（≥2.0 mg/L）；⑧肾衰竭家族史和糖尿病家族史。

（二）心血管-肾脏-代谢综合征的筛查和风险评估

应在全生命周期进行CKM综合征的筛查，特别要加强对青年和成人的早期筛查，应根据CKM综合征的分期和年龄等因素确定筛查的频率和强度。CKM的筛查的内容包括超重/肥胖、血压、血糖和血脂，以及亚临床疾病状态和临床疾病。此外，还包括代谢功能障碍相关性脂肪性肝病相关指标检测及SDoH筛查。

近年来，在代谢综合征、CRS、心血管代谢综合征、泛血管疾病等概念的理解中，CVD的风险评估预测非常重要，同时也是预防和治疗CVD的基石。CKM综合征健康科学咨询小组基于多因素制定了短期（10年）和长期（30年）CVD发生风险的评估模型。AHA心血管事件风险预测（AHA predicting risk of CVD events，PREVENT）模型的主要内容和特点是将CKM综合征的分期纳入预测评估体系，从心血管的一级预防开始进行全生命周期的动态评估，能够预测30～79岁健康人群短期（10年）和长期（30年）CVD的发生风险。PREVENT模型分为基础模型和附加模型，并将肾脏指标纳入预测模型要素。基础模型包括传统的CVD危险因素（年龄、性别、血压、血脂水平、糖尿病）和GFR；附加模型包括糖化血红蛋白（glycosylated hemoglobin，HbA_{1c}）、尿白蛋白/肌酐比值（urinary albumin/creatinine ratio，UACR）和SDoH。PREVENT模型不仅能预测动脉粥样硬化性心血管疾病（atherosclerotic cardiovascular disease，ASCVD）的风险，还能预测心力衰竭的发生风险。

（三）社会决定因素是PREVENT附加模型的重要部分

SDoH是指人们所处的社会、经济环境对健康状态产生的影响，包括个人医疗保健服务、生活环境、工作状态、教育水平、社会地位及政策等。鉴于不良的SDoH对CKM综合征的发生、发展、综合管理和预后均有影响，PREVENT附加模型中增加了SDoH，并在综合管理中增加了SDoH要素。

（四）心血管-肾脏-代谢综合征的治疗要点

1. CKM综合征治疗的主要依据是CKM综合征的分期和预测风险分层。超重和肥胖是CKM综合征的起始危险因素，应在全生命周期中通过改变生活方式等方法解决超重/肥胖问题，以防止CKM综合征进展，并促进CKM综合征分期降期。

2. CKM综合征中肥胖、糖尿病、ASCVD、心力衰竭和CKD具有相互作用、相互影响的病理生理机制，应选择具有多种作用靶点、心血管保护和改善整体预后的药物。目前，公认的具有心血管保护和改善预后的降血糖药物是钠-葡萄糖共转运蛋白2抑制剂（sodium-glucose linked transporter 2 inhibitor，SGLT2i）和胰高血糖素样肽-1受体激动剂（glucagon like peptide-1 receptor agonist，GLP-1RA）。SGLT2i和GLP-1RA在心血管靶点、代谢靶点和肾脏靶点均具有保护作用。SGLT2i适用于心力衰竭患者、心力衰竭高危人群和CKD；GLP-1RA适用于血糖难以控制（$HbA_{1c} \geqslant 9\%$）、高胰岛素用量和严重肥胖（$BMI \geqslant 37.5 \text{ kg/m}^2$）患者。SGLT2i和GLP-1RA联合应用适用于具有多重CKM综合征危险因素的临床CVD患者和CVD高风险患者。

3. 主席建议在肾脏风险评估和治疗中强调，对高血压、糖尿病和代谢综合征患者应常规检测GFR和UACR，以全面评估CKD和CVD风险，并推荐使用具有心脏和肾脏保护作用的药物，主要包括血管紧张素转换酶抑制剂（angiotensin converting enzyme inhibitor，ACEI）、血管紧张素Ⅱ受体阻滞剂（angiotensin Ⅱ receptor blocker，ARB）、SGLT2i和非奈利酮。非奈利酮为一种新型非甾体类选择性盐皮质激素受体拮抗剂（mineralocorticoid receptor antagonist，MRA），通过更高选择性地阻止醛固酮与盐皮质激素受体结合，进而防止醛固酮的不良作用，降低T2DM合并CKD患者的蛋白尿水平，减缓肾病进程，降低心脏负荷，同时防止心室重塑和心肌纤维化，显著降低心肾复合终点事件的风险。

（五）心血管-肾脏-代谢综合征的预防和公共卫生管理

从公共卫生管理方面加强对CKM综合征患者和高风险人群的健康教育非常重要，同时需要关注SDoH对CKM综合征的影响。充分发挥社区卫生服务中心的作用优势，建立减重的生活方式干预和药物干预治疗医护团队，这在CKM综合征的CVD一级预防和二级预防中发挥重要作用。

近年来，健康生活方式医学体系逐步构建完善，通过健康生活方式预防、治疗，甚至逆转慢性病，为应对慢性病提供了新的视角。健康生活方式医学体系倡导通过健康生活方式促进全民健康，不仅关注身体健康，还关注患者心理健康和社会关系，强调人的整体健康。因此，生活方式干预在CKM综合征的预防和治疗中发挥重要作用。

（夏经钢）

参 考 文 献

[1] NDUMELE C E, RANGASWAMI J, CHOW S L, et al. Cardiovascular-kidney-metabolic health: a presidential advisory from the American Heart Association [J]. Circulation, 2023, 148 (20): 1606-1635.

[2] PAN X F, WANG L, PAN A. Epidemiology and determinants of obesity in China [J]. Lancet Diabetes Endocrinol, 2021, 9 (6): 373-392.

[3] TIAN Y X, ZHAO Z P, CAO X, et al. Rapid increasing burden of diabetes and cardiovascular disease caused by high body mass index in 1.25 million Chinese adults, 2005-2018 [J]. Med, 2023, 4 (8): 505-525.

[4] ZHOU M G, LIU J, HAO Y C, et al. Prevalence and in-hospital outcomes of diabetes among patients with acute coronary syndrome in China: findings from the improving Care for Cardiovascular Disease in China-Acute Coronary Syndrome Project [J]. Cardiovasc Diabetol, 2018, 17 (1): 147.

[5] WONG ND, SATTAR N. Cardiovascular risk in diabetes mellitus: epidemiology, assessment and prevention [J]. Nat Rev Cardiol, 2023, 20 (10): 685-695.

[6] MAACK C, LEHRKE M, BACKS J, et al. Heart failure and diabetes: metabolic alterations and therapeutic interventions: a state-of-the-art review from the Translational Research Committee of the Heart Failure Association-European Society of Cardiology [J]. Eur Heart J, 2018, 39 (48): 4243-4254.

[7] GEORGE L K, KOSHY S, MOLNAR M Z, et al. Heart failure increases the risk of adverse renal outcomes in patients with normal kidney function [J]. Circ Heart Fail, 2017, 10 (8): e003825.

[8] KADOWAKI T, MAEGAWA H, WATADA H, et al. Interconnection between cardiovascular, renal and metabolic disorders: a narrative review with a focus on Japan [J]. Diabetes Obes Metab, 2022, 24 (12): 2283-2296.

[9] KHAYYAT-KHOLGHI M, OPARIL S, DAVIS B R, et al. Worsening kidney function is the major mechanism of heart failure in hypertension: the allhat study [J]. JACC Heart Fail, 2021, 9(2): 100-111.

[10] NDUMELE C E, NEELAND I J, TUTTLE K R, et al. A synopsis of the evidence for the science and clinical management of cardiovascular-kidney-metabolic (CKM) syndrome: a scientific statement from the American Heart Association [J]. Circulation, 2023, 148(20): 1636-1664.

[11] OSUDE N, GRANGER C. PREVENT equations predicted risk for incident CVD in adults aged 30 to 79 y [J]. Ann Intern Med, 2024, 177(6): JC71.

[12] KHAN S S, CORESH J, PENCINA M J, et al. Novel prediction equations for absolute risk assessment of total cardiovascular disease incorporating cardiovascular-kidney-metabolic health: a scientific statement from the American Heart Association [J]. Circulation, 2023, 148(24): 1982-2004.

[13] POWELL-WILEY T M, BAUMER Y, BAAH F O, et al. Social determinants of cardiovascular disease [J]. Circ Res, 2022, 130(5): 782-799.

[14] GHAZI L, OAKES J M, MACLEHOSE R F, et al. Neighborhood socioeconomic status and identification of patients with CKD using electronic health records [J]. Am J Kidney Dis, 2021, 78(1): 57-65.

[15] NUFFIELD DEPARTMENT OF POPULATION HEALTH RENAL STUDIES GROUP, SGLT2 INHIBITOR META-ANALYSIS CARDIO-RENAL TRIALISTS' CONSORTIUM. Impact of diabetes on the effects of sodium glucose co-transporter-2 inhibitors on kidney outcomes: collaborative meta-analysis of large placebo-controlled trials [J]. Lancet, 2022, 400(10365): 1788-1801.

[16] VADUGANATHAN M, DOCHERTY K F, CLAGGETT B L, et al. SGLT-2 inhibitors in patients with heart failure: a comprehensive meta-analysis of five randomised controlled trials [J]. Lancet, 2022, 400(10354): 757-767.

[17] DAVE C V, KIM S C, GOLDFINE A B, et al. Risk of cardiovascular

outcomes in patients with type 2 diabetes after addition of SGLT2 inhibitors versus sulfonylureas to baseline GLP-1RA therapy [J]. Circulation, 2021, 143 (8): 770-779.

[18] AGARWAL R, FILIPPATOS G, PITT B, et al. Cardiovascular and kidney outcomes with finerenone in patients with type 2 diabetes and chronic kidney disease: the FIDELITY pooled analysis [J]. Eur Heart J, 2022, 43 (6): 474-484.

[19] SOLOMON S D, MCMURRAY J, VADUGANATHAN M, et al. Finerenone in heart failure with mildly reduced or preserved ejection fraction [J]. N Engl J Med, 2024, 391 (16): 1475-1485.

[20] VADUGANATHAN M, FILIPPATOS G, CLAGGETT B L, et al. Finerenone in heart failure and chronic kidney disease with type 2 diabetes: FINE-HEART pooled analysis of cardiovascular, kidney and mortality outcomes [J]. Nat Med, 2024, 30 (12): 3758-3764.

第二节　心血管-肾脏-代谢综合征新内涵的重要意义

CKM综合征的新内涵涉及CVD、CKD、肥胖和T2DM之间复杂相互作用的病理生理机制、筛查、风险预测模型的构建，以及综合管理等多个重要方面，其概念提出的重要意义是提供了一个全方位理解疾病内在联系的方式，突出了以人为整体的诊疗理念，有助于推动更加精准的治疗策略。

一、心血管-肾脏-代谢综合征新内涵促进其内在复杂机制的探索

近年来，代谢综合征、心血管代谢综合征、动脉粥样硬化

CVD、泛血管疾病和CKM综合征均体现了从研究组织和器官到以人为整体，以人为本的诊疗理念，并促进了对肥胖、T2DM、CVD和CKD之间相互影响和恶化内在发病机制的探索。目前认为，肥胖和T2DM通过促炎反应、氧化应激、高血糖、晚期糖基化产物的产生、胰岛素抵抗、肾素-血管紧张素-醛固酮系统（renin-angiotensin-aldosterone system，RAAS）过度激活、交感神经系统过度激活、脂毒性、内质网应激、钙处理异常、线粒体功能障碍和能量代谢障碍等导致心血管系统和肾脏系统损伤，这些机制同时也会促进肥胖和T2DM的发生、发展。因此，肥胖和T2DM、CVD和CKD之间的病理生理相互作用，导致CKM综合征的恶性循环，这提示早期预防、筛查和干预以肥胖和T2DM为代表的代谢性疾病具有重要意义。

二、心血管-肾脏-代谢综合征新内涵促进多学科深入融合

多学科团队（multidisciplinary team，MDT）模式在各学科领域已经深入人心，对CKM综合征的管理也可发挥重要的作用。MDT模式的核心是通过多个专业领域专家协作提供综合性的治疗方案，以达到最佳治疗效果。MDT模式强调以患者为中心，不同医学专业高效合作，提供全方位的支持。CKM综合征涉及的学科不仅包括心血管内科、神经内科、血管外科、内分泌科和肾内科，还包括全科医学、护理学和生物医学工程等学科和专业，通过多学科深度融合，充分利用人工智能、大数据和多组学的平台优势，共同探索发病机制、临床干预策略、制定诊疗路径和创新成果转化方向。这对综合医院的心血管内科、神经内科、血管外科、内分泌科和肾内科医师，护理团队及社区卫生服务中心的全科医师提出诊疗新要求。掌握CKM综合征诊疗新进展，包括预测CVD的PREVENT模型，将肾功能相关指标和SDoH等信息纳入模型，

指导干预策略，改善患者整体预后。MDT模式在CKM综合征的综合评估、协同治疗、慢性病管理和健康教育等方面均能发挥重要作用。

三、心血管-肾脏-代谢综合征新内涵促进多学科精准管理

CKM综合征主席建议指出，应从生命早期（3岁开始）即开始进行CKM综合征的筛查，CKM综合征0～3期患者的管理目标为预防CVD，包括减重、降血压、调血脂、降血糖及亚临床CVD和CKD的管理。CKM综合征4期患者的管理目标为提供CVD的优质诊疗。其中，在肥胖和糖尿病的早期，生活方式干预至关重要。综合医院和社区卫生服务中心应同时对CKM综合征患者进行精准管理，利用双向转诊优势，研究和开发电子健康记录系统，实现数据互通，确保患者的基本信息、检查结果和治疗方案能够在这2个机构之间无缝传递；定期组织健康讲座和工作坊等活动，向居民普及CKM综合征的相关知识，提高患者的自我管理水平；实施基于综合医院和社区卫生服务中心的慢性病管理项目，利用远程医疗技术通过视频会议等方式促进综合医院的专家为社区卫生服务中心提供咨询意见，以指导CKM的诊疗。CKM综合征的精准管理需要以患者为中心的协作，包括综合医院与社区卫生服务中心的双向合作、社区卫生服务中心对健康生活方式的指导和支持、对超重/肥胖人群的早期筛查和干预、健康教育，以及将SDoH纳入的跨学科护理团队支持。

（夏经钢）

参考文献

[1] TAIN Y L, HSU C N. The renin-angiotensin system and cardiovascular-

kidney-metabolic syndrome: focus on early-life programming [J]. Int J Mol Sci, 2024, 25(6): 3298.

[2] SEBASTIAN S A, PADDA I, JOHAL G. Cardiovascular-kidney-metabolic (CKM) syndrome: a state-of-the-art review [J]. Curr Probl Cardiol, 2024, 49(2): 102344.

第二章

心血管-肾脏-代谢综合征流行病学和危险因素

第一节　心血管-肾脏-代谢综合征流行病学概述

CKM综合征是由肥胖、T2DM、CKD和CVD之间病理生理相互作用导致的全身性疾病。2023年，AHA主席报告首次将这些疾病的重叠称为CKM综合征，并将CKM综合征分为5期（从0期的无危险因素至4期已确诊为CVD的最高风险阶段）。另外，有研究将CKM综合征分为非晚期（0期、1期和2期）和晚期（3和4期）。各期之间相互独立，并表现出不同的流行病学特征。大量国内外研究表明，CKM综合征各组成部分疾病的患病率和疾病负担较重，其带来的发病率和死亡率显著高于各单独疾病的总和。CKM综合征的提出为重新定义CVD的风险、预防、预测及管理提出了新的思路。本章将重点介绍国内外CKM综合征的流行病学特征及危险因素，为有效预防和控制CKM综合征发病及进展提供科学依据。

一、国外心血管-肾脏-代谢综合征流行病学现状

根据美国国家健康和营养检查调查（National Health and Nutrition Examination Survey，NHANES）的研究报告指出，自20世纪90年代至2020年，美国CKM综合征的患病率每5年上升1%，即每5年新增约300万的CKM综合征患者。2011—2020年，CKM综合征各分期的患病率和时间演变横断面分析结果显示，89.5%美国成人患有CKM综合征，其中，25.9%患者处于1期，49.0%处于2期，而晚期（3和4期）的患病率合计为14.6%。在2021年美国十大死因报告中，CKM综合征的4个组成部分（即CVD、脑卒中、糖尿病和CKD，其中，CVD是第一大死亡原因）均上榜，且相比于2020年，这4类疾病的死亡率均有不同程度的上升：CVD死亡率升高了3.3%、脑卒中升高了5.9%、糖尿病升高了2.4%、CKD升高了7.1%。在CKM综合征的定义尚未提出之前，以色列研究者曾将T2DM、CKD及心力衰竭视为CKM综合征的核心组成部分，并基于此提出了"糖尿病-心-肾谱（diabetes-cardio-renal spectrum）"的概念，利用基于以色列大型医疗保健维护组织数据库开展了一项涵盖140万人的横断面研究。该研究结果显示，2019年，至少有12.63%的以色列人患有这3种疾病（T2DM、CKD和心力衰竭）中的一种；1.99%至少患有2种；0.23%患有3种疾病，这也从侧面反映了CKM综合征2～4期的患病情况。

2023年《世界肥胖报告》指出，全球成人超重和肥胖的比例已达42%（约22亿人），至2035年，预测全球将有超过33亿肥胖或超重人群，届时该比例将达到54%，其中，50岁以上人群肥胖和超重的比例将达到51%。根据国际糖尿病联合会（International Diabetes Federation，IDF）的数据显示，2021年全球20～79岁人群的糖尿病患病率约为10.5%，患病人数约为5亿，相关的直接卫

生支出接近1万亿美元。全球疾病负担（Global Burden of Disease，GBD）报告显示，1990—2017年，全球所有年龄组的CKD患病率升高了29.3%，患病人数约为7亿。此外，由CKD所导致的新发T2DM患者人数约为3580万，新发心力衰竭患者人数约为6400万。1990—2019年，CVD总患病人数从2.71亿增加至5.23亿，CVD死亡人数从1210万增加至1860万。

同时，CKM综合征各组成部分之间相互作用，互为危险因素。研究显示，肥胖是CVD、CKD、代谢性疾病的主要危险因素。在每年约4100万非传染性慢性病所致死亡中，约500万死亡可归因于高BMI（$\geqslant 25 \text{ kg/m}^2$），其中，近400万死于糖尿病、脑卒中和冠心病。此外，42.3%的T2DM患者同时患有CKD；T2DM、CKD患者发生CVD的风险均比非T2DM和非CKD人群高2～4倍。有研究显示，在CKD晚期患者中，糖尿病患者的心血管死亡风险比无糖尿病患者高1.1～2.8倍，这表明代谢危险因素是肾功能不全与CVD的中介因素。

二、中国心血管-肾脏-代谢综合征流行病学现状

由于CKM综合征的概念较新，目前我国尚缺少针对CKM综合征大规模、全国性流行病学调查。然而，CKM综合征不同分期的疾病负担不容乐观。京津冀地区生活社区自然人群慢性病队列研究2017—2019年的调查结果显示，在我国18～90岁成人中，约15.5%处于CKM综合征1期，48.1%处于2期，而3期和4期的合计患病率为25.3%。这一结果与美国调查显示CKM综合征2期患病率最高的情况相一致。此外，CKM综合征晚期（即3期和4期）的患病率为25.3%，显著高于美国国家卫生与营养调查队列研究结果的17.7%（1999—2018年）和14.6%（2011—2020年），这提示我国可能存在更多的CKM综合征晚期患者。

(一)心血管-肾脏-代谢综合征1期流行病学现状

CKM综合征1期主要为超重、肥胖及糖尿病前期人群。近年来,我国超重和肥胖人群的患病率持续升高。《中国居民营养与慢性病状况报告(2020年)》显示,2015—2018年,我国成人超重和肥胖的总患病率为50.7%(超重和肥胖的患病率分别为34.3%和16.4%),而在2018—2019年,超重和肥胖的总患病率上升至51.2%。根据中国健康与营养调查(1992年,2002年,2010—2012年,2015—2019年)和中国居民慢性病及其危险因素监测(2013—2014年)的预测分析,预计至2030年,我国超重和肥胖的总患病率将达到70.5%,相关的医疗费用将达到4180亿元人民币,约占全国医疗费用总额的21.5%。中国居民慢性病及其危险因素监测项目的调查结果显示,2018—2019年我国糖尿病前期患病率为38.1%,较2013年的35.7%上升了2.4%。

2004—2018年,中国居民慢性病及其危险因素监测项目进行了6次全国代表性健康调查结果显示,CKM综合征1期具有以下流行特点。

1. 性别差异　男性超重和肥胖的患病率均高于女性。
2. 年龄差异　男性超重和肥胖的患病率分别在50～54岁和35～39岁达到峰值,而女性为65～69岁和70～74岁。
3. 地区差异　北方地区超重、肥胖的比例普遍高于南方地区。
4. 教育程度差异　受教育程度较低的女性超重和肥胖的患病率较高,男性则相反。

(二)心血管-肾脏-代谢综合征2期流行病学现状

我国CKM综合征2期的患病率在所有分期中占比最高,与美国的患病率(49%)基本一致。CKM综合征2期主要包括高血压、T2DM、血脂异常、代谢综合征、中重度CKD,近年来我国上述慢性病的疾病负担较重，患病率呈持续上升趋势。

根据《中国心血管健康与疾病报告2022》的数据，我国成人高血压患病率持续升高，总患病率为27.5%，其中，18～44岁、45～59岁和60岁及以上人群的高血压患病率分别为13.3%、37.8%和59.2%，患病总人数估计已达到2.45亿。《中国高血压防治指南（2024年修订版）》指出我国高血压流行病特征：患病率随年龄增长显著升高，且男性的患病率高于女性，北方地区的患病率高于南方地区，农村地区的患病率高于中、大型城市。

IDF数据显示，2010年以前中国成人糖尿病患病率迅速升高至近10%，此后增速趋于平缓，近年来患病率维持在10%左右。2019年，我国20～79岁人群的糖尿病患病率为8.3%，患者人数为1.16亿，位居全球第一。预计至2045年，患糖尿病人群总数将达到1.47亿。根据《中国2型糖尿病防治指南（2020年版）》，我国糖尿病患病特征呈城市化和老龄化趋势，且汉族和满族的患病率高于其他民族，男性糖尿病患病率高于女性。此外，糖尿病患者合并高血压或血脂异常的比例高达72%。

根据GBD关于CKD的疾病负担调查，2019年中国成人CKD的患病率为9.4%，患者人数约为1.32亿。在CKD的病因中，糖尿病所致的CKD称为糖尿病肾病（diabetic kidney disease，DKD），我国20%～40%的糖尿病患者合并DKD，已成为CKD和终末期肾病（end-stage renal disease，ESRD）的主要病因。

（三）心血管-肾脏-代谢综合征晚期流行病学现状

CKM综合征晚期包括CKM综合征3期和4期，主要为CVD患者。《中国卫生健康统计年鉴》（2022年）显示，中国CVD的患病率仍在持续升高。根据全国人口调查数据推算，当前中国CVD现患人数已达3.3亿，其中，包括外周动脉疾病4530万、冠心病1139万、脑卒中1300万、心力衰竭890万和房颤487万。

2019年GBD报告指出，随着地区经济发展水平提高，中国CVD疾病负担下降速度较快。此外，男性CVD的患病率高于女性，农村地区的患病率高于城市。《中国心血管健康与疾病报告（2023）》提示，男性CVD的发病率为689.5/10万，高于女性（510.7/10万）；2021年，我国城乡居民的首位死因为CVD，分别占农村和城市死因的48.98%和47.35%，即每5例死亡中就有2例死于CVD。

（张 玲 姚昕玥）

参考文献

[1] NDUMELE C E, NEELAND I J, TUTTLE K R, et al. A synopsis of the evidence for the science and clinical management of cardiovascular-kidney-metabolic（CKM）syndrome: a scientific statement from the American Heart Association［J］. Circulation, 2023, 148（20）: 1636-1664.

[2] OSTROMINSKI J W, ARNOLD S V, BUTLER J, et al. Prevalence and overlap of cardiac, renal, and metabolic conditions in US adults, 1999—2020［J］. JAMA Cardiol, 2023, 8（11）: 1050-1060.

[3] AGGARWAL R, OSTROMINSKI J W, VADUGANATHAN M. Prevalence of cardiovascular-kidney-metabolic syndrome stages in US adults, 2011-2020［J］. JAMA, 2024, 331（21）: 1858-1860.

[4] XU J Q, MURPHY S L, KOCHANEK K D, et al. Mortality in the United States, 2021［J］. NCHS Data Brief, 2022（456）: 1-8.

[5] SCHECHTER M, MELZER COHEN C, YANUV I, et al. Epidemiology of the diabetes-cardio-renal spectrum: a cross-sectional report of 1.4 million adults［J］. Cardiovasc Diabetol, 2022, 21（1）: 104.

[6] WORLD OBESITY FEDERATION. World Obesity Atlas 2024［M］. London: World Obesity Federation, 2024.

[7] MAGLIANO D J, BOYKO E J, IDF DIABETES ATLAS 10TH EDITION SCIENTIFIC COMMITTEE. IDF DIABETES ATLAS［J］. 10th ed. Brussels: International Diabetes Federation, 2021.

[8] GBD CHRONIC KIDNEY DISEASE COLLABORATION. Global,

regional, and national burden of chronic kidney disease, 1990—2017: a systematic analysis for the Global Burden of Disease Study 2017 [J]. Lancet, 2020, 395 (10225): 709-733.

［9］MARASSI M, FADINI G P. The cardio-renal-metabolic connection: a review of the evidence [J]. Cardiovasc Diabetol, 2023, 22 (1): 195.

［10］WANG Y F, ZHAO L, GAO L W, et al. Health policy and public health implications of obesity in China [J]. Lancet Diabetes Endocrinol, 2021, 9 (7): 446-461.

［11］RANGASWAMI J, BHALLA V, BLAIR J E A, et al. Cardiorenal syndrome: classification, pathophysiology, diagnosis, and treatment strategies: a scientific statement from the American Heart Association [J]. Circulation, 2019, 139 (16): e840-e878.

［12］ZOCCALI C, MALLAMACI F, ADAMCZAK M, et al. Cardiovascular complications in chronic kidney disease: a review from the European Renal and Cardiovascular Medicine Working Group of the European Renal Association [J]. Cardiovasc Res, 2023; 119 (11): 2017-2032.

［13］ZHU R X, WANG R, HE J J, et al. Prevalence of cardiovascular-kidney-metabolic syndrome stages by social determinants of health [J]. JAMA Netw Open, 2024, 7 (11): e2445309.

［14］国家卫生健康委员会.《中国居民营养与慢性病状况报告（2020年）》[EB/OL].（2012-12-23）[2025-01-20]. http://www.gov.cn/xinwen/2020-12/24/content_5572983.htm.

［15］WANG L M, PENG W, ZHAO Z P, et al. Prevalence and treatment of diabetes in China, 2013-2018 [J]. JAMA, 2021, 326 (24): 2498-2506.

［16］WANG L, ZHOU B, ZHAO Z, et al. Body-mass index and obesity in urban and rural China: findings from consecutive nationally representative surveys during 2004-18 [J]. Lancet, 2021, 398 (10294): 53-63.

［17］中国心血管健康与疾病报告编写组. 中国心血管健康与疾病报告2022概要 [J]. 中国循环杂志, 2023, 38 (6): 583-612.

［18］中国高血压防治指南修订委员会，高血压联盟（中国），中国医疗保健国际交流促进会高血压病学分会，等. 中国高血压防治指南（2024年修订版）[J]. 中华高血压杂志（中英文），2024, 32 (7): 603-700.

［19］LONGO M，ZATTERALE F，NADERI J，et al. Adipose tissue dysfunction as determinant of obesity-associated metabolic complications［J］. Int J Mol Sci，2019，20（9）：2358.

［20］中华医学会糖尿病学分会. 中国2型糖尿病防治指南（2020年版）（上）［J］. 中国实用内科杂志，2021，41（8）：668-695.

［21］ZHANG L X，LONG J Y，JIANG W S，et al. Trends in chronic kidney disease in China［J］. N Engl J Med，2016，375（9）：905-906.

［22］国家卫生健康委员会. 中国卫生健康统计年鉴2022［M］. 北京：中国协和医科大学出版社，2022.

［23］GBD 2019 RISK FACTORS COLLABORATORS. Global burden of 87 risk factors in 204 countries and territories，1990-2019：a systematic analysis for the Global Burden of Disease Study 2019［J］. Lancet，2020，396（10258）：1223-1249.

［24］国家心血管病中心，中国心血管健康与疾病报告编写组，胡盛寿. 中国心血管健康与疾病报告2023概要［J］. 中国循环杂志，2024，39（7）：625-660.

第二节　心血管-肾脏-代谢综合征的危险因素

一、遗传因素

慢性病的遗传基因是多方面的，涉及单基因和最常见的复杂多基因形式。随着人类基因组计划的出现，全基因组关联研究通过检测常见的遗传变异确定了大量与血压变化（如*SLC8A1*）、血脂异常［前蛋白转化酶枯草溶菌素9（proprotein convertase subtilisin/kexin type 9，*PCSK9*）、*HMGCR*］、糖尿病（如*KCNJ11*、*PPARG*）、CKD（如*APOL1*、*CKDi25*）等CKM综合征组成部分相关的基因座。CKM各组成部分的遗传易感性举例如下：在一般人群中，高血压的遗传性范围为25%～60%；与高加索人相比，亚裔人群T2DM的患病风险升高了60%，其中，在中国人群中发现了独特的T2DM易感基因*PAX4*。此外，多项全球研究表明，不同的单基因疾病可能与30%～50%的儿童CKD病例，以及10%～20%的成人CKD病例具有相关性。儿童和成人的遗传性肾脏疾病呈现出与年龄相关的连续谱。这些研究强调了遗传因素在CKM综合征中的关键作用，为疾病的早期筛查和个性化防治提供了重要依据。

二、环境因素

环境因素是影响慢性病发生、发展的重要外部驱动因素。空气污染和有害化学物质不仅会增加慢性炎症的风险，还可能通过改变基因表达、激活氧化应激反应等机制，促进CVD、呼吸系统疾病和代谢综合征的进展。基于京津冀地区生活社区自然人群慢性病队列研究结果显示，长期大气污染物暴露与多项心脏传导系统生理指标异常增加显著相关，其中，细颗粒物（particulate matter 2.5，$PM_{2.5}$）、二氧化硫（SO_2）、臭氧（O_3）和一氧化碳（CO）与心脏传导系统生理指标相关性较强。分层分析表明，老年人、男性、吸烟者、饮酒者和有代谢危险因素（即肥胖、高血压和糖尿病）的人群更容易受到空气污染物的不利影响。基于China-PAR的队列研究显示，在不同的年龄、性别亚组中，$PM_{2.5}$暴露对我国居民CVD发病率和死亡率均有显著影响。

三、生活方式

生活方式对CKM综合征的发生和进展具有重要调控作用。吸烟、饮酒、膳食结构不合理、体力活动不足及睡眠障碍等因素，不仅直接影响代谢及心血管健康,还通过与社会环境因素的相互作用,加剧或缓解个体的疾病风险。这些可调节因素为CKM综合征的预防和管理提供了干预靶点。

(一)吸烟

根据《2023年世界卫生组织全球烟草流行报告》,全球每年烟草相关的死亡人数超过800万人,烟草使用是公共卫生威胁之一。2018年中国居民健康素养监测进行的中国烟草依赖流行率研究结果显示,我国成人吸烟率约为25.1%,男性(47.6%)占比明显高于女性(1.9%)。其中,由吸烟导致的死亡人数增至240万,增幅达57.9%;相比于从不吸烟者,吸烟者发生心肌梗死的风险升高了92%、缺血性心脏病(ischemic heart disease,IHD)的发生率升高了44%。京津冀地区生活社区自然人群慢性病队列研究表明,有吸烟史的人群发生CVD的风险显著增大。

(二)饮酒

流行病学显示,自我报告的酒精摄入量与CVD的发病率呈"U"形。基于中国慢性病前瞻性研究队列(China Kadoorie Biobank,CKB)的研究结果显示,与不喝酒或酗酒的人相比,每周饮酒约100 g的人患缺血性脑卒中、出血性脑卒中和心肌梗死的风险均降低。2015—2017年中国健康与营养调查(China Health and Nutrition Survey,CHNS)对61 747例成人进行调查的结果显示,摄入适量的酒精对预防高血压和控制高血压有一定益处,但目前尚缺乏遗传学证据证明适度饮酒与预防CVD等慢性病之间的因果关系。

(三)膳食

近年来,我国膳食结构随着经济发展已发生改变,中国居民营养调查和中国慢性病及危险因素监测(China Chronic Disease and Risk Factor Surveillance,CCDRFS)数据显示,我国居民膳食结构具有以下特点：脂肪摄入明显增加；糖类摄入减少；蔬菜、水果摄入不足；膳食纤维摄入不足；摄入含添加糖食物的人数增加。膳食结构改变可能是导致人群中血胆固醇及血脂水平升高的重要原因。2019年GBD研究结果显示，我国1990—2019年15岁以上居民中T2DM归因于膳食因素的疾病负担构成比为26.13%～26.79%。此外，钠离子是影响机体容量平衡的重要因素，我国归因于高盐饮食的IHD年龄标化死亡率为16.88/10万，明显高于全球的9.78/10万。CKD患者因钠摄入过多和/或排泄不足可导致肾脏容量失衡。改善全球肾脏病预后组织（Kidney Disease：Improving Global Outcomes，KDIGO）制定的CKD营养临床实践相关指南推荐，CKD各期患者钠的摄入量应低于2.3 g/d，以降低血压和改善容量负荷。

（四）体力活动

体力活动是指在身体活动分类中能够改善健康的身体活动。体力活动作为人体健康管理的基石，在降低体重、预防各类慢性病和改善患病人群的代谢健康方面均发挥了重要作用。根据《运动处方中国专家共识（2023）》，经常进行体力活动，有助于降低肥胖、糖尿病、高血压及CVD等多种慢性病的发病率，并减缓疾病的进展。中国城乡流行病学前瞻性研究结果显示，低肌肉力量的高血压患者进展为CVD的可能性是高肌肉力量患者的3.31倍。另有研究表明，较高的总能量消耗与较低的CVD发生率相关。一项荟萃分析表明，增加体育锻炼与代谢相关疾病的患病率降低有关。

（五）睡眠

睡眠在维持健康和预防慢性病中发挥重要作用，睡眠障碍不仅影响代谢、心血管和神经系统，还可能加重已有疾病的风险。研究表明，快速动眼睡眠和深度睡眠与房颤的发生率呈负相关；睡眠不规律的增加与肥胖、高脂血症和高血压的发生率升高相关。阻塞性睡眠呼吸暂停低通气综合征（obstructive sleep apnea-hypopnea syndrome，OSAHS）也是慢性病常见的共病。一项T2DM患者队列研究结果显示，OSAHS患者的T2DM患病率约为60%。此外，有研究表明，OSAHS是高血压、CVD、心律失常、心源性猝死和全因死亡的危险因素。

（张　玲　姚昕玥）

参 考 文 献

[1] PAN X F, WANG L, PAN A. Epidemiology and determinants of obesity in China [J]. Lancet Diabetes Endocrinol, 2021, 9（6）: 373-392.

[2] MANOSROI W, WILLIAMS G H. Genetics of human primary hypertension: focus on hormonal mechanisms [J]. Endocr Rev, 2019, 40（3）: 825-856.

[3] TANG H B, WANG J, DENG P Z, et al. Transcriptome-wide association study-derived genes as potential visceral adipose tissue-specific targets for type 2 diabetes [J]. Diabetologia, 2023, 66（11）: 2087-2100.

[4] GORSKI M, JUNG B, LI Y, et al. Meta-analysis uncovers genome-wide significant variants for rapid kidney function decline [J]. Kidney Int, 2021, 99（4）: 926-939.

[5] LIU K, LIU Z, QI H, et al. Genetic Variation in SLC8A1 Gene Involved in Blood Pressure Responses to Acute Salt Loading [J]. Am J Hypertens, 2018, 31（4）: 415-421.

[6] CAO H, LI B X, PENG W J, et al. Associations of long-term exposure to ambient air pollution with cardiac conduction abnormalities in Chinese adults: The CHCN-BTH cohort study [J]. Environ Int, 2020, 143: 105981.

[7] LIANG F C, LIU F C, HUANG K Y, et al. Long-Term exposure to fine particulate matter and cardiovascular disease in China [J]. J Am Coll Cardiol, 2020, 75（7）: 707-717.

［8］CHAN K H, WRIGHT N, XIAO D, et al. Tobacco smoking and risks of more than 470 diseases in China: a prospective cohort study［J］. Lancet Public Health, 2022, 7（12）: e1014-e1026.

［9］LIU Z, LI Y H, CUI Z Y, et al. Prevalence of tobacco dependence and associated factors in China: findings from nationwide China Health Literacy Survey during 2018-19［J］. Lancet Reg Health West Pac, 2022, 24: 100464.

［10］MILLWOOD I Y, WALTERS R G, MEI X W, et al. Conventional and genetic evidence on alcohol and vascular disease aetiology: a prospective study of 500 000 men and women in China［J］. Lancet, 2019, 393（10183）: 1831-1842.

［11］YANG Y X, YU D M, PIAO W, et al. Nutrient-Derived beneficial for blood pressure dietary pattern associated with hypertension prevention and control: based on China Nutrition and Health Surveillance 2015—2017［J］. Nutrients, 2022, 14（15）: 3108.

［12］FANG Y H, XIA J, LIAN Y Y, et al. The burden of cardiovascular disease attributable to dietary risk factors in the provinces of China, 2002-2018: a nationwide population-based study［J］. Lancet Reg Health West Pac, 2023, 37: 100784.

［13］IKIZLER T A, BURROWES J D, BYHAM-GRAY L D, et al. KDOQI clinical practice guideline for nutrition in CKD: 2020 update［J］. Am J Kidney Dis, 2020, 76（3 Suppl 1）: S1-S107.

［14］KARVONEN-GUTIERREZ C A, PENG Q, PETERSON M, et al. Low grip strength predicts incident diabetes among mid-life women: the Michigan Study of Women's Health Across the Nation［J］. Age Ageing, 2018, 47（5）: 685-691.

［15］JIA D D, TIAN Z J, WANG R. Exercise mitigates age-related metabolic diseases by improving mitochondrial dysfunction［J］. Ageing Res Rev, 2023, 91: 102087.

［16］DEMPSEY P C, ROWLANDS A V, STRAIN T, et al. Physical activity volume, intensity, and incident cardiovascular disease［J］. Eur Heart J, 2022, 43（46）: 4789-4800.

［17］GLEESON M, MCNICHOLAS W T. Bidirectional relationships of comorbidity with obstructive sleep apnoea [J]. Eur Respir Rev, 2022, 31 (164): 210256.

[18] ZHANG R, GUO X H, GUO L X, et al. Prevalence and associated factors of obstructive sleep apnea in hospitalized patients with type 2 diabetes in Beijing, China 2 [J]. J Diabetes, 2015, 7 (1): 16-23.

[19] REDLINE S, AZARBARZIN A, PEKER Y. Obstructive sleep apnoea heterogeneity and cardiovascular disease [J]. Nat Rev Cardiol, 2023, 20 (8): 560-573.

[20] ZHENG N S, ANNIS J, MASTER H, et al. Sleep patterns and risk of chronic disease as measured by long-term monitoring with commercial wearable devices in the All of Us Research Program [J]. Nat Med, 2024, 30 (9): 2648-2656.

第三章

心血管-肾脏-代谢系统内在生理交互调控机制

第一节 心血管系统、肾脏和代谢系统的生理功能及调控机制

心脏和肾脏是维持人体内环境稳态的2个重要器官，两者在独立完成其生理功能的同时，还存在密切的交互作用。而心血管系统和泌尿系统的功能及相互作用与机体能量和物质代谢存在密切的交互作用。本节主要介绍CKM综合征在生理状态下的相互作用网络，内容涵盖了心脏、肾脏功能及其与物质代谢之间的协作、调控及其组织、细胞和分子机制。

一、心血管系统的生理功能及调控机制

（一）心血管系统的生理功能

心血管系统是心脏和血管组成的一个封闭双循环系统，由体循环和肺循环组成，其主要功能是维持体内氧气、营养物质、代谢废物和信号分子的高效输送和交换。体循环过程中，心脏通过

左心的收缩与舒张将血液泵至主动脉,并依靠心脏收缩产生的压力(动脉压)将血液运输到毛细血管,在毛细血管中与组织细胞进行物质交换,随后通过静脉将富含代谢废物的血液运送至心脏。肺循环过程中,回到心脏的血液通过右心再将血液泵至肺动脉,经过肺毛细血管与肺泡中的气体进行交换获得足够的氧气,同时将血液中的二氧化碳排出到肺泡,经呼吸排出体外,并将富氧的血液经肺静脉运回左心。细胞、组织和器官进行生化反应(代谢)过程中需要的底物和产物、调节反应速度的条件[如温度、酸碱值(pondus hydrogenii,pH)和激素等],甚至催化反应过程的酶均依靠心血管系统的生理功能进行调节,因此,心血管系统的功能与机体各器官的功能与代谢密切相关。

(二)心血管系统的功能调控机制

心血管系统的功能主要包括心率、心肌收缩、舒张功能及血压。身体调控上述功能的主要途径包括神经、体液、内分泌和局部代谢分子。调节心血管系统的神经主要为自主神经系统,包括交感神经和副交感神经。交感神经可以促使心率加快和心肌收缩力增强,同时收缩血管,从而使血压升高;副交感神经可使心率减慢和心肌收缩力减弱,同时舒张血管,从而降低血压。调控心血管系统的内分泌因素主要包括肾上腺素、去甲肾上腺素、RAAS和内皮素等,除可以调节心脏及血管的收缩舒张功能外,还可以作用于肾脏,调节其对钠、水的重吸收,从而影响血压和心脏的前负荷(血容量)。局部代谢产物,如乳酸、内皮素和一氧化氮(nitric oxide,NO)等分子,可以通过与心肌细胞、平滑肌细胞或内皮细胞等直接调节心脏和血管的功能。在生理状态下,肾脏的排泄和内分泌功能及局部细胞的代谢产物或底物分子对心血管系统功能的维持发挥重要作用。因此,心脏、肾脏和细胞代谢功能之间是一个密不可分的整体,三者之间的功能相互依赖、相互影响,对于维持机体的正常功能及内环境稳定至关重要。

二、肾脏的生理功能及调控机制

(一)肾脏的生理功能

泌尿系统主要由肾脏、输尿管、膀胱和尿道组成,其中,肾脏是形成尿液的核心器官,参与机体体液容量和成分的稳态调节。通过血液过滤和重吸收,肾脏将机体产生的代谢废物排出体外,同时保留机体需要的物质并调节体液渗透压、电解质和pH等指标在正常范围内。肾脏具有内分泌功能,通过分泌促红细胞生成素(erythropoietin, EPO)、肾素等物质调节红细胞生成和血管舒缩功能(参与血压调节)。肾小管上皮细胞通过活化维生素D_3促进机体对钙的吸收功能,从而调节骨骼钙盐沉积。肾脏通过糖异生作用,以氨基酸和其他前体物质为底物合成葡萄糖。如果人体处于长期饥饿的状态下,肾脏的这种糖异生作用甚至可以与肝脏相媲美。

(二)肾脏的调控机制

肾脏系统的功能调控机制主要由神经、内分泌和局部代谢分子组成。这些调控因素主要通过调节肾血流量、肾小球滤过压、肾小管上皮细胞重吸收功能实现对肾脏排泄和内分泌功能的调节。

交感神经过度兴奋作用于肾小动脉,可引起血管收缩,肾血流量减少和GFR降低,但交感神经的适度兴奋对肾血流量和GFR并无显著影响。这可能与肾血管的自主调节功能及入球小动脉和出球小动脉收缩对肾小球滤过膜滤过功能的影响有关。肾血管的自主调节功能是指平均动脉压在80～170 mmHg时,肾血流量和GFR可以保持相对稳定(图3-1-1);肾小球滤过膜的滤过压主要由出球小动脉和入球小动脉的收缩、舒张调控,两者收缩均可以减少肾小球的血流量,但是入球小动脉收缩可以降低肾小球的滤

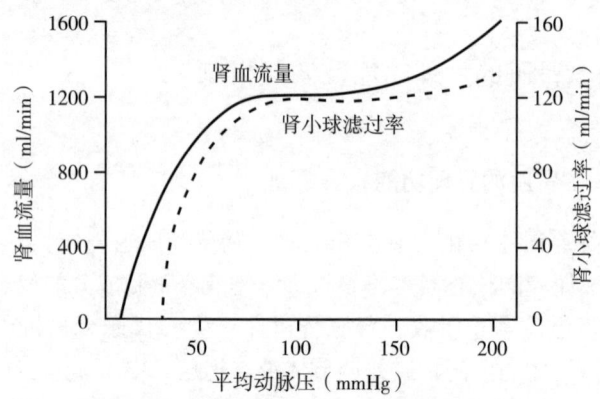

图3-1-1 肾血流量的自动调节功能

过压,而出球小动脉收缩则可以增大肾小球的滤过压(图3-1-2)。即便适度激活交感神经也可以通过α肾上腺素受体增加近曲小管和髓袢升支上皮细胞对钠、水的重吸收,同时刺激致密斑分泌肾素,增强RAAS的作用。

调节肾脏功能的内分泌因素主要包括:①RAAS。RAAS既可以通过分泌肾素和血管紧张素减少肾血流量,还可以通过分泌血管紧张素收缩出球小动脉,从而增加肾小球的滤过压,同时通过分泌醛固酮促进肾小管对钠、水的重吸收和对钾的排泄。②抗利尿激素(antidiuretic hormone,ADH)。ADH可以作用于集合管上皮细胞促进水的重吸收,从而减少水的排出。③EPO。EPO是肾小管上皮细胞合成的内分泌激素,可以促进骨髓合成红细胞。④肾小管上皮细胞。肾小管上皮细胞可以通过活化维生素D促进钙在肠道的吸收和在骨质的沉积,调节体内钙磷的代谢平衡。⑤局部代谢分子。内皮素、NO、前列腺素及乳酸等代谢产物也可以参与调节肾脏血流和GFR。

肾脏既可以调控机体的代谢功能,又受全身代谢因素的调控,两者之间相互影响。肾脏发挥功能主要依赖肾血流量,其与心脏的泵血功能息息相关。因此,心脏-肾脏和代谢之间具有天然的内在联系。

第三章 心血管-肾脏-代谢系统内在生理交互调控机制

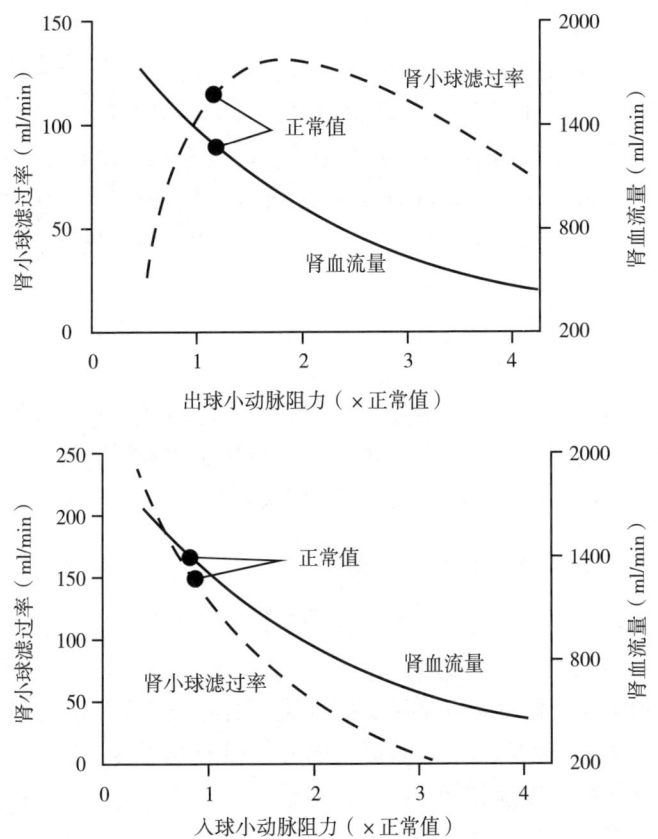

图3-1-2 入球小动脉和出球小动脉对肾小球滤过率和肾血流量的影响

注：正常值为肾脏的正常功能范围。

三、代谢系统的生理功能及调控机制

（一）代谢系统的生理功能

代谢系统的生理功能主要包括能量生产与转化、蛋白质和脂肪的合成与分解、氨基酸与蛋白质的代谢、营养物质的储存和调节以及废物排出等。三大营养物质（糖类、蛋白质和脂肪）存在相互作用：①葡萄糖含量过多时，可以经糖酵解生成乙酰辅酶A和还原型烟酰胺腺嘌呤二核苷酸磷酸（reduced nicotinamide adenine dinucleotide phosphate，NADPH），并在肝细胞内转化为脂肪储存；②多数氨基酸可以经过脱氨基代谢生成乙酰辅酶A，而乙酰辅酶A可以用来合成甘油三酯，因此摄入大量蛋白质会导致机体合成的脂肪增加；③机体内的脂肪主要用于能量储备，脂肪储存的能量约为糖类储存能量的150倍。在糖类摄入足够的情况下，机体主要通过糖酵解和氧化磷酸化提供能量，但心脏和肾脏作为高耗能的器官，主要利用脂肪作为其能量来源，而氨基酸则主要作为组织细胞的结构蛋白质合成底物。

（二）代谢系统的调控机制

代谢系统的调控机制主要依赖于神经、内分泌系统及局部代谢产物的反馈调节。①交感神经通过刺激肾上腺释放肾上腺素，促进脂肪和糖原分解；②副交感神经通过释放乙酰胆碱影响消化系统的消化吸收和心脏、肾脏对物质的摄取和利用；③下丘脑通过调节食欲、体温和能量消耗，对整体代谢过程进行调控；④内分泌系统产生的激素，如胰岛素、胰高血糖素、肾上腺素、去甲肾上腺素、甲状腺激素、皮质醇和生长激素，通过调节能量供需改变代谢速率和物质的合成与分解；⑤代谢过程还受细胞释放的局部代谢分子的反馈调节。心脏和肾脏作为调控细胞局部代谢底物和产物运输及排泄的重要器官，在调控代谢动态平衡的过程中发挥重要作用。

（曾翔俊　王红霞）

参考文献

［1］罗自强，管又飞. 生理学［M］. 10版. 北京：人民卫生出版社，2024.
［2］NDUMELE C E，NEELAND I J，TUTTLE K R，et al. A synopsis of the evidence for the science and clinical management of cardiovascular-kidney-metabolic（CKM）syndrome：a scientific statement from the american heart association［J］. Circulation，2023，148（20）：1636-1664.

第二节　心血管系统、肾脏与代谢系统的相互作用机制

心血管系统可以通过改变肾脏血流调控肾脏功能，而肾脏可以通过调节机体体液容量、成分及内分泌激素影响心脏的功能，同时，心脏和肾脏的高代谢状态决定了其对机体内物质代谢的影响。因此，心血管-肾脏与代谢之间存在紧密的相互作用。

一、心血管系统与肾脏的相互作用及机制

心血管系统与肾脏之间的相互作用在维持机体内稳态平衡中发挥关键作用。两者通过神经、体液和局部代谢反馈机制调节血压、血流、水和电解质代谢和酸碱平衡。心脏与肾脏的协同作用被称为"心肾轴"，其失调可能导致一系列疾病，如心力衰竭、肾衰竭和高血压等。

（一）心血管系统对肾脏的调节

1. 心泵功能对肾脏排泄功能的影响　肾血流量占心输出量的25%左右，心泵功能和血压在正常范围内可以维持肾脏的血

流量正常。而正常的血流量对于肾脏的排泄功能至关重要,在入球小动脉和出球小动脉舒缩功能正常的情况下,肾血流量的高低决定GFR的高低,从而保证肾脏排泄功能正常。同时,正常的肾血流量可以保证肾小管上皮细胞正常能量代谢,从而维持肾小管的重吸收功能及ADH等内分泌因子对肾小管上皮细胞重吸收功能的调节作用。因此,心血管系统功能正常是维持肾脏功能的前提。

2. 血管功能对肾脏的影响　肾血流量具有自主调节功能,当平均动脉压在80～170 mmHg波动时,肾血流量通常保持稳定。这一功能的维持与血管的肌源性调节功能密切相关:血管感受血压升高的牵张刺激后产生收缩反应,以缩小血管直径,使血流速度减慢,与血压升高增加血流速度的作用相互拮抗,保持肾血流量不变。当机体血压发生改变时,肾脏的排泄功能也会发生相应改变,但有研究表明,慢性血压升高可以显著升高肾脏对水、钠的排泄,而急性血压升高可导致压力依赖性排泄功能增加(图3-2-1)。

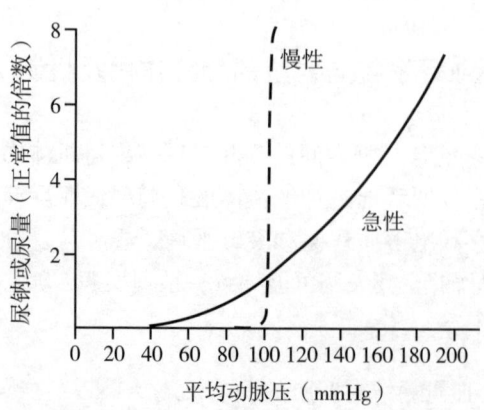

图3-2-1　急性或慢性血压改变对肾脏排泄功能的影响

另外，出球小动脉和入球小动脉对肾小球毛细血管的流体静压产生完全相反的影响，故对GFR产生不同的作用（图3-2）。因此，肾脏出球小动脉和入球小动脉的结构和功能正常是维持肾小球的重要组分。肾小球的出球小动脉会分支形成直小血管，分布在肾小管髓袢周围，而直小血管的血流量和血流速度可以影响肾小管上皮细胞对物质的重吸收，从而影响髓袢渗透压梯度的形成，这是保证肾脏进行尿液浓缩和稀释的重要组分。

（二）肾脏对心血管系统的调节

1. **肾脏对血容量的调节** 当体内钠和水过多时，肾脏通过尿液排出多余的液体；而当钠和水不足时，肾脏通过促进钠和水的重吸收维持血容量和血压的稳定。血容量增加会导致静脉回流增加，进而增加心脏前负荷和心输出量；而当血容量减少时，心输出量减少，可能导致低血压或休克，这时肾脏可通过收缩血管减少尿液的排泄，代偿性增加血容量。

2. **肾脏对血压的调节** 当血容量减少，血压或肾脏灌注压降低时，肾脏分泌肾素，激活RAAS，产生血管紧张素Ⅱ。血管紧张素Ⅱ具有强效的血管收缩作用，在升高血压的同时促进醛固酮分泌，醛固酮能够增加钠的重吸收和水的潴留，进一步增加血容量和降低血压。当机体摄入过多钠时，肾脏通过RAAS升高血压，从而增加尿液中钠和水的排泄。

3. **肾脏通过调节体液和电解质影响心脏功能** 肾脏通过调节水和钠的排泄，维持血容量和血压，进而影响心脏的前、后负荷；同时，肾脏通过调节钾、钠和钙等电解质的排泄，确保心肌细胞的电活动和收缩功能正常，从而维持心脏的健康。

（三）心血管系统与肾脏相互作用的调节机制

心血管系统与肾脏系统相互作用的调节机制主要包括以下4种。

1. RAAS　RAAS是心血管与肾脏之间重要的调节机制之一。当低血压、低血容量或肾脏灌注不足时,肾脏分泌肾素,激活RAAS,产生血管紧张素Ⅱ。血管紧张素Ⅱ通过血管收缩作用升高血压,同时刺激醛固酮的分泌,促进钠的重吸收和水的潴留。使血容量增加、血压升高,进而影响心输出量。长期激活RAAS可能导致高血压、心力衰竭、肾衰竭等问题。

2. 交感神经系统的作用　交感神经通过释放去甲肾上腺素使血管收缩,增加心脏的负荷,同时通过肾脏小动脉收缩减少肾脏血流,进一步激活RAAS,促使水钠潴留,维持血压。交感神经的过度激活(如有高血压和心力衰竭等病史)会加重心脏和肾脏的负担,形成恶性循环。

3. 内皮功能的作用　血管内皮通过分泌NO和内皮素等物质调节血管收缩舒张功能,在调节肾脏和冠状动脉血流量的同时可以改变心脏后负荷。内皮功能不全(如有动脉粥样硬化、高血压等病史)可能导致肾脏灌注和排泄功能异常,使心脏的负担加重。

4. 钠的平衡与心肾功能　肾脏通过调节钠的排泄控制血容量,进而影响血压和心脏的负荷。钠潴留会导致血容量增加、血压升高,心脏前负荷增加,最终加重心力衰竭;而钠的过度排泄可能导致低血压,心脏负担减少。

二、肾脏与代谢系统的相互作用及机制

肾脏不仅负责代谢废物和调节水、电解质平衡,还在葡萄糖、脂肪、蛋白质代谢等过程中发挥重要作用,同时,代谢系统也会影响肾脏功能。

(一)肾脏对代谢的调节作用

1. 水、电解质的代谢　肾脏通过调节钠、钾、钙、镁等电

解质的排泄,维持细胞内外液体的平衡。肾脏功能异常导致的电解质紊乱会影响心脏、肌肉、神经等的功能,间接影响代谢过程。

2. 酸碱平衡　机体在代谢过程中产生大量的酸性物质,需要不断消耗碳酸氢钠和其他碱性物质中和,如果不能及时补充碱性物质和排出多余的氢离子(H^+),血液pH就会发生波动。肾脏在维持酸碱平衡中发挥重要作用。肾脏通过重吸收和分泌H^+及重吸收碳酸氢根(HCO_3^-)调节血液的pH,当肾功能不全时,酸碱平衡的调节功能会受到影响,可能导致代谢性酸中毒或代谢性碱中毒,进而影响整体代谢系统的正常运作。

3. 葡萄糖、脂肪和蛋白质　SGLT2重吸收葡萄糖,维持血糖稳定。此外,肾脏还参与葡萄糖的生成(糖异生)。糖尿病时,肾脏的葡萄糖重吸收增加,导致血糖难以控制;肾小管对脂质也有一定的吸收作用,脂肪沉积可能损害肾小管功能,导致肾脏损伤;肾脏通过滤过、重吸收和分泌作用维持体内蛋白质的平衡。肾功能正常时,尿液中不含血浆蛋白(如白蛋白),当肾脏出现病变时,如肾小管损伤,尿液中会出现蛋白质,尤其是白蛋白,导致尿蛋白增加(蛋白尿),这是肾脏疾病的早期标志。

(二)代谢对肾脏的调节作用

1. 酸碱平衡对肾脏的调节作用　肾脏在维持机体酸碱平衡中起重要作用,同时,代谢系统中的酸碱平衡紊乱会影响肾脏的清除功能,加速肾损伤的进展。

2. 葡萄糖、脂肪和蛋白质对肾脏的调节作用　高血糖可增加肾脏对葡萄糖的重吸收负荷,导致肾小管扩张和损伤。高血糖还促进肾小球的高灌注,增加肾小球的滤过负荷,进而加重肾小球硬化和肾小管间质纤维化。此外,糖尿病引起的高糖化终产物(advanced glycation end product,AGE)通过与肾脏细胞上的受体结合,激活促炎信号通路,导致肾脏的慢性炎症反应和纤维化;

脂质代谢异常（如高胆固醇、高甘油三酯）通过促进动脉粥样硬化、微血管损伤和氧化应激，加速肾小管的损伤和纤维化过程；长期蛋白尿会加重肾小管和间质的损伤，并促进肾小管间质纤维化，最终导致肾衰竭。

3. 胰岛素对肾脏功能的调节作用　胰岛素可以增加肾小管上皮细胞中SGLT2的表达，促进肾小管对葡萄糖的重吸收，从而减少尿糖的排泄。胰岛素可以通过增加钠钾腺苷三磷酸（adenosine triphosphate，ATP）酶的活性来调节肾脏钠和水的平衡。胰岛素作为一种重要的生长因子，能够促进肾脏细胞的增殖、代谢及基质的合成，尤其是在肾脏损伤时，其可能会促进肾脏的纤维化过程。

（三）肾脏与代谢系统相互作用的调节机制

肾脏分泌肾素，激活血管紧张素Ⅱ，调节血压、钠水平衡及能量代谢。血管紧张素Ⅱ能够促进胰岛素分泌，抑制葡萄糖代谢，增加脂肪储存；肾脏分泌的胰岛素样生长因子（insulin-like growth factor-1，IGF-1）是一种与胰岛素作用类似的激素，参与脂肪、糖和蛋白质的代谢，对全身的代谢平衡产生重要影响。肾脏分泌醛固酮，调节钠、钾和水的平衡，这不仅影响肾脏功能，也影响血压及其他代谢过程，如脂肪代谢和糖代谢。另外，代谢系统通过激素、酶和细胞因子的调节作用与肾脏密切相关。

三、心血管系统与代谢系统的相互作用及机制

心血管系统与代谢密切相互作用，两者在维持全身的生理平衡和健康方面扮演着关键角色。心血管系统负责血液循环与物质运输，而代谢系统则调控体内能量的转换和储存。它们通过多种途径相互调节，并共同维持机体的稳态。

第三章 心血管-肾脏-代谢系统内在生理交互调控机制

（一）心血管系统对代谢系统的调节作用

心血管系统通过血液循环将氧气和营养物质运送至全身组织细胞，为代谢活动提供能量和原料。同时，代谢废物通过静脉系统和肺循环被清除。另外，心血管系统分泌的某些激素直接影响代谢，例如，心房释放的心房利尿钠肽（atrial natriuretic peptide，ANP），可促进钠的排泄和脂肪分解，帮助调节血压和能量代谢。

（二）代谢系统对心血管系统的调节作用

心肌的能量需求主要由脂肪酸氧化（70%）和葡萄糖代谢（30%）提供。代谢系统通过调控底物供应（如血糖、脂肪酸水平）和氧化过程，直接影响心肌的收缩功能。代谢激素对心血管也产生一定影响，例如，胰岛素可以促进NO生成，引起血管扩张，增加组织灌注。胰岛素抵抗可导致血管功能障碍，增加CVD风险。脂肪细胞分泌的瘦素，对食欲调控和代谢有重要作用，同时通过交感神经系统间接升高血压。

（三）心血管系统与代谢系统相互作用的调节机制

心血管系统与代谢相互作用通过血流动力学、神经内分泌及代谢物反馈调节，确保代谢需求与供应的动态平衡。

1. 心血管系统通过调控血管收缩和扩张，动态分配血流，以满足代谢活跃组织（如骨骼肌、大脑）的氧气和营养需求。

2. 交感神经兴奋增加心输出量和血管收缩，提供更多能量底物（如葡萄糖）给组织；内分泌激素（如胰岛素）可以促进组织对葡萄糖的吸收，同时通过激活NO扩张血管。

3. 代谢产物（如乳酸、二氧化碳）通过诱导血管扩张，增强局部血液供应。

总之，心血管系统、肾脏与代谢系统之间相互作用，通过复杂的神经、内分泌和局部调控机制维持体内稳态，这种多系统的联系在生理和病理状态下具有重要意义。

（曾翔俊　王红霞）

参考文献

[1] 罗自强，管又飞. 生理学 [M]. 10版. 北京：人民卫生出版社，2024.
[2] NDUMELE C E, NEELAND I J, TUTTLE K R, et al. A Synopsis of the evidence for the science and clinical management of cardiovascular-kidney-metabolic（CKM）syndrome：a scientific statement from the american heart association [J]. Circulation, 2023, 148 (20): 1636-1664.

第三节　疾病状态下的失衡与调控机制失常

在疾病状态下，心血管系统、肾脏与代谢系统的调控机制失常表现为神经-内分泌系统过度激活、慢性炎症和氧化应激加剧、代谢调节障碍等。这些失衡机制常相互作用，形成恶性循环，最终导致多系统功能障碍。心血管系统或肾脏其中一方功能障碍引发另一方功能恶化。例如，心力衰竭导致肾灌注不足，肾功能下降进一步加重心脏负担。代谢紊乱（如糖尿病、肥胖）通过炎症和毒性作用损害心血管系统和肾脏功能。CVD和肾病反过来加重代谢系统的失衡。

（曾翔俊　王红霞）

参考文献

[1] 罗自强，管又飞. 生理学 [M]. 10版. 北京：人民卫生出版社，2024.

［2］NDUMELE C E，NEELAND I J，TUTTLE K R，et al. A Synopsis of the evidence for the science and clinical management of cardiovascular-kidney-metabolic（CKM）syndrome：a scientific statement from the american heart association［J］. Circulation，2023，148（20）：1636-1664.

第四章

心血管-肾脏-代谢综合征的病理生理机制

CKM综合征是心脏、肾脏及代谢系统功能障碍相互影响、相互作用,形成恶性循环的一种临床综合征。CKM综合征不是一个单一的疾病,而是多种危险因素和病理生理过程相互交织的结果。代谢危险因素、CKD和心血管系统多向复杂交互的病理生理学机制参与CKM综合征的发生和发展,了解CKM综合征的病理生理学机制,对于早期诊断、治疗和预防该疾病具有重要意义。

第一节 代谢性疾病对心肾系统的影响

高糖、高脂肪、高盐饮食,膳食纤维摄入量和体力活动减少,导致糖尿病、肥胖、高血压及血脂异常等代谢性疾病的发病率持续升高,代谢紊乱是CKM综合征的关键始动因素。本节将阐述代谢性疾病与心肾损伤和CKM综合征的关系和机制。

一、糖尿病对心肾的影响

糖尿病导致的高血糖状态使细胞内线粒体超氧化物、糖基化

第四章 心血管-肾脏-代谢综合征的病理生理机制

终产物、活性氧（reactive oxygen species，ROS）异常蓄积，同时诱发蛋白激酶C（protein kinase C，PKC）及激活Janus激酶信号通路，引起促炎性细胞因子及促纤维化因子持续释放，这是糖尿病诱导心肾损伤的关键始动事件。ROS的增加通过多种机制导致心肾组织损伤，一方面，可激活多元醇和己糖胺途径从而激活PKC，形成AGE，导致AGE细胞受体（receptor of advanced glycation end-product，RAGE）的上调。另一方面，AGE可以直接损害心脏、血管和肾脏，导致基质蛋白交联并增加组织硬度，通过与其受体RAGE的相互作用间接损伤心脏、血管和肾脏，激活改变细胞功能的信号通路，促进氧化应激、炎症和纤维化。AGE和ROS也与内皮功能障碍密切相关。内皮功能障碍是糖尿病微血管和大血管并发症的主要驱动因素。

高血糖与心脏和肾脏中局部RAAS的激活密切相关，加重血管收缩、纤维化，以及器官功能障碍。糖尿病导致营养感应通路［如AMP活化的蛋白质激酶（AMP-activated protein kinase，AMPK）、sirtuins和哺乳动物雷帕霉素靶蛋白（mammalian target of rapamycin，mTOR）］异常激活，下调细胞保护反应并诱发器官损伤。胰岛素抵抗与细胞代谢向游离脂肪酸（free fatty acid，FFA）氧化转变有关。过量摄入FFA会导致细胞内甘油三酯累积，促进氧化应激、脂毒性和细胞凋亡。有研究表明，骨髓来源细胞有助于损伤后肾实质再生，而糖尿病通过抑制骨髓动员降低周围循环造血干细胞/祖细胞水平，从而损害组织修复。糖尿病导致输送至肾小管的葡萄糖负荷增加，使肾小管细胞肥大和增生，并上调钠-葡萄糖共转运蛋白以促进其重吸收，从而导致RAAS的局部激活、高滤过，以及肾小球进行性损伤。在糖尿病后期，肾小管细胞萎缩并出现功能障碍，导致蛋白质再摄取受损、蛋白尿，以及肾小管间质纤维化等进行性肾损伤。

二、糖尿病心肌病的病理生理机制

糖尿病心肌病（diabetic cardiomyopathy，DCM）是糖尿病心脏损伤的重要类型。糖毒性、脂毒性及线粒体功能紊乱导致的氧化应激和能量代谢异常是DCM的关键病理生理学机制。脂质积累和脂肪酸诱导的脂毒性影响心肌脂肪酸氧化（fatty acid oxidation，FAO），促进内质网应激、自噬和细胞凋亡，并导致心室重塑。糖尿病糖毒素最重要的代谢产物是参与DCM发生、发展的AGE。这些终产物结合RAGE，促进ROS、核因子-κB（nuclear factor-κB，NF-κB）和促炎性细胞因子，如白细胞介素（interleukin，IL）-1β、IL-6、IL-18、肿瘤坏死因子α（tumor necrosis factor-α，TNF-α）的产生，诱导细胞内产生丰富的ROS，并启动氧化应激/炎症级联反应。AGE还通过激活内皮细胞、巨噬细胞和平滑肌细胞上的RAGE炎症信号通路，导致ROS产生增加、NO合成减少，从而促进DCM的发展。高血糖介导自由基清除剂超氧化物歧化酶1和使醛脱氢酶2表达水平降低，还介导炎症介质，如NF-κB、单核细胞趋化蛋白-1（monocyte chemotactic protein 1，MCP-1）、IL-6和TNF-α表达水平升高，使DCM炎症激活，诱发并加重心力衰竭。有研究表明，高血糖可促进长链非编码核糖核酸（long noncoding ribonucleic acid，lncRNA）lncDACH1表达增加，增加小鼠心脏线粒体中泛素化介导的β-烟酰胺腺嘌呤二核苷酸（β-nicotinamide adenine dinucleotide，NAD）依赖去乙酰化酶沉默信息调节因子3（silent information regulator 3，SIRT3）的降解，促进线粒体氧化应激和细胞凋亡，从而加重DCM。高血糖触发经典的炎症途径和氧化应激，例如，高血糖导致MCP-1和NLPR3炎症小体的表达上调，导致DCM心肌纤维化和心功能不全。

三、糖尿病肾病的病理生理机制

DKD是指由糖尿病导致的CKD，是糖尿病主要的微血管并发症之一。DKD发病机制复杂，涉及糖基化蛋白、受激素影响的细胞因子的释放［如转化生长因子β（transforming growth factor-β，TGF-β）］、系膜基质的沉积及肾小球血流动力学的改变。高血糖导致肾小球蛋白的糖基化，可能与系膜细胞增殖和基质扩张及血管内皮损伤相关。

高血糖影响TGF-$β_1$-RhoA/Roa通路、RAAS、近端肾小管钠和葡萄糖重吸收及细胞内代谢等通路；脂质代谢异常会影响细胞因子和ROS等介质的释放；在生物体营养超负荷的情况下，内质网自噬导致慢性未折叠蛋白质反应，而mTOR也会干扰足细胞导致氧化应激。高血糖通过RAAS介导血管紧张素Ⅱ水平升高，从而增加肾小球毛细血管压。高血糖介导肾小球毛细血管自动调节变化可通过增加TGF-$β_1$介导的扩张肾小球传入和传出小动脉的ROS引起内皮功能障碍和炎症。糖尿病患者脂质代谢异常可通过细胞因子、ROS和血流动力学变化导致肾小球和肾小管间质血管损伤。肾小管间质毛细血管密度降低导致肾组织缺氧也是DKD进展的主要原因。高血糖和血流动力学异常通过超滤、机械应激、氧化应激、糖萼功能障碍和内皮活化导致肾单位损伤。此外，高血糖促使炎症介质（趋化因子、细胞因子和黏附分子）的释放，激活NF-κB导致炎症激活，并诱导肾纤维化。

四、肥胖对心肾功能的影响

肥胖及脂肪组织功能失调是诱发CKM综合征最常见的代谢危险因素。脂肪组织，尤其是内脏脂肪组织功能失调，导致机体糖脂代谢紊乱及胰岛素抵抗，同时分泌促炎介质和促氧化介质，导致机体处于慢性炎症激活状态，诱发并加剧高血压、动脉粥样硬化和心肌损伤等心血管系统疾病，还可导致肾小球硬化、肾小管炎症和肾纤维化等肾脏疾病。

肥胖可引起胰岛素抵抗，导致高胰岛素血症。高胰岛素血症可促进交感神经激活，肾血管收缩、肾脏灌注减少。同时，胰岛素抵抗还可促进肾小管对钠的重吸收，增加血容量，加重心脏负担。肥胖患者体内脂肪细胞因子，如瘦素、脂联素等水平异常。瘦素可促进交感神经系统兴奋，使血压升高、心脏肥大。脂联素具有抗炎、抗动脉粥样硬化的作用，肥胖患者脂联素水平降低，CVD风险增加。肥胖可引起慢性低度炎症反应，炎症因子（如C反应蛋白、TNF-α等）水平升高导致血管内皮功能障碍，可促进动脉粥样硬化，同时加重心肌细胞和肾小管上皮细胞损伤。

肥胖可引起肥胖相关肾小球病和肾血流动力学变化，来自内脏脂肪组织的脂肪因子及肾脂肪组织的直接压迫可导致肥胖相关肾病。瘦素增加、脂联素减少和阻塞性睡眠呼吸暂停可导致低氧血症和高碳酸血症，使下游颈动脉化学感受器激活，肾交感神经系统（renal sympathetic nervous system，RSNS）活性增加。肾周和肾窦脂肪组织直接压迫直小血管和Henle髓袢导致近端肾小管钠的重吸收增加、肾小球反馈减少和高血压。内脏脂肪组织产生血管紧张素原和醛固酮可使RAAS激活。内脏脂肪组织分泌多种脂肪因子，肥胖时瘦素和游离脂肪酸增加，脂联素减少。近端肾小管吸收增加和RAAS激活导致氯化钠向致密黄斑的输送减少，从而减少肾小球小管反馈，导致入球小动脉扩张。此外，血管紧张素Ⅱ和醛固酮促进出球小动脉血管收缩，导致GFR和滤过分数增加，进而引起肾小球内压升高。肾小球内压升高传递至足细胞，导致剪切应力和肾小球毛细血管壁应力。响应剪切应力的足细胞肥大和细胞凋亡使足细胞脱离和系膜扩张，导致继发性局灶节段性肾小球硬化的发展，造成肥胖相关肾小球病。与RAAS激活相关的全身性高血压、内脏脂肪组织脂肪因子的直接肾脏脂毒性作

第四章 心血管-肾脏-代谢综合征的病理生理机制

用和肥胖相关的肾小球病相结合，导致进行性肾小球硬化和肾小管间质纤维化，从而引起CKD。

脂肪细胞分泌多种脂肪因子，包括瘦素和脂联素，其对肾功能有旁分泌和内分泌影响。脂联素促进脂肪酸氧化，在高脂肪喂养和肥胖状态下，脂联素水平下降。Kumar Sharma等的研究结果显示，与野生型小鼠相比，脂联素敲除小鼠表现出蛋白尿增加和足细胞完整性降低、肾小球肿大和肾小管间质纤维化，补充脂联素可改善上述肾脏损伤。在足细胞中，脂联素可以通过对抗NLRP3炎症小体信号激活并增强肾小球AMPK介导的氧化应激减少足细胞足消失、白蛋白通透性和细胞凋亡。与脂联素水平相反，在肥胖状态下，瘦素水平升高，并与肾损伤密切相关。瘦素通过激活RSNS和RAAS导致高血压。此外，瘦素能通过上调脂肪酸转运蛋白CD36促进脂滴的沉积；肥胖相关的高血糖和高脂血症通过激活NLRP3炎症小体，将天冬氨酸特异性的半胱氨酸蛋白水解酶前体（pro-cysteinyl aspartate specific proteinase 1, pro-caspase 1）裂解成活性天冬氨酸特异性的半胱氨酸蛋白水解酶1（caspase 1），进而将IL-1β和IL-18的前体裂解成成熟的促炎性细胞因子。在肾小管上皮细胞中，NLRP3炎症小体的激活抑制了尼古丁腺嘌呤二核苷酸依赖的组蛋白去乙酰化酶sirtuin 1-AMPK-脂质分解代谢途径，这增加了脂质在肾小管中的积累并驱动细胞损伤。在足细胞中，NLRP3炎症小体激活损害自噬并促进磷脂在溶酶体中的积累，从而导致肾小管损伤。

肥胖通过多种机制影响心血管系统疾病的发生、发展。肥胖通过胰岛素抵抗和炎症等机制加速动脉粥样硬化早期发展。内脏肥胖加重全身和血管炎症反应，诱发动脉粥样硬化从脂肪条纹发展至动脉粥样硬化破裂及血栓形成。肥胖引起的炎症会增加低密度脂蛋白氧化的风险，从而促进动脉粥样硬化的形成。肥胖能引起的内皮功能障碍，其主要原因是在炎症和氧化应激情况下，NO的生物利用度降低，这是动脉粥样硬化进展的基础。肥胖与冠状动脉疾病（coronary artery disease，CAD）的发病风险较高相关。心外膜脂肪局部产生脂肪细胞因子可能通过旁分泌信号或营养血管调节血管生物功能。除对心外膜冠状动脉的影响外，肥胖还与冠状动脉微血管系统异常有关，这又加重了梗阻性或非梗阻性CAD。

五、高血压对心肾功能的影响

体内水钠潴留、细胞外液容量增加等因素是导致高血压的主要原因，而这些因素与饮食习惯、内分泌调节等代谢过程密切相关。高血压可导致心脏负荷增加，引起心肌肥厚和心力衰竭。高血压还可损伤血管内皮细胞，导致内皮功能障碍，促进动脉粥样硬化的发展，从而使CVD的风险增大。

高血压是导致心力衰竭的主要和常见的危险因素之一，在Framingham心脏研究队列的患者中，91%的心力衰竭患者在既往20年内有高血压病史。高血压相关的心脏重塑是一个动态过程。左心室肥厚是心肌细胞大小增加和心肌纤维化的结果，这些变化与细胞外结缔组织和基质金属蛋白酶-2（matrix metalloproteinase-2，MMP-2）活性增强、磷酸肌醇3-激酶（phosphoinositide 3-kinase，PI3K）/蛋白激酶B（Akt）和PKC通路激活、钙离子（Ca^{2+}）稳态异常、线粒体功能障碍、氧化应激和细胞凋亡有关。RAAS和交感神经系统过度激活的神经激素功能障碍在心肌肥大信号传导中起关键作用。血管紧张素Ⅱ通过其G蛋白偶联的1型受体激活细胞外信号调节激酶胞外信号调节激酶（extracellular signal-regulated kinase，ERK）/促分裂原活化的蛋白质激酶（mitogen-activated protein kinase，MAPK）、过氧化物酶体增殖物激活受体γ共激活因子（peroxisome proliferator-activated receptor γ coactivator，PGC）-1α和PGC-1β、mTOR途径，稳定κB抑制因子激酶（inhibitor of kappa B kinase，IKK）复合物，激活NF-κB和钙/钙调蛋白依赖性蛋白激酶Ⅱ（calcium/

calmodulin-dependent protein kinase Ⅱ，CaMK Ⅱ），最后促进肥大基因的表达。与神经激素失调及水和钠潴留相关的后负荷持续增加导致心肌损伤进展，伴有心肌细胞丢失、纤维化、左心室扩大导致的心室结构改变、心肌收缩力降低，最终导致射血分数降低型心力衰竭（heart failure with reduced ejection fraction，HFrEF）。在分子水平上，线粒体功能障碍和Ⅰ型血管紧张素Ⅱ受体下游效应子促进ROS的产生和经ROS诱导DNA和RNA损伤的氧化修饰鸟嘌呤产物的核水平。氧化损伤导致电子传递链受损、线粒体解耦联，导致生物能量功能障碍，从而促进细胞死亡。此外，高血压引起的剪切应力与不同的生物途径激活有关，例如，PKCε、c-Jun氨基端激酶（c-Jun N-terminal kinase，JNK）、MAPK和p53导致动脉粥样硬化斑块进展和内皮功能障碍，并进一步恶化进展为HFrEF。

　　高血压导致的内皮功能障碍也可影响肾脏的血液灌注和滤过功能。长期高血压会使肾脏的小动脉，特别是入球小动脉和出球小动脉发生硬化。血压升高时，血管壁承受的压力增大，为了适应这种压力，血管壁平滑肌细胞增生、内膜增厚，最终导致肾脏血管管腔变窄，血液流经肾脏时的阻力增加，肾脏的血液灌注量减少，使肾脏组织得不到充足的氧气和营养供应，影响肾脏的正常功能。高血压时，肾小球内压力升高，导致肾小球毛细血管壁受损。长期的高压状态可使肾小球滤过膜的通透性发生改变，使原本不能通过滤过膜的蛋白质等大分子物质漏出至尿液中，形成蛋白尿。随着肾小球损伤的逐渐加重，部分肾小球发生硬化，失去正常的滤过功能。如果大量的肾小球硬化，使肾脏滤过功能明显下降。由于肾小动脉硬化和肾小球损伤，肾小管周围血液供应也会受到影响。在血液供应不足的情况下，肾小管对钠、钾、氯等电解质和葡萄糖、氨基酸等营养物质的重吸收功能会发生紊乱，出现钠重吸收增多，导致水钠潴留，进一步加重高血压；或者使肾小管对某些物质的重吸收减少，导致这些物质在尿液中的排出增多。同时，肾小管的分泌功能也会受到影响，如对H^+的分泌减少，导致体内酸碱平衡紊乱。高血压还可激活RAAS和交感神经系统，导致肾血管收缩和水钠潴留，从而加重肾脏负担。

（王 蕾）

参考文献

[1] MARASSI M, FADINI G P. The cardio-renal-metabolic connection: a review of the evidence [J]. Cardiovasc Diabetol, 2023, 22（1）: 195.

[2] LI Y W, LIU Y F, LIU S W, et al. Diabetic vascular diseases: molecular mechanisms and therapeutic strategies [J]. Signal Transduct Target Ther, 2023, 8（1）: 152.

[3] GALLO G, SAVOIA C. Hypertension and heart failure: from pathophysiology to treatment [J]. Int J Mol Sci, 2024, 25（12）: 6661.

[4] YAU K, KUAH R, CHERNEY D Z, et al. Obesity and the kidney: mechanistic links and therapeutic advances [J]. Nat Rev Endocrinol, 2024, 20（6）: 321-335.

[5] POWELL-WILEY T M, POIRIER P, BURKE L E, et al. Obesity and cardiovascular disease: a scientific statement from the American Heart Association [J]. Circulation, 2021, 143（21）: e984-e1010.

[6] NEELAND I J, LIM S, TCHERNOF A, et al. Metabolic syndrome [J]. Nat Rev Dis Primers, 2024, 10（1）: 77.

第二节 心肾疾病对代谢性疾病的影响

心肾疾病与代谢性疾病之间存在复杂且相互影响的关系，心肾疾病可以通过多种机制对代谢性疾病产生影响，本节将阐述心肾疾病对代谢性疾病的影响和机制。

第四章 心血管-肾脏-代谢综合征的病理生理机制

一、心血管功能障碍导致2型糖尿病的机制

越来越多的证据表明，心血管功能障碍会促进代谢改变和T2DM的发生。首先，内皮功能障碍被认为是葡萄糖代谢紊乱和心血管稳态失衡的因素。T2DM的核心代谢异常是胰岛素抵抗，其与心血管病机制中的关键起始事件之一——内皮功能障碍，存在密切的关系。心力衰竭可以被认为是一种"胰岛素抵抗状态"。神经激素激活影响心力衰竭患者胰岛素敏感性。心力衰竭时，交感神经系统过度激活，刺激α-肾上腺素受体损害葡萄糖稳态，导致骨骼肌灌注不足和组织葡萄糖摄取减少。胰岛素抵抗并非儿茶酚胺分泌过多影响心力衰竭患者葡萄糖稳态的唯一机制，慢性交感神经系统激活可增强脂肪分解，以及FFA异位沉积，已被证明可促进肝脏糖异生并损害胰腺β细胞的胰岛素分泌。

心力衰竭患者发生T2DM可能是RAAS过度活动介导的。血管紧张素Ⅱ诱导骨骼肌血管收缩和肌肉葡萄糖摄取缺陷，导致胰岛素敏感性下降。血管紧张素Ⅱ还可通过诱导胰岛素信号分子的磷酸化直接干扰胰岛素信号通路，从而抑制下游信号转导。此外，血管紧张素Ⅱ可通过内质网应激介导机制诱导β细胞功能障碍，损害胰岛素分泌并促进β细胞凋亡。

神经激素因子利尿钠肽可发挥代谢激素的功能，改善胰岛素敏感性、脂质氧化和脂肪组织褐变。有研究表明，利尿钠肽可直接影响β细胞，能调节其功能并增强胰岛素分泌。代谢失调，如肥胖和T2DM，与低利尿钠肽水平有关，这表明利尿钠肽缺陷可能损害葡萄糖稳态。尽管心力衰竭患者的利尿钠肽血清水平升高，但其有效性降低，这表明心力衰竭与以利尿钠肽缺乏为特征的代谢性疾病相似，因此，利尿钠肽在心力衰竭相关葡萄糖稳态异常中发挥作用。

心力衰竭是一种促炎性疾病，促炎性细胞因子通过干扰胰岛

素信号传导在胰岛素抵抗的发展中发挥作用。已有研究证明,心力衰竭中炎症相关生物标志物与新发T2DM存在显著关联,这表明免疫炎症机制可能与心力衰竭相关糖尿病的发病机制有关。

二、肾功能不全影响2型糖尿病的机制

肾脏疾病能促进代谢失调并可使T2DM新发或恶化。研究表明,CKD患者T2DM的发生率显著高于一般人群,但CKD患者血糖异常的病理生理机制仍不清楚。多种机制可能与CKD相关葡萄糖异常的发生有关。CKD是一种以慢性炎症和氧化应激增强为特征的疾病,促炎性细胞因子通过信号转导蛋白的翻译后修饰促进胰岛素抵抗。此外,常见的CKD并发症,如代谢性酸中毒,在健康个体和CKD个体中均与胰岛素的敏感性降低有关。

另一种可能影响CKD葡萄糖稳态的机制是维生素D缺乏,常见于肾功能受损的个体。体内维生素D水平可能直接影响葡萄糖代谢。通过调节β细胞中的钙调节胰岛素的释放,增加胰岛素受体的表达。维生素D缺乏与继发性甲状旁腺功能亢进症有关,并可减少胰岛素分泌。大量证据表明,维生素D缺乏与CKD人群葡萄糖代谢异常有关。一项包括非糖尿病CKD个体的随机对照试验结果发现,维生素D缺乏组患者胰岛素抵抗的发生率显著高于维生素D正常组;在该项试验中,补充活化的维生素D类似物能显著改善胰岛素敏感性和β细胞功能,这表明维生素D在调节CKD代谢稳态中发挥重要作用。此外,肾功能严重减退引起的毒素(尿素氮、对甲酚硫酸盐和非对称的二甲基精氨酸)积累也会导致葡萄糖代谢异常。上述化合物可以通过炎症介导的胰岛素抵抗改变葡萄糖稳态,而尿素可以直接诱导β细胞功能障碍。尿素水平升高会增加胰岛蛋白O-葡糖酰胺修饰并损害糖酵解,导致胰岛素分泌缺陷。

三、心血管系统在高血压中的作用

ANP和脑利尿钠肽（brain natriuretic peptide，BNP）在盐敏感性高血压中起重要作用。它们具有利钠和血管扩张特性，能够在钠负荷过高时维持钠平衡和血压。当钠负荷过高时，心房和心室牵张分别导致ANP和BNP释放，使全身血管舒张和血浆容量减少、血压降低。利尿钠肽通过增加容量扩张状态下的出球小动脉张力升高GFR，并通过直接和间接作用抑制钠的重吸收。直接作用包括近端肾小管中钠钾ATP酶和钠-葡萄糖共转运蛋白的活性降低及远端肾单位中上皮钠通道（epithelial sodium channel，ENaC）的抑制。间接作用包括抑制肾素和醛固酮的释放。

利尿钠肽缺乏可促进高血压的发生和发展。ANP转换酶Corin是一种丝氨酸蛋白酶，主要在心脏中表达，并将ANP和BNP前体，即pro-ANP和pro-BNP转化为活性形式。Corin缺乏与容量超负荷、心力衰竭和盐敏感性高血压有关。利尿钠肽缺乏患者也易患胰岛素抵抗和T2DM。肥胖与利尿钠肽缺乏有关，其机制可能与脂肪组织中ANP受体3上调相关。

内皮通过NO调节血管张力，NO在内皮细胞响应血流诱导的剪切应力条件下持续释放，通过激活鸟嘌呤环化酶和产生环磷酸鸟苷（cyclic guanosine monophosphate，cGMP）导致血管平滑肌舒张。通过抑制组成型表达的内皮NO合酶中断NO的产生会导致动物和人类血压升高和高血压的进展。

内皮细胞还分泌多种血管调节物质，包括血管扩张剂，如前列环素和内皮衍生的超极化因子；以及血管收缩剂，如内皮素1（endothelin 1，ET1）、局部产生的血管紧张素Ⅱ、前列腺素血栓素A_2和前列腺素A_2。ET1是一种有效的血管收缩剂，可激活血管平滑肌中的ET1受体。由多种细胞类型分泌的其他血管舒张物质，如降钙素基因相关肽、肾上腺髓质素和P物质，主要通过增加内皮细胞的NO释放发挥作用。调节葡萄糖的肠道激素胰高血糖素样肽1（glucagon-like peptide-1，GLP-1）也具有血管舒张特性。这些因素之间的平衡，以及NO和ET1，决定了内皮对血管张力的最终影响。

四、肾功能障碍导致高血压的病理生理机制

肾血管性高血压是继发性高血压的常见原因之一，常导致难治性高血压。肾血管性高血压是继发于肾脏血液供应受损的全身性高血压，通常由肾主动脉闭塞性病变引起。肾性高血压的潜在机制包括肾脏灌注减少和RAAS通路激活。动物肾脏血液供应减少模型的研究发现，缺血性肾脏会导致持续性高血压。肾小球旁细胞分泌的肾素具有升压作用。肾脏分泌肾素受3个主要途径刺激，感受肾脏灌注减少的肾脏压力感受器、致密斑检测到的低氯化钠水平和β-肾上腺素刺激。长时间缺血会增加肾脏中表达肾素细胞的数量，这个过程称为"肾小球细胞募集"。当肾素分泌到血液中时，作用于肝脏产生的血管紧张素原将其裂解为血管紧张素Ⅰ，然后通过血管紧张素转换酶转化为血管紧张素Ⅱ，血管紧张素Ⅱ通过多种机制升高血压，如血管收缩，主要发生在心脏、肾脏和血管平滑肌；交感神经刺激导致突触前去甲肾上腺素释放，刺激肾上腺皮质分泌醛固酮，进而导致钠和水潴留，从而升高血压。血管紧张素Ⅱ可促进成纤维细胞中Ⅰ型和Ⅲ型胶原蛋白合成，导致血管壁、心肌增厚和纤维化。血管紧张素Ⅱ已被证明对肾细胞生长有促进作用，这与肾小球硬化和肾小管间质纤维化的发展有关。尽管动脉粥样硬化性肾动脉狭窄和纤维肌发育不良是导致这种级联反应的2种常见情况，但任何导致肾脏血流减少的病理机制基本上均可以触发这种情况并导致高血压。

遗传异常或对环境压力的反应影响肾脏代谢，均可促进高血压的发生、发展。有研究发现，暴露于高盐饮食数天的大鼠可出

现快速和进行性的血压升高。机制研究发现，肾氧代谢或线粒体生物能的变化可能导致底物代谢中间产物水平的变化，这会影响血压的调节。肾氧代谢和线粒体生物能的变化可能影响ROS的产生。有研究发现，过量的ROS，尤其是超氧化物和过氧化氢，可能通过多种机制导致高血压的发展，如降低NO生物利用度。

（刘国友）

参 考 文 献

［1］MARASSI M, FADINI G P. The cardio-renal-metabolic connection: a review of the evidence［J］. Cardiovasc Diabetol, 2023, 22（1）: 195.

［2］PALAZZUOLI A, IACOVIELLO M. Diabetes leading to heart failure and heart failure leading to diabetes: epidemiological and clinical evidence［J］. Heart Fail Rev, 2023, 28（3）: 585-596.

［3］CHAN S M H, LAU Y S, MILLER A A, et al. Angiotensin Ⅱ causes β-cell dysfunction through an ER stress-induced proinflammatory response［J］. Endocrinology, 2017, 158（10）: 3162-3173.

［4］UNDANK S, KAISER J, SIKIMIC J, et al. Atrial natriuretic peptide affects stimulus-secretion coupling of pancreatic β-cells［J］. Diabetes, 2017, 66（11）: 2840-2848.

［5］SPOTO B, PISANO A, ZOCCALIC. Insulin resistance in chronic kidney disease: a systematic review［J］. Am J Physiol Renal Physiol, 2016, 311（6）: F1087-F1108.

［6］OPARIL S, ACELAJADO M C, BAKRIS G L, et al. Hypertension［J］. Nat Rev Dis Primers, 2018, 4: 18014.

［7］TIAN Z M, LIANG M Y. Renal metabolism and hypertension［J］. Nat Commun, 2021, 12（1）: 963.

第三节 心肾疾病相互作用的病理生理机制

心脏和肾脏对于维持心血管稳态至关重要。心脏为身体所有器官提供足够的血液和氧气,而肾脏在清除代谢废物及维持酸碱、液体和电解质平衡方面起关键作用。任何一个器官的血流动力学变化均可能影响另一个器官的血流动力学,这种相互作用由神经体液活动微调,包括ANP、RAAS和交感神经活动。血管内容量和血流动力学稳态的维持取决于心脏和肾脏之间一系列复杂而微妙的相互作用。一个器官的功能障碍或疾病可能引发、加剧或诱发另一个器官的功能障碍或疾病状态。本节将简述心-肾疾病相互作用的病理生理机制。

目前认为,心-肾和肾-心相互作用的病理生理学机制共有3类:①低心输出量和/或静脉回流改变导致的血流动力学改变;②交感神经激活和/或触发RAAS导致神经激素轴失调;③导致心力衰竭和CKD加速进展的其他因素,包括局部和全身炎症,如细胞介导免疫的改变;代谢变化,如营养不良;贫血和骨矿物质紊乱。HFrEF和射血分数保留的心力衰竭(heart failure with preserved ejection fraction,HFpEF)会导致心输出量减少。GFR取决于肾血浆流量和滤过分数,而肾血流量和滤过分数由毛细血管和肾小囊间隙之间的压力梯度决定。心输出量减少后,GFR仍可通过肾脏自动调节和肾小球反馈机制,包括入球和出球小动脉的血管收缩和血管舒张,维持在恒定速率。肾脏接收约25%的心输出量,传统观点认为,肾脏灌注不足会触发压力感受器、肾小球旁肾素释放和RAAS激活,进而导致肾血管收缩影响肾小球和肾小管功能。心脏和肾脏之间的这种相互作用在急性CRS中最

第四章　心血管-肾脏-代谢综合征的病理生理机制

为明显。肾小管细胞对缺氧敏感，而心力衰竭伴显著心功能下降可导致肾小管缺氧和急性肾小管坏死。急性肾损伤（acute kidney injury，AKI）时TNF-α、IL-1和IL-6的循环水平升高，直接抑制心脏作用，如使左心室射血分数降低。有研究表明，心脏和肾脏树突状细胞之间的交流在加剧心脏或肾脏损伤的过程中起核心作用。

CRS强调心肾相互作用的双向性，一个器官的急性或慢性功能障碍导致另一个器官的急性或慢性功能障碍，从而导致相关并发症的发生率和死亡率升高。血流动力学和神经激素异常可能是心脏衰竭和肾衰竭之间相互促进的关键因素。简而言之，心力衰竭相关的低心输出量、低有效血容量和血管收缩介质过多，导致慢性肾灌注不足和GFR降低，长期心输出量减少使肾脏处于低灌注状态，肾灌注压下降可激活RAAS，引起入球小动脉收缩，导致肾小球硬化和肾小管间质纤维化，进一步降低GFR，进而损害肾功能，促进了CKD的发生和进展。心功能不全可激活交感神经系统，导致肾血管收缩，加重肾脏缺血。心功能不全时，体内炎症因子水平升高导致肾脏炎症和损伤。相反，CKD引起的水钠潴留，以及慢性RAAS激活会加剧高血压并增加心脏前负荷和后负荷，同时，RAAS的激活促进醛固酮分泌、水钠潴留，加重心脏负担。炎症反应还可促进肾纤维化的发展，进一步损害肾功能，而肾功能不全又可加重心脏负担。受损的肾脏不能有效排出水和钠，导致血容量增加、血压升高和心脏负荷加重。同时，肾功能不全还可引起电解质紊乱，如高钾血症、代谢性酸中毒和贫血等，这些因素均可进一步损害心功能。肾功能不全时，肾脏排出水和钠的能力下降，导致血容量增加、心脏前负荷增加。长期容量负荷过重可引起心脏肥大、心力衰竭。肾功能不全时，体内代谢废物，如尿素、肌酐等蓄积，可直接对心肌细胞产生毒性作用，导致心肌损伤。此外，尿毒症毒素还可引起血管内皮功能障碍，促进动脉粥样硬化的发展。肾功能不全可导致高钾血症、低钙血症、高磷血症等电解质紊乱。高钾血症可引起心律失常，严重时可导致心搏骤停。低钙血症和高磷血症均可促进血管钙化，使CVD的风险增加。上述血流动力学异常、CKD相关的尿毒症毒素潴留和慢性炎症，导致病理性心脏重塑和心功能不全的发生和恶化，从而导致心、肾这2个器官相互影响的恶性循环。

（刘国友）

参 考 文 献

［1］JANKOWSKI J, FLOEGE J, FLISER D, et al. Cardiovascular disease in chronic kidney disease: pathophysiological insights and therapeutic options［J］. Circulation, 2021, 143（11）: 1157-1172.

［2］RANGASWAMI J, BHALLA V, BLAIR J E A, et al. Cardiorenal syndrome: classification, pathophysiology, diagnosis, and treatment strategies: a scientific statement from the American Heart Association［J］. Circulation, 2019, 139（16）: e840-e878.

［3］RAINA R, NAIR N, CHAKRABORTY R, et al. An update on the pathophysiology and treatment of cardiorenal syndrome［J］. Cardiol Res, 2020, 11（2）: 76-88.

［4］DAMMAN K, TESTANI J. Cardiorenal interactions in heart failure: insights from recent therapeutic advances［J］. Cardiovasc Res, 2024, 120（12）: 1372-1384.

［5］SCHEFOLD J C, FILIPPATOS G, HASENFUSS G, et al. Heart failure and kidney dysfunction: epidemiology, mechanisms and management［J］. Nat Rev Nephrol, 2016, 12（10）: 610-623.

［6］BOUDOULAS K D, TRIPOSKIADIS F, PARISSIS J, et al. The cardio-renal interrelationship［J］. Prog Cardiovasc Dis, 2017, 59（6）: 636-648.

第五章

心血管-肾脏-代谢综合征的分期和特征

第一节 心血管-肾脏-代谢综合征 0期的定义和特征

一、心血管-肾脏-代谢综合征0期的定义

CKM综合征0期的定义为无CKM综合征危险因素，具体表现为BMI和腰围正常，血糖、血压、血脂正常，无CKD或亚临床/临床CVD证据。

二、心血管-肾脏-代谢综合征0期的阶段特征

无CKM综合征危险因素的人群，均属于CKM综合征0期。通过详细的信息采集、规范的体格检查和实验室检查结果可提供CKM综合征相关危险因素，进一步明确CKM综合征分期。

(一)体重指数

目前,BMI是国际上衡量全身性肥胖常用的重要指标,BMI=实际体重(kg)/[身高(m)]^2。身高、体重测量建议使用经专业人员校正过的标准身高体重计,被检查者需排空膀胱,轻装脱鞋测量。按照2013年国家卫生和计划生育委员会发布的WS/T 428—2013《成人体重判定》制定的标准,BMI<18.5 kg/m^{2}为消瘦,18.5~23.9 kg/m^{2}为正常,24.0~28.0 kg/m^{2}为超重,≥28.0 kg/m^{2}为肥胖。BMI简单易用,在临床工作和流行病学研究中被广泛应用。

(二)腰围

腰围是反映中心性肥胖的间接测量指标,测量方法简单、适用范围广。建议使用医用皮尺测量腰围,在被检查者平静呼气、直立并两足分开30~40 cm,取两侧髂骨上缘至肋骨下缘中间点,沿水平方向围绕腹部一周,记录腰围,测量值精确至0.1 cm。中心型肥胖的腰围切点同样采用WS/T 428—2013《成人体重判定》制定的标准。腰围在预测CVD的发病率和死亡率方面具有重要价值,但其无法区分皮下脂肪和内脏脂肪。

(三)血糖

空腹血浆葡萄糖、口服葡萄糖耐量试验(oral glucose tolerance test,OGTT)糖负荷后2 h血浆葡萄糖值或HbA$_{1c}$可单独用于流行病学调查或人群筛查。上述3个检查项目结果均正常者建议每3年筛查1次;筛查结果为糖尿病前期者,建议每年筛查1次。如果进行OGTT的目的为明确糖代谢状态,仅需检测OGTT空腹血糖和糖负荷后2 h的血糖。我国的流行病学资料显示,如果仅检测空腹血糖,糖尿病的漏诊率较高,理想的调查是同时检测空腹血糖、OGTT中糖负荷后2 h的血糖及HbA$_{1c}$。OGTT其他时间点的血糖不作为诊断标准。建议血糖水平已达到糖调节受损的人群进行OGTT，以提高糖尿病的诊断率。急性感染、创伤或其他应激情况下可出现暂时性血糖升高，此结果不能作为诊断糖尿病的依据，应在应激消除后复查，以确定糖代谢状态。在上述情况下，检测HbA_{1c}有助于鉴别应激性高血糖和糖尿病。我国血糖测定数值的表达单位按国家标准为mmol/L，国际上部分国家用mg/dl，其相互转换系数：1.0 mmol/L = 18 mg/dl。

（四）血压

血压测量是评估血压水平、诊断高血压及观察降压疗效的根本手段和方法。在临床和人群防治工作中，主要采用诊室血压测量和诊室外血压测量。前者包括由医护人员进行的常规诊室血压测量及患者自我操作的自动诊室血压测量（automated office blood pressure measurement，AOBP），均需在标准条件下按统一规范进行测量；后者包括动态血压监测（ambulatory blood pressure monitoring，ABPM）和家庭血压监测（home blood pressure monitoring，HBPM），可提供医疗环境外大量血压数据，其与靶器官损害的关系比诊室血压测量更为显著，且预测心血管风险能力优于诊室血压测量。诊室血压测量和诊室外血压测量均建议使用通过国际标准方案（国际标准化组织81060、欧洲高血压学会、英国高血压学会或美国医疗器械促进协会）认证的上臂式电子血压计。

（五）血脂

与临床密切相关的血脂成分主要包括总胆固醇和甘油三酯。血液中胆固醇和甘油三酯主要存在于脂蛋白中，包括乳糜微粒（chylomicron，CM）、极低密度脂蛋白胆固醇（very low-density lipoprotein cholesterol，VLDL-C）、中间密度脂蛋白胆固醇（intermediate-density lipoprotein cholesterol，IDL-C）、低密度脂蛋白胆固醇（low-density lipoprotein cholesterol，LDL-C）、高密度脂蛋白胆固醇（high-density lipoprotein cholesterol，HDL-C）和脂蛋白（a）［lipoprotein（a），Lp（a）］。总胆固醇减去高密度脂蛋白（high density lipoprotein，HDL），即可获得非HDL。我国各血脂项目测定数值的表达单位按国家标准为mmol/L（或g/L），国际上部分国家用mg/dl，其相互转换系数如下。总胆固醇、HDL、低密度脂蛋白（low density lipoprotein，LDL）：1.0 mmol/L＝38.6 mg/dl；甘油三酯：1.0 mmol/L＝88.5 mg/dl；血脂检测结果的准确性受多种因素影响，建议按《中国血脂管理指南（2023年）》进行临床检测工作。

（孙希鹏）

参 考 文 献

［1］NDUMELE C E, RANGASWAMI J, CHOW S L, et al. Cardiovascular-kidney-metabolic health：a presidential advisory from the American Heart Association［J］. Circulation, 2023, 148（20）：1606-1635.

［2］SEBASTIAN S A, PADDA I, JOHAL G. Cardiovascular-kidney-metabolic（CKM）syndrome：a state-of-the-art review［J］. Curr Probl Cardiol, 2024, 49（2）：102344.

［3］NDUMELE C E, NEELAND I J, TUTTLE K R, et al. A synopsis of the evidence for the science and clinical management of cardiovascular-kidney-metabolic（CKM）syndrome：a scientific statement from the American Heart Association［J］. Circulation, 2023, 148（20）：1636-1664.

［4］SALMON-GOMEZ L, CATALAN V, FRUHBCK G, et al. Relevance of body composition in phenotyping the obesities［J］. Rev Endocr Metab Disord, 2023, 24（5）：809-823.

［5］中国营养学会肥胖防控分会，中国营养学会临床营养分会，中华预防医学会行为健康分会，等. 中国居民肥胖防治专家共识［J］. 西安交通大学学报（医学版），2022, 43（4）：619-631.

［6］中华医学会糖尿病学分会. 中国2型糖尿病防治指南（2020年版）［J］.

中华糖尿病杂志, 2021, 13（4）: 315-409.
[7] 中国高血压防治指南修订委员会, 高血压联盟（中国）, 中国医疗保健国际交流促进会高血压病学分会, 等. 中国高血压防治指南（2024年修订版）[J]. 中华高血压杂志, 2024, 32（7）: 603-700.
[8] 中国血脂管理指南修订联合专家委员会. 中国血脂管理指南（2023年）[J]. 中国循环杂志, 2023, 38（3）: 237-271.

第二节　心血管-肾脏-代谢综合征1期的定义和特征

一、心血管-肾脏-代谢综合征1期的定义

CKM综合征1期的定义为存在过度或已引起功能异常的肥胖。具体表现为超重或肥胖，且未合并其他代谢危险因素或CKD；BMI≥24.0 kg/m^2，腰围女/男≥85 cm/90 cm；空腹血糖5.6～6.9 mmol/L，HbA$_{1c}$5.7%～6.4%。

二、心血管-肾脏-代谢综合征1期的阶段特征

（一）超重和肥胖

超重、肥胖主要表现为异常或过度的脂肪堆积。随着社会经济的快速发展，居民生活方式和膳食结构发生显著变化。中国居民超重及肥胖的患病率呈现明显上升趋势。2018年，我国成人超重率及肥胖率分别为34.3%和16.4%；据预测，至2030年，中国成人（≥18岁）超重和肥胖的合并患病率将达到65.3%，在学龄儿童及青少年（7～17岁）中将达到31.8%，在学龄前儿童（≤6

岁）中将达15.6%，这些数据显示出肥胖问题的严重性和紧迫性。研究表明，肥胖是糖尿病、CVD、高血压、脑卒中及某些癌症（如结直肠癌、卵巢癌、胰腺癌等）的危险因素。此外，肥胖还与心理问题和睡眠障碍等紧密相关。肥胖不仅增加早死风险，还降低人群整体生活质量，已经成为危害居民健康的公共卫生问题。

（二）血糖

CKM综合征1期主席倡议提出空腹血糖$5.6 \sim 6.9$ mmol/L，$HbA_{1c} 5.7\% \sim 6.4\%$，即糖尿病前期。目前，糖尿病前期的诊断标准主要采用世界卫生组织（World Health Organization，WHO）糖尿病专家委员会于1999年提出的标准和美国糖尿病学会（American Diabetes Association，ADA）于2022年发布的标准。糖尿病前期是糖尿病发病前的过渡阶段，包括空腹血糖受损（impaired fasting glucose，IFG）、糖耐量减低（impaired glucose tolerance，IGT）及两者的混合状态（即IFG＋IGT），是处于正常血糖与糖尿病之间的中间高血糖状态。ADA于2010年首次将$HbA_{1c} 5.7\% \sim 6.4\%$作为糖尿病前期的诊断标准。一项为期10年以社区为基础的美国大型前瞻性队列研究结果表明，将$HbA_{1c} 5.7\% \sim 6.4\%$作为糖尿病前期的诊断标准的特异度高，对于心血管事件和死亡风险具有较强的预测价值。2011年WHO建议在条件具备的国家和地区可采用HbA_{1c}诊断糖尿病。我国自2010年开始启动"中国糖化血红蛋白标准化计划"（原名为"中国糖化血红蛋白教育计划"）以来，我国HbA_{1c}的检测标准化程度不断提高，《中国2型糖尿病防治指南（2020年版）》推荐采用HbA_{1c}作为糖尿病的诊断标准之一。

T2DM由糖尿病前期发展而来。目前，我国糖尿病前期的患病率持续升高，患病人群数量多，糖尿病前期流行的影响因素主要包括老龄化、城市化进程、生活方式改变、超重或肥胖及高甘油三酯血症的患病率升高等。处于糖尿病前期标志着发生糖尿病的风险增加。高血糖损害在糖尿病之前就可以发生。糖尿病前期与CVD、微血管病变、肿瘤、痴呆、抑郁等疾病的风险增加相关。有效干预糖尿病前期可明显减少其转化为糖尿病的可能性。因此，及时发现糖尿病高危人群和糖尿病前期人群并进行有效管理是预防糖尿病发生的关键。应强化健康教育，以生活方式干预方案为基石，根据干预效果及风险等级分层选择适当的药物干预。通过对糖尿病前期人群实施有效的干预，预防或延缓糖尿病的发生。

（孙希鹏）

参 考 文 献

[1] WANG Y F, ZHAO L, GAO L W, et al. Health policy and public health implications of obesity in China [J]. Lancet Diabetes Endocrinol, 2021, 9（7）: 446-461.

[2] PICHE M E, TCHERNOF A, DESPRSE J P. Obesity phenotypes, diabetes, and cardiovascular diseases [J]. Circ Res, 2020, 126（11）: 1477-500.

[3] PERDOMO C M, COHEN R V, SUMITHRAN P, et al. Contemporary medical, device, and surgical therapies for obesity in adults [J]. Lancet, 2023, 401（10382）: 1116-1130.

[4] CHAPUT J P, MCHILL A W, COX R C, et al. The role of insufficient sleep and circadian misalignment in obesity [J]. Nat Rev Endocrinol, 2023, 19（2）: 82-97.

[5] WARREN B, PANKOW J S, MATSUSHITA K, et al. Comparative prognostic performance of definitions of prediabetes: a prospective cohort analysis of the Atherosclerosis Risk in Communities（ARIC）study [J]. Lancet Diabetes Endocrinol, 2017, 5（1）: 34-42.

[6] 中华医学会内分泌学分会，中华医学会糖尿病学分会，中国医师协会内分泌代谢科医师分会. 中国成人糖尿病前期干预的专家共识（2023版）

［J］. 中华糖尿病杂志, 2023, 15（6）: 484-494.

第三节　心血管-肾脏-代谢综合征 2期的定义和特征

一、心血管-肾脏-代谢综合征2期的定义

CKM综合征2期的定义为存在代谢性危险因素或存在中高风险的CKD。代谢性疾病包括高甘油三酯（≥1.5 mmol/L）、高血压、糖尿病、代谢综合征。

二、心血管-肾脏-代谢综合征2期的阶段特征

（一）甘油三酯升高

甘油三酯水平除受遗传因素影响外，后天因素对其也有明显影响，且与种族、年龄、性别及生活习惯（如饮食、运动等）有关。甘油三酯水平个体内和个体间差异均较大，同一个体甘油三酯水平受饮食和不同时间等因素的影响，故同一个体在多次测定时，甘油三酯水平可能具有较大差异。人群中血清甘油三酯水平呈明显的偏态分布。无论血脂是否异常，餐后甘油三酯水平可增高（约0.3 mmol/L）；若非空腹时血清甘油三酯≥4.52 mmol/L，则需检测空腹血脂水平以评估甘油三酯的浓度。大量流行病学研究表明，甘油三酯水平升高与以ASCVD风险增加相关。

（二）高血压

我国高血压的患病率持续升高。高钠、低钾膳食，超重、肥胖、吸烟、过量饮酒及心理社会因素等是我国人群重要的高血压危险因素。血压升高的患者需要进行充分的诊断性评估以作出高血压病因的鉴别诊断和评估患者心脑血管疾病风险程度，此外，还可指导诊断与治疗。诊断性评估的内容包括以下3个方面：①确立高血压诊断，确定血压水平分级；②判断高血压的原因，区分原发性或继发性高血压；③寻找其他心脑血管疾病危险因素，评估靶器官的损害程度，确定CVD、脑血管病或肾脏疾病等相关临床情况。

目前，我国采用正常血压、正常高值和高血压进行血压水平分类，并根据诊室血压水平进一步将高血压分为1级、2级和3级（表5-3-1）；基于诊室血压、动态血压和家庭血压的高血压诊断标准可参见表5-3-2。

表5-3-1 基于诊室血压的血压分类和高血压分级/mmHg

分类	收缩压		舒张压
正常血压	<120	和	<80
正常高值	120～139	和/或	80～89
高血压	≥140	和/或	≥90
1级高血压（轻度）	140～159	和/或	90～99
2级高血压（中度）	160～179	和/或	100～109
3级高血压（重度）	≥180	和/或	≥110
单纯收缩期高血压	≥140	和	<90
单纯舒张期高血压	<140	和	≥90

注：当收缩压和舒张压属于不同级别时，以较高的分级为准。

表5-3-2 基于诊室血压、家庭血压和动态血压的高血压诊断标准

血压类型	测量方式	SBP/DBP/mmHg
诊室血压	非同日3次规范化测量诊室血压，3次测量的全部血压值	SBP≥140和/或DBP≥90
家庭血压	连续5～7天规范化测量家庭血压，所有测量血压读数的平均值	SBP≥135和/或DBP≥85
动态血压	24 h平均值	SBP≥130和/或DBP≥80
	白天（或清醒状态）的平均值	SBP≥135和/或DBP≥85
	夜晚（或睡眠状态）的平均值	SBP≥120和/或DBP≥70

注：SBP.收缩压；DBP.舒张压。

（三）糖尿病

空腹血糖、随机血糖或OGTT中2 h血糖是诊断糖尿病的主要依据，当没有糖尿病典型临床症状时，必须重复检测以确认诊断。2011年WHO建议在条件具备的国家和地区采用HbA_{1c}诊断糖尿病，诊断切点为HbA_{1c}≥6.5%。为与WHO诊断标准接轨，推荐在采用标准化检测方法且有严格质量控制（"美国国家糖化血红蛋白标准化计划""中国糖化血红蛋白一致性研究计划"）的医疗机构，可以将HbA_{1c}≥6.5%作为糖尿病的补充诊断标准。糖尿病诊断标准为典型糖尿病症状加上随机血糖≥11.1 mmol/L；或者加上空腹血糖≥7.0 mmol/L；或者加上OGTT中2 h血糖≥11.1mmol/L。

（四）代谢综合征

代谢综合征是一组以肥胖、高血糖（糖尿病或糖调节受损）、血脂异常（高甘油三酯血症、低HDL-C血症）及高血压等聚集发病，严重影响机体健康的临床综合征，是一组在代谢上相互关联的危险因素的组合，这些因素直接促进了ASCVD的发生，并增

加了发生T2DM的风险。我国关于代谢综合征的诊断标准如下：①腹型肥胖（即中心型肥胖），腰围男性≥90 cm，女性≥85 cm；②高血糖，空腹血糖≥6.1 mmol/L或OGTT的2 h血糖≥7.8 mmol/L和/或已确诊为糖尿病并治疗者；③高血压，血压≥130/85 mmHg和/或已确认为高血压并治疗者；④空腹甘油三酯≥1.70 mmol/L；⑤空腹HDL＜1.04 mmol/L。具备上述3项及3项以上即可诊断。

CKD是指肾损伤和/或肾功能下降持续超过3个月。CKD的诊断标准包括白蛋白尿［UACR≥30 mg/g］、尿沉渣异常、肾小管功能异常引起的电解质及其他异常、肾组织学异常、肾影像学异常或肾移植病史中任何1项肾损伤指标，和/或肾功能降低［$GFR < 60$ ml/（min·1.73m^2）］持续时间超过3个月。如果肾损伤或肾功能异常持续时间不确定，应临床评估以区分CKD、AKI（即肾功能改变在2～7天发生）、急性肾脏病（即肾损伤或肾功能下降持续≤3个月）。

2021年，改善全球肾脏病预后组织（Kidney Disease: Improving Global Outcomes，KDIGO）发布的CKD早期识别和干预争议会议共识建议推荐，对糖尿病、高血压、CVD、老年群体进行CKD的定期筛查。建议CKD高危人群每年至少筛查1次，筛查内容包括尿白蛋白、基于血肌酐计算的估算肾小球滤过率（estimated glomerular filtration rate，eGFR）；若无尿蛋白定量检测条件，可考虑做尿常规检查以初步筛查，若有异常再做尿白蛋白检测。基于KDIGO制定的相关指南，建议CKD患者基于GFR、UACR及CKD病因进行分期（表5-3-3）和诊断。根据GFR分期和尿白蛋白分级进行危险分层，CKD可分为低危、中危、高危和极高危（表5-3-4）。GFR越低、尿白蛋白水平越高，CKD患者发生心血管事件、肾衰竭和死亡的风险越高。

表5-3-3 慢性肾脏病分期

分期	肾小球滤过率/ml·min^{-1}·1.73m^{-2}	肾功能
G1期	≥90	正常或升高
G2期	60～89	轻度减退
G3a期	45～59	轻至中度减退
G3b期	30～44	中至重度减退
G4期	15～29	重度减退
G5期	<15	肾衰竭

表5-3-4 慢性肾脏病危险分层

CKD分期	A1（UACR<30 mg/g）	A2（UACR 30～300 mg/g）	A3（UACR>300 mg/g）
G1期	低危	中危	高危
G2期	低危	中危	高危
G3a期	中危	高危	极高危
G3b期	高危	极高危	极高危
G4期	极高危	极高危	极高危
G5期	极高危	极高危	极高危

注：CKD.慢性肾脏病；UACR.尿白蛋白/肌酐比值；A1.正常期；A2.微量白蛋白尿期；A3.显性白蛋白尿期。

（孙希鹏）

参考文献

［1］中华医学会糖尿病学分会. 中国2型糖尿病防治指南（2020年版）［J］. 中华糖尿病杂志，2021，13（4）：315-409.

［2］中国高血压防治指南修订委员会，高血压联盟（中国），中国医疗保健

国际交流促进会高血压病学分会，等. 中国高血压防治指南（2024年修订版）［J］. 中华高血压杂志，2024，32（7）：603-700.
［3］中华医学会检验医学分会，中国医师协会检验医师分会，中国生物化学与分子生物学会脂质与脂蛋白专业委员会，等. 中国临床血脂检测指南［J］. 中华检验医学杂志，2022，45（10）：1017-1033.
［4］FERENCE B A, KASTELEIN J J, RAY K K, et al. Association of triglyceride-lowering LPL variants and LDL-C-lowering LDLR variants with risk of coronary heart disease［J］. JAMA, 2019, 321（4）: 364-373.
［5］GBD CHRONIC KIDNEY DISEASE COLLABORATION. Global, regional, and national burden of chronic kidney disease, 1990-2017: a systematic analysis for the Global Burden of Disease Study 2017［J］. Lancet, 2020, 395（10225）: 709-733.
［6］SHLIPAK M G, TUMMALAPALLI S L, BOULWARE L E, et al. The case for early identification and intervention of chronic kidney disease: conclusions from a kidney disease: Improving Global Outcomes（KDIGO）Controversies Conference［J］. Kidney Int, 2021, 99（1）: 34-47.

第四节　心血管-肾脏-代谢综合征3期的定义和特征

一、心血管-肾脏-代谢综合征3期的定义

CKM综合征3期的定义为存在亚临床CVD或同等风险，具体表现为：①亚临床ASCVD。冠状动脉造影/冠状动脉CT血管成像（coronary CT angiography，CCTA）明确的冠状动脉钙化或粥样硬化。②亚临床心力衰竭。通过升高的心肌损伤标志物或超声心动图诊断；其中N末端B型利尿钠肽前体（N-terminal pro-BNP，NT-proBNP）≥125 pg/ml，心肌肌钙蛋白T（cardiac troponin T， cTnT）≥14 ng/L（女性）或≥22 ng/L（男性），心肌肌钙蛋白I（cardiac troponin I，cTnI）≥10 ng/L（女性）或≥12 ng/L（男性）。③极高危CKD。④10年CVD风险高危。

二、心血管-肾脏-代谢综合征3期的阶段特征

亚临床ASCVD是指存在冠状动脉钙化或粥样硬化证据但无明显临床症状的一种状态。流行病学资料显示，冠状动脉钙化随着年龄增长而增加，在40～49岁人群中，冠状动脉钙化的发生率约为50%；在60～69岁人群中的发生率约为80%。冠状动脉狭窄程度越高，通常伴有冠状动脉钙化的概率越大。高龄、脂质代谢异常、糖尿病、甲状旁腺功能亢进症、CKD、肾替代治疗、高钙血症及既往行冠状动脉旁路移植术（coronary artery bypass grafting，CABG）是冠状动脉钙化的高发人群。冠状动脉钙化的诊断主要依靠影像学方法。目前，临床常见的识别和评估冠状动脉钙化的影像学检查包括冠状动脉造影、CCTA、血管内超声（intravascular ultrasound，IVUS）及光学相干断层成像（optical coherence tomography，OCT）。

冠状动脉造影是诊断冠状动脉钙化最常用的工具，其特异度高达89%，尤其是严重冠状动脉钙化诊断的特异度可达98%。受设备分辨率、解剖结构重叠、心脏瓣膜、椎体钙化的影响，以及非磷酸盐钙化在冠状动脉造影中并不能显影，冠状动脉造影的灵敏度仅为48%。冠状动脉钙化在X线下的特征性表现是沿血管走行密度不均的高密度影像，但不能判断钙化与管腔的关系。CCTA是目前冠状动脉钙化最主要无创检查，具有较高的灵敏度和特异度。钙化病变在CCTA上表现为白色、高密度影像，一般认为CT值＞130 HU的病变为钙化病变。临床常用冠状动脉钙化积分评估冠状动脉钙化的严重程度，但冠状动脉钙化通常会影响CCTA对冠状动脉狭窄程度评估的准确性。IVUS中钙化病变的典型表现

第五章 心血管-肾脏-代谢综合征的分期和特征

为病变表面明亮、白色影像,钙化病变后方伴有黑色声影,常伴多重反射。IVUS可较好地判断冠状动脉钙化的位置和范围,但无法穿透钙化病变,故无法测量钙化病变的厚度,因此,常会低估钙化病变的深度和斑块的负荷。此外,OCT空间分辨率可高达 10~20 μm,对于评估冠状动脉斑块具有重要价值,其诊断钙化病变的灵敏度为96%,特异度为97%。

亚临床动脉粥样硬化的存在预示高心血管事件发生风险。约60%冠心病患者可能没有或仅有1项危险因素,且斑块的稳定程度、分布范围及是否造成功能性障碍与患者的临床表现常并不一致,20%患者发生首次或再发急性心肌梗死并无预兆。心肌梗死患者的尸检报告发现,55%患者动脉粥样硬化斑块造成动脉狭窄程度小于50%,因此需要及时筛查亚临床动脉粥样硬化,且一旦发现,建议尽快进行危险因素的控制、稳定及逆转动脉粥样硬化斑块的治疗,以及临界病变的功能性评估与干预。现已有多种无创、有创手段可用于检测动脉粥样硬化及其亚临床阶段,其中,CCTA、冠状动脉造影、IVUS、磁共振成像(magnetic resonance imaging,MRI)应用最为广泛,可以提供管腔直径、管壁厚度、斑块大小及斑块分布等参数。

亚临床心力衰竭包括心力衰竭风险期和心力衰竭前期。心力衰竭风险期患者为心力衰竭的高危人群,无心脏结构或功能异常,无心力衰竭症状和/或体征;心力衰竭前期患者已发展成器质性心脏病,但并无心力衰竭症状和/或体征。BNP或NT-proBNP检测可用于心力衰竭的筛查、诊断和鉴别诊断,以及病情严重程度、预后的评估。cTnI或cTnT检测可用于心力衰竭患者病因诊断和预后评估。经胸超声心动图是评估心脏结构和功能的首选方法,可提供房室容量、左心室向心性或离心性肥厚、局部室壁运动异常(可提示潜在的冠心病、Takotsubo综合征或心肌炎)、左/右心室收缩和舒张功能、室壁厚度、瓣膜功能和肺高血压的信息。

早期识别和管理CKD极高危人群,并采取针对性措施消除和控制CKD的危险因素是预防新发CKD的有效措施。数据显示,成人T2DM患者合并CKD比例达25%～40%,高血压患者合并CKD的比例达28%。因此,一级预防需重点关注CKD的两大危险因素,即高血糖和高血压。糖尿病控制和并发症试验研究(DCCT研究)等多项随机对照试验(randomized controlled trial,RCT)结果显示,强化降血糖治疗可显著减少白蛋白尿的发生、发展及降低肾功能恶化风险;改善血压也是CKD一级预防的重要措施。CKD高危人群应积极管理CVD,对血脂异常、高尿酸血症等代谢性疾病进行积极治疗,同时调整生活方式,包括规律作息、健康饮食、适当运动、控制体重和戒烟戒酒等,同时要注意药物的肾毒性作用。

心血管病总体风险是指根据多个心血管病危险因素的水平和组合评估个体在未来一段时间内发生心血管病的概率,可分为短期风险和长期风险,其中,短期风险一般是指0～10年风险,长期风险一般是指15～30年或终身风险。通过评估心血管病总体风险,进行风险分层,针对不同风险水平的对象,制定相应的综合治疗或心血管病危险因素管理方案,降低心血管病总体风险。2016年,我国学者利用中国动脉粥样硬化性CVD风险预测研究(Prediction for ASCVD Risk in China,China-PAR)新近随访的大样本队列数据建立了用于心血管病10年风险和终身风险评估的China-PAR模型,并提出了适合中国人的风险分层标准。China-PAR风险评估模型需纳入:性别、年龄,现居住地(城市或农村)、地域(北方或南方,以长江为界)、腰围、总胆固醇、HDL、当前血压水平、是否服用抗高血压药、是否患有糖尿病、现在是否吸烟,以及是否有心血管病家族史。

(孙希鹏)

参 考 文 献

[1]《冠状动脉钙化病变诊治中国专家共识》专家组. 冠状动脉钙化病变诊治中国专家共识（2021版）[J]. 中国介入心脏病学杂志, 2021, 29（5）: 251-259.

[2] SERRUYS P W, HARA H, GARG S, et al. Coronary computed tomographic angiography for complete assessment of coronary artery disease: JACC state-of-the-art review [J]. J Am Coll Cardiol, 2021, 78（7）: 713-736.

[3] ERDOGAN E, BAJAJ R, LANSKY A, et al. Intravascular imaging for guiding in-stent restenosis and stent thrombosis therapy [J]. J Am Heart Assoc, 2022, 11（22）: e026492.

[4] DAUERMAN H L. Optical coherence tomography-light and truth [J]. N Engl J Med, 2023, 389（16）: 1523-1525.

[5] MENDIETA G, POCOCK S, MASS V, et al. Determinants of progression and regression of subclinical atherosclerosis over 6 years [J]. J Am Coll Cardiol, 2023, 82（22）: 2069-2083.

[6] 中华医学会心血管病学分会, 中国医师协会心血管内科医师分会, 中国医师协会心力衰竭专业委员会, 等. 中国心力衰竭诊断和治疗指南2024 [J]. 中华心血管病杂志, 2024, 52（3）: 235-275.

[7] LACHIN J M, NATHAN D M, GROUP D E R. Understanding metabolic memory: the prolonged influence of glycemia during the diabetes control and complications trial（DCCT）on future risks of complications during the study of the epidemiology of diabetes interventions and complications（EDIC）[J]. Diabetes Care, 2021, 44（10）: 2216-2224.

[8] KELLY J T, SU G B, ZHANG L, et al. Modifiable lifestyle factors for primary prevention of CKD: a systematic review and meta-analysis [J]. J Am Soc Nephrol, 2021, 32（1）: 239-253.

[9] 中国心血管病风险评估和管理指南编写联合委员会. 中国心血管病风险评估和管理指南 [J]. 中国循环杂志, 2019, 34（1）: 4-28.

[10] YANG X L, LI J X, HU D S, et al. Predicting the 10-year risks of

atherosclerotic cardiovascular disease in Chinese population: the China-PAR project (Prediction for ASCVD Risk in China) [J]. Circulation, 2016, 134 (19): 1430-1440.

第五节 心血管-肾脏-代谢综合征4期的定义和特征

一、心血管-肾脏-代谢综合征4期的定义

CKM综合征4期的定义为出现临床CVD，包括冠心病、心力衰竭、脑卒中、周围血管疾病、房颤，其中4a期无慢性肾衰竭，4b期合并慢性肾衰竭。

二、心血管-肾脏-代谢综合征4期的阶段特征

近年来，为适应冠心病诊疗理念的不断更新、便于治疗策略的制订，临床上提出2种综合征的分类，即慢性心肌缺血综合征和急性冠脉综合征（acute coronary syndrome，ACS）。慢性心肌缺血综合征又称"稳定型冠心病"，其中最具代表性的病种是稳定型心绞痛，包括隐匿型冠心病、稳定型心绞痛及缺血性心肌病等。ACS是指冠心病中急性发病的临床类型，包括ST段抬高心肌梗死（ST-segment elevation myocardial infarction，STEMI）、非ST段抬高心肌梗死（non-ST-segment elevation myocardial infarction，NSTEMI）及不稳定型心绞痛（unstable angina pectoris，UAP）。近年来，有将前者称为ST段抬高型ACS，约占1/4（包括小部分变异型心绞痛），将后两者合称为非ST段抬高型ACS，约占3/4。

第五章　心血管-肾脏-代谢综合征的分期和特征

心力衰竭是多种原因导致心脏结构和/或功能的异常改变，使心室收缩和/或舒张功能发生障碍从而引起的一组复杂临床综合征，主要表现为呼吸困难、疲乏和液体潴留（肺淤血、体循环淤血及外周水肿）等。根据左心室射血分数的不同和治疗后的变化，分为HFrEF、射血分数改善的心力衰竭（heart failure with improved ejection fraction，HFimpEF）、射血分数轻度降低的心力衰竭（heart failure with mildly reduced ejection fraction，HFmrEF）和HFpEF。根据发生的时间、速度，心力衰竭可分为慢性心力衰竭和急性心力衰竭。多数急性心力衰竭患者经住院治疗后症状能部分缓解，从而转为慢性心力衰竭；慢性心力衰竭患者常因各种诱因急性加重而需住院治疗。需通过详细的病史询问、体格检查、实验室检验、心脏影像学和功能检查评估和诊断心力衰竭。首先，根据病史、体格检查、心电图、胸部影像学检查判断有无心力衰竭的可能性；其次，通过心肌损伤标志物检测和超声心动图明确是否存在心力衰竭，结合具有针对性的特殊检查进一步确定心力衰竭的病因、诱因和分型；最后，还需评估病情的严重程度及预后，以及是否存在并发症及合并症。全面准确地诊断和评估是心力衰竭患者治疗的前提和基础。

缺血性脑卒中是最常见的卒中类型，占我国新发脑卒中的69.6%～72.8%。脑卒中的评估和诊断包括病史和体格检查、影像学检查、实验室检查、疾病诊断和病因分型等。急性缺血性卒中诊断标准：①急性起病；②局灶神经功能缺损，少数为全面神经功能缺损；③影像学出现责任病灶或症状/体征持续24 h以上；④排除非血管性病因；⑤脑计算机体层成像（computed tomography，CT）/MRI排除脑出血。对急性缺血性脑卒中患者进行病因/发病机制分型有助于判断预后、指导治疗和选择二级预防措施。目前国际广泛使用急性脑卒中Org10172治疗试验（trial of ORG 10172 in acute stroke treatment，TOAST）病因/发病机制分型将缺血性脑卒中分为大动脉粥样硬化型、心源性栓塞型、小动脉闭塞型、其他明确病因型和不明原因型5型。此外，中国缺血性脑卒中亚型（Chinese ischemic stroke subclassification，CISS），对TOAST分型进行了改良，将缺血性脑卒中分为大动脉粥样硬化、心源性栓塞、穿支动脉疾病、其他病因和病因不确定5个亚型，并在大动脉粥样硬化型病因中提出了发病机制分型。

周围血管疾病的诊断要充分结合患者的临床症状、病史、家族史和详细的体格检查。下肢动脉粥样硬化性周围血管疾病是一种具有多种临床表现的慢性疾病，可能出现症状或无症状，也可能与肢体伤口破溃相关，建议首先检查踝肱指数（ankle brachial index，ABI），当ABI＞0.90但仍然怀疑外周动脉疾病，则需要行影像学检查或测量运动后ABI，如果ABI下降＞20%，可诊断外周动脉疾病。超声可作为外周动脉疾病诊断和筛查的一线方法，CCTA和磁共振动脉成像是进一步检查的常用手段。存在威胁肢体的慢性缺血患者，还应完善数字减影血管造影（digital subtraction angiography，DSA）评估膝下血管病变，即使患者不适合进行血运重建，也应该进行DSA检查评估血运情况，以尽量减小截肢范围。颈动脉超声是筛查、诊断和监测颈动脉病变的首选影像学检查，而颈动脉狭窄程度的评估建议采用北美症状性颈内动脉内膜剥脱试验法（North American symptomatic carotid endarterectomy，NASCET）法，即狭窄段直径与颈内动脉远端之比。

房颤是最常见的持续性心律失常，显著增加死亡、脑卒中、心力衰竭、认知功能障碍和痴呆的风险，严重影响患者生活质量。房颤的发病机制复杂，多方面因素均可增加房颤的易感性，促进房颤的发生、维持。识别并纠正房颤发作的可逆因素，积极倡导健康生活方式可避免部分由可逆因素导致房颤的风险，因此，房颤在很大程度上是一种可预防的疾病。单导联心电图（≥30 s）或12导联心电图（≥10 s）显示P波消失，代之以大小、形态及时限均不规则的颤动波（f波）、RR间期绝对不规则即可诊断为房颤。根据房颤发作的持续时间，转复并长期维持窦性心律的难易程度和治疗策略选择，房颤可分为阵发性房颤、持续性房颤、持久性房颤和永久性房颤。

（孙希鹏）

参 考 文 献

［1］国家卫生计生委合理用药专家委员会，中国药师协会．冠心病合理用药指南（第2版）［J］．中国医学前沿杂志（电子版），2018，10（6）：1-130．

［2］中华医学会心血管病学分会，中国医师协会心血管内科医师分会，中国医师协会心力衰竭专业委员会，等．中国心力衰竭诊断和治疗指南2024［J］．中华心血管病杂志，2024，52（3）：235-275．

［3］中华医学会神经病学分会，中华医学会神经病学分会脑血管病学组．中国急性缺血性卒中诊治指南2023［J］．中华神经科杂志，2024，57（6）：523-559．

［4］MAZZOLAI L，TEIXIDO-TURA G，LANZI S，et al. 2024 ESC Guidelines for the management of peripheral arterial and aortic diseases［J］. Eur Heart J，2024，45（36）：3538-3700．

［5］中华医学会心血管病学分会，中国生物医学工程学会心律分会．心房颤动诊断和治疗中国指南［J］．中华心血管病杂志，2023，51（6）：572-618．

第六章

心血管-肾脏-代谢综合征的危险因素筛查

CKM综合征危险因素的筛查有助于更全面地评估CKM综合征患者。CKM综合征相关危险因素筛查主要分为两类，即生物学因素及SDoH。生物学因素主要包括肥胖、血糖、血压、血脂等常见CVD危险因素。此外，还包括肾功能指标及亚临床CVD风险筛查。SDoH筛查主要包括社会经济状态、社会背景、经济条件和程度等。此外，其他危险增强因素同样影响CKM综合征的进展。

第一节 心血管-肾脏-代谢综合征危险因素的种类及筛查方法

一、生物学危险因素筛查

生物学危险因素的筛查主要包括筛查代谢危险因素和检测肾功能相关指标，以及在特定临床情况下对亚临床动脉粥样硬化和心脏功能不全进行筛查。

（一）代谢危险因素筛查

1. 超重/肥胖筛查　BMI和腰围是重要的筛查指标。BMI在18.5～23.9 kg/m² 为正常体重；根据《超重或肥胖人群体重管理流程专家共识（2021）》中的定义，24.0 kg/m² ≤ BMI ＜ 28.0 kg/m² 为超重；≥ 28.0 kg/m² 为肥胖。腰围常用于诊断中心型肥胖。腰围测量方法：被测量者取立位，测量腋中线肋弓下缘和髂嵴连线中点水平位置处体位的周径。正常腰围的标准为男性 ＜ 85 cm，女性 ＜ 80 cm；男性腰围 ≥ 85 cm但 ＜ 90 cm，女性 ≥ 80 cm但 ＜ 85 cm为中心型肥胖前期；男性腰围 ≥ 90 cm，女性 ≥ 85 cm可诊断为中心型肥胖。此外，腰围/臀围比（waist-to-hip ratio，WHR）是另一个反映中心型肥胖的指标，当男性WHR ≥ 0.9，女性WHR ≥ 0.85可诊断为中心型肥胖。

2. 糖尿病及糖尿病前期筛查　糖尿病前期是糖尿病发病前的过渡阶段，包括IFG、IGT，以及两者的混合状态（IFG + IGT），是正常血糖与糖尿病之间的中间高血糖状态。糖尿病前期及糖尿病的筛查是CKM综合征分期的重要依据。

空腹血糖、OGTT中2 h血糖或HbA$_{1c}$是用于流行病学调查或人群筛查的重要方法。筛查结果为正常者，建议每3年筛查1次；筛查结果为糖尿病前期患者，建议每年筛查1次OGTT。糖尿病前期诊断标准见表6-1-1、糖尿病诊断标准见表6-1-2。

表6-1-1　中国成人糖尿病前期诊断标准

	IFG	IGT	IFG + IGT
空腹血糖/mmol·L^{-1}	≥ 6.1，但 ＜ 7.0	＜ 6.1	≥ 6.1，但 ＜ 7.0
加上OGTT中2 h血糖/mmol·L^{-1}	＜ 7.8	≥ 7.8，但 ＜ 11.1	≥ 7.8，但 ＜ 11.1

续 表

	IFG	IGT	IFG＋IGT
和/或糖化血红蛋白/%	—	≥5.7，但≤6.4	—

注：IFG.空腹血糖受损；IGT.糖耐量减低；OGTT中2 h血糖.75 g口服葡萄糖耐量试验中2 h血糖；—.无数据。

表6-1-2 糖尿病诊断标准

诊断标准	数值
典型糖尿病症状	
加上随机血糖	≥11.1 mmol/L
或者加上空腹血糖	≥7.0 mmol/L
或者加上OGTT中2 h血糖	≥11.1 mmol/L
或者加上糖化血红蛋白	≥6.5%

注：OGTT中2 h血糖.75 g口服葡萄糖耐量试验2 h血糖；典型糖尿病症状包括烦渴多饮、多尿、多食、不明原因体重减轻；无糖尿病典型症状者，需改天复查。

3. 血脂异常筛查 临床血脂检测通常包括总胆固醇、甘油三酯、LDL-C和HDL-C。

（1）血脂检查频率：血脂检测应列入小学、初中和高中体检的常规项目。年龄＜40岁的成人每2～5年进行1次血脂检测（包括总胆固醇、甘油三酯、LDL-C和HDL-C），≥40岁成人每年至少应进行1次检测；ASCVD高危人群应每3～6个月测定1次血脂。

（2）血脂合适水平参考标准：不同ASCVD风险人群，血脂合适水平的判定标准不同，启动降脂治疗的血脂水平及降脂目标也不同。根据《中国血脂管理指南（2023年）》，适用于ASCVD低危人群血脂指标参考标准见表6-1-3。

第六章 心血管-肾脏-代谢综合征的危险因素筛查

表 6-1-3 中国 ASCVD 一级预防低危人群主要血脂指标参考范围

分类	TC/ mmol·L^{-1}	LDL-C/ mmol·L^{-1}	HDL-C/ mmol·L^{-1}	TG/ mmol·L^{-1}	非 HDL-C/ mmol·L^{-1}	Lp(a)/ mg·L^{-1}
理想水平	—	<2.6	—	—	<3.4	—
合适水平	—	<3.4	—	<1.7	<4.1	<300
边缘升高	≥5.2 但 <6.2	≥3.4 但 <4.1	—	≥1.7 但 <2.3	≥4.1 但 <4.9	—
升高	≥6.2	≥4.1	—	≥2.3	≥4.9	≥300
降低	—	—	<1.0	—	—	—

注：ASCVD.动脉粥样硬化性心血管疾病；TC.总胆固醇；LDL-C.低密度脂蛋白胆固醇；HDL-C.高密度脂蛋白胆固醇；TG.甘油三酯；Lp(a).脂蛋白(a)；—.无内容。

（3）血脂异常分类：血脂异常通常指血清中总胆固醇和/或甘油三酯水平升高，即高脂血症。血脂异常常用的分类方式有病因分类和临床分类两种。其中以临床分类最实用。根据血脂升高的种类，分为高胆固醇血症、高甘油三酯血症、混合型高脂血症（同时合并有胆固醇及甘油三酯升高）及低HDL-C血症。

4. 高血压筛查

（1）血压测量频率：18岁以上健康成人至少每2年测量1次血压，35岁以上成人每年至少测量1次血压；高血压易患人群（正常高值人群、超重或肥胖、高血压家族史、年龄>55岁、高盐饮食或过量饮酒）应每半年测量1次血压，鼓励患者家庭自测血压。

（2）血压测量方法：坐位安静休息至少5 min，测量上臂血压，上臂应置于心脏水平。推荐使用经过准确性验证的上臂式电子血压计，不建议使用水银血压计。测量血压时，应相隔30～60 s重复测量，取2次读数的平均值记录。如果收缩压或舒张压的2次读数相差10 mmHg以上，应再次测量，取3次读数的平均值记录。

（二）肾功能指标检测

CKD是指肾脏结构或功能出现异常超过3个月。肾脏损害主要表现为血肌酐水平升高、GFR降低，或者尿白蛋白排泄量增加。建议成人每年体检时检测UACR和血肌酐。CKD高风险人群建议每年至少进行1次尿白蛋白/肌酐比值和血肌酐检测。

1. GFR　GFR是指经单位时间内（min）双肾经肾小球滤出的血浆液体量，是判定肾小球滤过功能的稳定、敏感和早期的指标，同时也可指导CKD分期（表6-1-4）。临床上评价GFR的方法有多种，目前，多项权威指南推荐根据血肌酐值应用CKD流行病学协作（chronic kidney disease epidemiology collaboration，CKD-EPI）公式计算出估算肾小球滤过率（estimated glomerular filtration rate，eGFR）。高龄、营养不良、肌肉含量低及肝功能障碍者，建议检测胱抑素C，并根据血肌酐和胱抑素C值估算GFR。

表6-1-4　基于eGFR的CKD分期

CKD分期	eGFR/ml·min^{-1}·1.73m^{-2}	肾功能
G1	≥90	正常或增高
G2	60～89	轻度下降
G3a	45～59	轻至中度下降
G3b	30～44	中至重度下降
G4	15～29	重度下降
G5	<15	肾衰竭

注：CKD.慢性肾脏病，eGFR.估算肾小球滤过率。

2. UACR　测定尿中蛋白质或白蛋白有多种方法，但测定UACR方法准确，重复性好，故多项权威指南推荐UACR作为CKD筛查、危险分层及随访的指标。UACR在30～300 mg/g为微量白蛋白尿，>300 mg/g为大量白蛋白尿。

（三）亚临床动脉粥样硬化性心血管疾病的筛查

亚临床ASCVD筛查是指在没有明显症状的情况下，通过各种检查手段评估个体的动脉粥样硬化病变及其未来心血管事件的风险。

1. 颈动脉超声　颈动脉超声是一种无创性、无痛的检查手段，是评价全身动脉硬化的一个"窗口"，高分辨率灰阶超声可精确测量颈动脉内中膜厚度，检测有无斑块形成，评估斑块稳定性及对动脉狭窄程度进行分级等。

2. 冠状动脉钙化评分　是一种通过CT检查量化评估冠状动脉壁内钙化沉积程度的方法，数值越高代表钙化越严重，它对于预测CVD风险具有重要的临床意义。

（四）亚临床心力衰竭的筛查

心力衰竭筛查依赖于病史、体格检查、实验室检查、心脏影像学检查及功能检查，完整、准确的病史采集和全面、仔细的体格检查是心力衰竭筛查的基础。

1. 症状和体征　心力衰竭的主要症状是呼吸困难、运动耐量下降，伴或不伴肺循环、体循环淤血。由于心力衰竭的代偿程度和受累心室的不同，患者的症状及体征的个体差异较大，代偿良好的心力衰竭患者可能无症状和体征。诊断为临床前心力衰竭的患者，应每年评估1次，详细询问病史和进行体格检查。

2. 心电图　所有心力衰竭和怀疑为心力衰竭的患者均应行心电图检查。心电图可提供陈旧性心肌梗死、心肌缺血、左心室肥厚、心房扩大、心肌损伤、心律失常、心脏不同步等信息，这对发现危险因素和心脏结构改变有重要的提示价值。

3. 心脏生物标志物

（1）利尿钠肽：BNP或NT-proBNP检测被推荐用于心力衰竭的筛查、诊断和鉴别诊断，以及严重程度和预后评估。BNP/NT-proBNP可作为心室功能障碍的筛查指标，是新发心力衰竭的独立预测因子。

（2）心肌损伤标志物：主要包括cTnT和cTnI。在没有心肌缺血或CAD的情况下，心力衰竭患者cTnT/cTnI水平也会升高。

4. 超声心动图　经胸超声心动图是评估心脏结构和功能的首选方法，可提供房室容量、左心室向心性或离心性肥厚、局部室壁运动异常、左/右心室收缩和舒张功能、室壁厚度、瓣膜功能和肺高血压的信息。

5. 胸部影像学检查　对疑似、急性、新发的心力衰竭患者应行胸部影像学检查，以识别/排除肺部疾病或其他引起呼吸困难的疾病，提供肺淤血/水肿和心脏增大的信息。

6. 6分钟步行试验　可用于评估患者的运动耐量，6 min步行的距离＜150 m为重度心力衰竭，150～450 m为中度心力衰竭，＞450 m为轻度心力衰竭。

二、健康的社会决定因素筛查

SDoH是指影响个人和群体健康状况差异的经济、社会、环境和心理因素。不良的SDoH对CKM综合征健康具有显著的影响。不良SDoH促进CKD发展，同时也与低体力活动、营养摄入不良等一系列不良心血管健康行为相关，会促进心血管事件的发生，使心血管死亡率和全因死亡率升高。不良SDoH也可通过长期应激反应，包括刺激压力激素、炎症反应及血管高反应性，导致内皮功能障碍和代谢紊乱。

近年来的研究强调要加深理解SDoH对于CKM综合征预防和治疗的重要性。目前，有一系列筛查SDoH的相关工具（表6-1-5），可用于调查经济情况、教育文化水平、心理健康状况、健康生活方式及待解决的社会需求等。但尚缺乏针对我国人群及国情的社会决定因素筛查工具。

表6-1-5 健康的社会决定因素筛查工具

筛查工具名称	筛查条目
Health Leads筛查工具	主要筛查领域：食物安全、住房稳定、援助需求、财务压力、交通问题、受暴情况、社会人口统计信息 次要筛查领域：儿童照护、教育、健康素养、就业、健康行为、社会隔离和支持、行为/心理健康
医疗保险和医疗补助服务中心创新中心：社区健康相关社会需求筛查工具	主要筛查领域：住房稳定、食物安全、交通问题、援助需求、人际安全 次要筛查领域：财务压力、就业、家庭和社区支持、教育、体力活动、物质使用、心理健康、残疾

续 表

筛查工具名称	筛查条目
AAFP: The EveryONE 项目	住房、食物、交通、公用事业、儿童照护、就业、教育、财务、个人安全
PRAPARE实施与行动筛查工具	个人特征：种族、民族、农场工人身份、语言偏好、退伍军人身份 家庭和家庭住所：住房状况的稳定性，邻里关系 金钱和资源：教育、就业、保险状况、收入、物质安全、交通需求 社会和情感健康：社会融合和支持、压力 其他措施：监禁史、安全、难民身份、家庭暴力
OCHIN筛查工具	饮酒史、抑郁情况、受教育程度、经济压力、亲密伴侣暴力、运动锻炼、人种、居住地址、社会支持、个人压力、吸烟史、儿童保健、衣物、食物安全性、健康素养、房屋条件、学习方式、婚姻状况、医疗需求、交通、公共服务利用
SEEK PSQ筛查工具	经济情况：食物是否充足健康和医疗保健 家庭背景：父母暴力、父母抑郁、父母压力、父母物质或酒精使用障碍、家中吸烟、家中有枪、需要儿童照护
IHELP筛查工具	经济情况，教育，健康和医疗保健、邻里关系、家庭背景、家庭暴力
WE CARE筛查工具	经济情况：食物是否充足，住房是否稳定，支付账单是否困难，父母就业 教育：父母教育程度，是否缺乏儿童照护 家庭背景：家庭内暴力，父母抑郁症状，家庭内酒精滥用

三、心血管-肾脏-代谢综合征危险增强因素

除CKM综合征分期定义中的危险因素外，下列危险因素可能会增加CKM综合征分期进展，这些因素与CVD风险及肾衰竭

风险增加密切相关。

1. 慢性炎症疾病，如银屑病、类风湿关节炎、系统性红斑狼疮、人类免疫缺陷病毒感染/获得性免疫缺陷综合征。

2. 高风险人群，如南亚人群、较低的社会经济地位人群。

3. 精神健康障碍，如抑郁和焦虑。

4. 睡眠障碍，如阻塞性睡眠呼吸暂停。

5. 性别特定的风险增强因素。早绝经史（年龄＜40岁）；不良妊娠史（如妊娠高血压、早产、小于胎龄儿）；多囊卵巢综合征；勃起功能障碍。

6. 高敏C反应蛋白升高（＞2.0 mg/L）。

7. 肾病家族史。

8. 糖尿病家族史。

（敬馥宇）

参 考 文 献

[1] NDUMELE C E, RANGASWAMI J, CHOW S L, et al. Cardiovascular-kidney-metabolic health: a presidential advisory from the American Heart Association [J]. Circulation, 2023, 148（20）: 1606-1635.

[2] 中华医学会健康管理学分会，中国营养学会临床营养分会，全国卫生产业企业管理协会医学营养产业分会，等. 超重或肥胖人群体重管理流程的专家共识（2021年）[J]. 中华健康管理学杂志, 2021, 15（4）: 317-322.

[3] 中华医学会内分泌学分会，中华医学会糖尿病学分会，中国医师协会内分泌代谢科医师分会. 中国成人糖尿病前期干预的专家共识（2023版）[J]. 中华糖尿病杂志, 2023, 15（6）: 484-494.

[4] 中华医学会糖尿病学分会. 中国2型糖尿病防治指南（2020年版）（上）[J]. 中国实用内科杂志, 2021, 41（8）: 668-695.

[5] 中华医学会心血管病学分会，海峡两岸医药卫生交流协会高血压专业委员会，中国康复医学会心血管疾病预防与康复专业委员会. 中国高血压临床实践指南 [J]. 中华心血管病杂志, 2024, 52（9）: 985-1032.

［6］上海市肾内科临床质量控制中心专家组．慢性肾脏病早期筛查、诊断及防治指南（2022年版）［J］．中华肾脏病杂志，2022，38（5）：453-464．

［7］赵聪聪，李烨，张乐，等．超声评估颈动脉斑块易损性的研究进展［J］．中南医学科学杂志，2024，52（3）：492-495．

［8］中华医学会心血管病学分会，中国医师协会心血管内科医师分会，中国医师协会心力衰竭专业委员会，等．中国心力衰竭诊断和治疗指南2024［J］．中华心血管病杂志，2024，52（3）：235-275．

［9］中国老年医学学会心电与心功能分会，中国心衰中心联盟专家委员会，中华医学会《中华全科医师杂志》编辑委员会．心力衰竭早期筛查与一级预防中国专家共识（2024年）［J］．中华全科医师杂志，2024，23（1）：7-18．

［10］中国医疗保健国际交流促进会循证医学分会，海峡两岸医药卫生交流协会老年医学专业委员会．心力衰竭生物标志物中国专家共识［J］．中华检验医学杂志，2020，43（2）：130-141．

［11］中华医学会超声医学分会超声心动图学组．中国成年人超声心动图检查测量指南［J］．中华超声影像学杂志，2016，25（8）：645-666．

［12］中华医学会心血管病学分会，中国康复医学会心肺预防与康复专业委员会，中华心血管病杂志编辑委员会．六分钟步行试验临床规范应用中国专家共识［J］．中华心血管病杂志，2022，50（5）：432-442．

［13］HAVRANEK E P, MUJAHID M S, BARR D A, et al. Social determinants of risk and outcomes for cardiovascular disease: a scientific statement from the American Heart Association［J］. Circulation, 2015, 132（9）: 873-898.

［14］GARCIA-GARCIA G, JHA V. CKD in disadvantaged populations［J］. Kidney Int, 2015, 87（2）: 251-253.

［15］JAVED Z, HAISUM MAQSOOD M, YAHYA T, et al. Race, racism, and cardiovascular health: applying a social determinants of health framework to racial/ethnic disparities in cardiovascular disease［J］. Circ Cardiovasc Qual Outcomes, 2022, 15（1）: e007917.

［16］JILANI M H, JAVED Z, YAHYA T, et al. Social determinants of health and cardiovascular disease: current state and future directions towards healthcare equity［J］. Curr Atheroscler Rep, 2021, 23（9）:

55.
[17] SHAH N S, KANDULA N R, COMMODORE-MENSAH Y, et al. Social determinants of cardiovascular health in Asian Americans: a scientific statement from the American Heart Association [J]. Circulation, 2024, 150（16）: e296-e315.
[18] 中国血脂管理指南修订联合专家委员会. 中国血脂管理指南（2023年）[J]. 中国循环杂志, 2023, 38（3）: 237-271.

第二节　不同年龄阶段的心血管-肾脏-代谢综合征危险因素筛查

CKM综合征应进行全生命周期筛查、管理，尤其应从生命早期（3岁）开始筛查CKM危险因素，以加强儿童、青少年和成人的CKM综合征预防和管理。

一、儿童、青少年及年龄＜21岁人群心血管-肾脏-代谢综合征危险因素筛查

CVD的发展贯穿整个生命周期，CVD相关危险因素暴露甚至在受孕前就存在了。心血管相关疾病家族史，如肥胖、高血压、糖尿病、家族性高胆固醇血症等，通过基因影响后代心血管代谢危险因素。

建议从3岁开始每年进行超重和肥胖筛查及血压测量，至少每年对心理行为健康进行评估。建议每年使用性别和年龄特定的疾病控制和预防中心生长图表筛查超重和肥胖。建议从3岁开始对没有危险因素的儿童每年进行1次血压评估；对于超重/肥胖、糖尿病、肾脏疾病或结构性心脏病的儿童，在每次健康检查时均应测量血压。对所有儿童进行精神行为健康、社会决定因素

筛查。

建议在9～11岁和17～21岁进行血脂检测。如果家族史提示早期CVD或原发性高胆固醇血症,建议从2岁开始筛查血脂。从9～11岁开始检查空腹血糖/OGTT/HbA$_{1c}$,上述检查结果正常的肥胖儿童或超重且合并存在额外危险因素(家族肥胖相关疾病史、血压或血脂水平升高、吸烟)的儿童,建议每2～3年检查1次。以上筛查将有助于早期CKM综合征分期,并及时给予干预措施。

二、成人心血管-肾脏-代谢综合征危险因素筛查

成人需要加强对无症状CKM综合征危险因素人群的识别,这有助于对个体进行CKM综合征分期,并及时干预。建议对所有成人筛查健康社会决定因素,并且每年测量BMI和腰围。处于CKM综合征0期的成人,建议每3～5年筛查1次代谢综合征。CKM综合征1期的个体,虽仅有超重、肥胖或糖耐量受损,但进一步发展为代谢危险因素的风险较高,建议每2～3年筛查评估是否存在代谢综合征。

CKM综合征分期在2期及2期以上的人群已经存在代谢危险因素,建议每年评估血压、TG、HDL-C和血糖。除此之外,建议每年检测UACR,同时使用血肌酐或胱抑素C估算eGFR,以便更准确地进行KDIGO分期。KDIGO风险较高的个体,需要增加筛查上述肾脏功能相关指标的频率。另外,已经存在代谢危险因素的个体,建议每1～2年筛查1次代谢功能障碍相关脂肪肝可能性。

CKM综合征3期的人群具有ASCVD高风险,应考虑加强生活方式的调整和药物治疗干预。根据2019年美国心脏病学会(American College of Cardiology,ACC)/AHA CVD一级预防指南和胆固醇管理指南,对于10年ASCVD风险预测处于中危的个体,

应评估冠状动脉钙化，以指导他汀类药物在ASCVD预防中的使用。

（敬馥宇）

参 考 文 献

[1] LARQUÉ E, LABAYEN I, FLODMARK C E, et al. From conception to infancy-early risk factors for childhood obesity [J]. Nat Rev Endocrinol, 2019, 15（8）: 456-478.

[2] PAGE K A, LUO S, WANG X H, et al. Children exposed to maternal obesity or gestational diabetes mellitus during early fetal development have hypothalamic alterations that predict future weight gain [J]. Diabetes Care, 2019, 42（8）: 1473-1480.

[3] HESKETH K D, ZHENG M, Campbell K J. Early life factors that affect obesity and the need for complex solutions [J]. Nat Rev Endocrinol, 2025, 21（1）: 31-44.

[4] ELSAYED N A, ALEPPO G, ARODA V R, et al. 10. Cardiovascular disease and risk management: standards of care in diabetes-2023 [J]. Diabetes Care, 2023, 46（Suppl 1）: S158-S190.

[5] ARNETT D K, BLUMENTHAL R S, ALBERT M A, et al. 2019 ACC/AHA guideline on the primary prevention of cardiovascular disease: a report of the American College of Cardiology/American Heart Association Task Force on Clinical Practice Guidelines [J]. Circulation, 2019, 140（11）: e596-e646.

[6] GRUNDY S M, STONE N J, BAILEY A L, et al. 2018 AHA/ACC/AACVPR/AAPA/ABC/ACPM/ADA/AGS/APhA/ASPC/NLA/PCNA guideline on the management of blood cholesterol: executive summary: a report of the American College of Cardiology/American Heart Association Task Force on Clinical Practice Guidelines [J]. Circulation, 2019, 139（25）: e1046-e1081.

第三节　心血管-肾脏-代谢综合征相关危险因素筛查的挑战和局限性

一、生命早期心血管-肾脏-代谢综合征危险因素筛查的不足及局限性

CVD的发生、发展贯穿人类的整个生命周期。但CVD危险因素筛查、预防工作的起始年龄一直存在争议。由于研究成本及研究持续时间的限制，目前仍缺乏针对儿童时期开展筛查及采取预防措施能显著减少成年后心脏结局事件的直接研究证据。现有指南根据一些间接证据推荐对儿童进行早期心血管危险因素筛查。这些间接证据表明，在儿童时期存在CVD危险因素与成年后长期CVD事件发生风险可能相关。

二、成人心血管-肾脏-代谢综合征危险因素筛查的局限性

CKM综合征危险因素筛查的推荐频率、起始年龄和筛查方式证据有限且不一致。肥胖是CKM综合征的核心，通常推荐每年评估BMI。由于BMI不能反映脂肪分布，建议增加腰围的评估，以增强对心血管代谢风险的识别，特别是在超重和轻度肥胖人群中。目前对腰围评估的效果仍存在争议。尽管证据有限，但有研究证据支持对已有代谢危险因素的人群进行高频率CKM综合征危险因素评估，对超重或糖尿病前期人群进行中等频率CKM综合征危险因素筛查，对健康成年人进行低频率且系统性的筛查，以尽可能

早期、全面识别CKM综合征的危险因素。

三、健康的社会决定因素筛查的局限性及挑战

现阶段对于不良SDoH筛查仍存在一定的困难及局限性。在目前的医疗体系中，尚未将社会决定因素筛查工具与电子病历系统或健康体检记录平台结合。如何将SDoH筛查的信息采集及评估负担降到最低，在不损失患者信任度及保护患者隐私的情况下快速收集SDoH数据是目前SDoH筛查、评估的难题。在未来CKM综合征的筛查及防治中，开发医疗保健系统中工作流程路径，结合人工智能大模型技术开发智能终端系统（如智能手机、智能穿戴设备等移动终端）协助完成不良SDoH筛查并联动整合现有社区资源，可能是减轻CKM综合征SDoH筛查、评估负担的最佳途径。此外，目前国外有多种SDoH筛查工具，但尚缺乏针对我国人群的SDoH筛查工具。无论是宏观经济、卫生政策，还是医疗结构及家庭文化背景，国内外都存在显著差异。因此，对SDoH筛查工具进行本土化调整及验证，或者直接开发基于国人的SDoH工具是目前亟须解决的问题。

（敬馥宇）

参 考 文 献

［1］FLYNN J T, KAELBER D C, BAKER-SMITH C M, et al. Clinical practice guideline for screening and management of high blood pressure in children and adolescents［J］. Pediatrics, 2017, 140（3）: e20171904.

［2］FERRANTI S D, STEINBERGER J, AMEDURI R, et al. Cardiovascular risk reduction in high-risk pediatric patients: a scientific statement from the American Heart Association［J］. Circulation, 2019, 139（13）: e603-e634.

［3］PERAK A M, NING H, KHAN S S, et al. Associations of late

adolescent or young adult cardiovascular health with premature cardiovascular disease and mortality[J]. J Am Coll Cardiol, 2020, 76(23): 2695-2707.

[4] JACOBS D R Jr, WOO J G, SINAIKO A R, et al. Childhood cardiovascular risk factors and adult cardiovascular events [J]. N Engl J Med, 2022, 386 (20): 1877-1888.

第七章

心血管-肾脏-代谢综合征的风险评估

第一节 心血管-肾脏-代谢综合征风险分层的意义

流行病学数据表明，个体从CKM综合征0期进展到3期时，ASCVD和心力衰竭的绝对风险均显著增加。需要注意的是，CKM综合征的各个分期并不一定是逐步加重的，而是双向变化的，个体可以在各个阶段转化，即进展或改善。如果危险因素持续暴露，CKM综合征会逐渐恶化、进展。但通过给予有效的干预措施，CKM综合征分期可以逆转，甚至可逆转至0期。例如，减重可以改善胰岛素敏感性、改善血压。因此，及时评估CKM综合征患者的健康状态与风险，及时采取预防与干预措施是维持CKM综合征患者健康状态或改善CKM综合征分期的前提。

准确的绝对风险评估是针对个体未来风险情况制定合理干预的类型和强度、获得相匹配的预期治疗效果的基础，也被认为是初级预防的基石。这一策略自1996年在心血管事件防治领域已经被广泛认可，并在临床中被广泛应用于各种CVD的防治。例如，应用Framingham风险评分（Framingham risk score）评估冠心病风险,以指导冠心病及其危险因素(如血脂异常)的防治措施。2013年,美国心脏病学会(American College of Cardiology,ACC)/AHA提出基于汇总队列方程(pooled cohort equations,PCEs)的新型心血管风险评估工具,纳入脑卒中作为ASCVD复合终点的一部分,并纳入了黑种人,这进一步拓宽了风险预测的可用人群和事件范围。

现有风险评估模型用于CKM综合征均存在一定局限性。如Framingham风险评分的建模人群为白种人,且风险预测仅针对冠心病。此外,随着危险因素患病率的变化(如烟草使用率)、危险因素水平的变化(如血脂水平的改变)、诊治模式的变化(如血压、血脂、血糖管理理念和策略的改变),均会影响CVD事件的发生风险。与此同时,随着经济发展、时代改变,社会因素也不断发生变化。因此,基于早期数据的PCE可能无法准确评估当下ASCVD的发生风险。

此外,现有的评估模型主要侧重于ASCVD风险。然而,心力衰竭的发病率和死亡率升高更为显著。估计至2030年,美国心力衰竭患病人数可能会增至850万,这提示我们要重视心力衰竭的一级预防。同时,心力衰竭也是CKD患者重要的不良结局,故有必要将心力衰竭作为CKM综合征预防的临床终点之一。

由于现有模型无法满足CKM综合征的风险评估需求,AHA组建的CKM健康科学咨询工作组(CKM Health Science Advisory Group)建立了一个PREVENT方程。PREVENT方程除纳入了PCE中的传统危险因素外,还纳入了eGFR等因素作为预测因子,并调整了30～79岁成人非CVD死亡的竞争风险,可估测10年和30年的CVD(ASCVD和心力衰竭的复合终点)总体风险。PREVENT方程可使用临床现有常规数据估测未来CVD绝对风险,其临床应用简易方便、经济可行。在基础模型的基础上,当其他临床指标(UACR、HbA_{1c})或SDoH可用时,PREVENT方程提供附加模型可以进一步添加上述因素,从而进一步提高预测效能。

风险模型可以应用于基线无CVD病史的普通成人,这有助于针对性地关注普通人群的一级预防(即预防首次CVD事件),为预防CKM综合征提供决策依据。

(易铁慈　郑　博)

参考文献

[1] KHERA R, PANDEY A, AYERS C R, et al. Performance of the pooled cohort equations to estimate atherosclerotic cardiovascular disease risk by body mass index [J]. JAMA Netw Open, 2020, 3(10): e2023242.

[2] KHAN S S, MATSUSHITA K, SANG Y Y, et al. Development and validation of the American Heart Association's PREVENT equations [J]. Circulation, 2024, 149(6): 430-449.

[3] KHAN S S, CORESH J, PENCINA M J, et al. Novel prediction equations for absolute risk assessment of total cardiovascular disease incorporating cardiovascular-kidney-metabolic health: a scientific statement from the American Heart Association [J]. Circulation, 2023, 148(24): 1982-2004.

第二节　心血管-肾脏-代谢综合征预测模型的危险因素

一、传统危险因素

CVD事件的主要风险可归因于传统危险因素,包括可改变的危险因素(如高脂血症、高血压、血糖异常、肥胖等)及不可改变的危险因素(如年龄、性别)等。3项大型前瞻性研究结果显示，几乎所有（92%的男性和87%的女性）经历过致死性与非致死性冠状动脉事件的患者在事件发生前均至少存在1项主要危险因素［总胆固醇升高（≥6.22 mmol/L）、收缩压≥140 mmHg、舒张压≥90 mmHg、目前吸烟或有糖尿病病史］。在一项针对18～55岁早发性心肌梗死患者的前瞻性观察队列研究（VIRGO研究）中，传统危险因素的归因分数达85%。此外，尽管年龄和性别是不可改变的，但它们都是CVD风险的关键组成部分，也是CVD风险方程中的重要预测因素。PREVENT方程将年龄、总胆固醇、HDL-C、收缩压、BMI作为连续变量纳入；性别、是否存在糖尿病作为分类变量纳入。总胆固醇和HDL-C水平可用于计算非HDL-C水平。临床实践指南不再建议必须在空腹状态测量非HDL-C，故可以使用所有可获得的胆固醇水平。由于总胆固醇和HDL-C受空腹状态的影响小，空腹和非空腹测出的数值的预后价值相似。

肥胖是CVD危险因素，BMI是最常用的评估指标。BMI与ASCVD的短期关联在很大程度上是由传统CVD危险因素（如糖尿病、高血压）介导的，且与其他危险因素也存在密切交互作用。因此，将BMI纳入风险预测方程对提高ASCVD事件风险的整体评估准确性的作用较小。然而，如果将BMI不纳入模型中，则可能会对BMI较高个体预测的准确性较差。例如，一项汇集了8个纵向队列研究（$n=37\,311$）的结果显示，PCE总体区分能力良好，但可能会高估中度或重度肥胖者的ASCVD风险。此外，BMI是心力衰竭的独立危险因素，BMI与心力衰竭事件存在独立相关性，纳入BMI作为危险因素可提高对心力衰竭风险的预测价值。

二、新纳入危险因素

仅依赖于传统危险因素进行风险评估与诊疗时会存在明显的残余风险。因此，亟须寻找能增强风险评估准确性的新CVD风险标志物,以期在CVD传统危险因素的基础上改进风险评估的准确性。流行病学数据显示,CKM综合征风险标志物(如肾功能、代谢健康)与总CVD和个体CVD亚型、ASCVD和心力衰竭存在密切关联。越来越多的长期随访研究也证实,上述因素与总CVD、ASCVD、心力衰竭的终身风险密切相关。

(一)估算肾小球滤过率

CKD会导致CVD风险增高,CVD是导致CKD患者死亡的主要病因。CKD预后联盟(CKD Prognosis Consortium)的一项纳入900多万人的研究结果显示,在CKD患者中,eGFR每降低15 ml/(min·1.73m^2),ASCVD的风险升高30%(调整后 HR 1.30,95%CI 1.26~1.35),致命性冠心病风险升高72%(调整后 HR 1.72,95%CI 1.46~2.04),且eGFR为独立危险因素。目前,eGFR已成为多数医院的常规指标,已具备纳入常规筛查模型的临床基础。同时,针对CKD也有一些新的治疗方法(如SGLT2i、非奈利酮等)可有效干预CKM综合征及与其相关CVD风险,因此,将肾功能指标纳入模型有助于及时采取干预措施。PREVENT方程中,将eGFR作为连续变量纳入分析。相比于PCE模型,PREVENT方程的开发过程中纳入了电子医疗记录(electronic medical record,EMR)样本和更广泛的研究队列的数据,包括更多肾功能受损个体,有助于提高对CKD患者的评估准确性。同时,PREVENT方程中,使用CKD-EPI报道的2021CKD-EPI肌酐方程,使用标准化或校准的血肌酐计算eGFR。相较于早期的eGFR计算方法,2021CKD-EPI肌酐方程在计算eGFR时不再包含种族因素,以提高eGFR估算的公平性和准确性,同时减少了在医疗保健中基于种族的不平等。

(二)尿白蛋白/肌酐比值

除血液肾功能指标外,蛋白尿也是糖尿病和CKD患者肾脏损伤的重要标志,同时也是临床常规检测指标。UACR是一项检测方便、价格低廉且相对定量的尿蛋白评估指标,被高血压、糖尿病、CKD等疾病相关临床管理指南推荐定期评估。大量研究显示,在患有和/或不患高血压、糖尿病和CKD的人群中,UACR与CVD事件之间存在剂量依赖相关性。心脏预后预防评估(Heart Outcomes Prevention Evaluation)试验的结果显示,无论是否患有糖尿病,即使是低水平的白蛋白尿也与心肌梗死、脑卒中或心血管死亡风险相关性较高。在CVD患者中,UACR升高也与临床前心力衰竭(如心脏结构和功能异常)及临床心力衰竭相关。因此,建议CKM综合征2期及2期以上患者每年检测UACR。PREVENT方程为有UACR的患者提供附加模型,可进一步提高评估的准确性。

(三)糖化血红蛋白

血糖异常与CVD具有相关性。糖尿病作为独立因素被纳入PREVENT基础模型。然而,血糖控制情况可能与CVD预后密切相关。建议CKM综合征1期患者每2～3年进行一次血糖筛查,CKM综合征0期患者每3～5年筛查1次,可以通过检测HbA_{1c}或空腹血糖筛查。由于HbA_{1c}不是美国普通成人的常规检测指标,其被作为附近模型的额外指标纳入PREVENT模型。

(四)种族与社会因素

种族与个体的遗传背景及生活经历密切相关,有多项数据显示,种族与CVD危险因素及CVD发病密切相关。传统的风险评估常将种族作为一个危险因素。但有研究发现,种族相关影响多通过教育、收入等社会因素差异在上游发挥作用。此外,将种族纳入模型可能会引起人们潜意识认为种族相关因素无法改变,还可能会导致针对特定种族的治疗决定偏差。目前认为,在风险建模中排除种族和民族作为预测因子,这有助于确保医疗保健的公平性和避免种族偏见。通过排除种族和民族这些社会构建的变量，可以降低在医学研究和临床护理中的种族歧视风险，从而促进更加公正和无偏见的医疗保健服务。因此，在PREVENT的开发中未将种族作为预测因素，而是将SDoH纳入模型。

社会剥夺指数（social deprivation index，SDI）是基于多个维度的数据构建的，包括但不限于收入水平、教育程度、就业状况、健康和居住条件等，是SDoH的量化评价指标。现有的流行病学数据表明，社会经济剥夺与CVD风险存在一定的关联性，SDI在模型开发中被视为广泛可用的SDoH。PREVENT模型中，SDI纳入了根据美国社区调查（2015—2020）计算的邮政编码级别的5年估计值。SDI整合了7个地区级特征的信息：贫困人口比例、受教育年限＜12年的人口比例、单亲家庭比例、租房比例、拥挤住房比例、无车家庭比例和65岁以下失业成人的比例。在SDI可用的情况下，PREVENT方程将其作为附加指标纳入（由邮政编码反映）。除地区的社会因素情况外，CVD风险还与个人层面的SDoH（如家庭年收入、最高教育水平、社会地位等）相关，但这些因素在所有数据集中均未系统地提供，不便于获得，因此未纳入当前的模型开发中。

三、其他可能影响因素的评估

CKM综合征健康科学咨询工作组还评估了包括血液学检测指标（高敏肌钙蛋白、hsCRP、利尿钠肽）和诊断成像（CT、超声心动图、颈动脉内膜中层厚度和ABI）纳入风险评估方程的必要性。尽管现有数据支持上述指标与CVD存在密切关联，但由于尚未在普通人群中进行常规、广泛检测及检测成本较高等原因，专家团队决定不将这些指标纳入PREVENT方程。例如，BNP已被证实与心力衰竭风险独立相关，可在传统危险因素基础上进一步提高对心力衰竭的预测价值，并被《2022年美国心脏协会/美国心脏病学会/美国心衰学会（AHA/ACC/HFSA）心力衰竭管理指南》及2022年ADA《心力衰竭：一种未被重视的糖尿病并发症》推荐用于心力衰竭风险人群及糖尿病患者年度检查指标，但由于BNP检测费用较高，仍不适合作为常规人群筛查指标，可作为特定人群的诊断与分层指标。由于hsCRP、颈动脉内中膜厚度（carotid intima-media thickness，CIMT）及ABI等指标尚未成为无症状患者的常规筛查指标，故均未被纳入PREVENT模型。一项队列研究数据显示，早发CVD家族史并没有显著提高预测模型性能，因此早发CVD家族史也未被纳入模型。"组学"标志物（如蛋白质组学、代谢组学、基因组学）是近年的热点，相关的研究已经证实，其与疾病发生机制密切相关，但现有数据仍不支持将大规模基因组和蛋白质组评分用于一般人群的风险预测。

（易铁慈　郑　博）

参考文献

[1] KHAN S S, MATSUSHITA K, SANG Y Y, et al. Development and validation of the American Heart Association's PREVENT equations [J]. Circulation, 2024, 149（6）：430-449.

[2] KHAN S S, CORESH J, PENCINA M J, et al. Novel prediction equations for absolute risk assessment of total cardiovascular disease incorporating cardiovascular-kidney-metabolic health: a scientific statement from the American Heart Association [J]. Circulatio, 2023, 148（24）：1982-2004.

[3] GREENLAND P, KNOLL M D, STAMLER J, et al. Major risk factors as antecedents of fatal and nonfatal coronary heart disease events [J]. JAMA, 2003, 290（7）：891-897.

[4] MATSUSHITA K, JASSAL S K, SANG Y Y, et al. Incorporating kidney disease measures into cardiovascular risk prediction: development and validation in 9 million adults from 72 datasets [J]. EClinicalMedicine, 2020, 27：100552.

[5] KHERA R, PANDEY A, AYERS C R, et al. Performance of the pooled cohort equations to estimate atherosclerotic cardiovascular disease risk by body mass index [J]. JAMA Netw Open, 2020, 3 (10): e2023242.

[6] FANGEL M V, NIELSEN P B, KRISTENSEN J K, et al. Albuminuria and risk of cardiovascular events and mortality in a general population of patients with type 2 diabetes without cardiovascular disease: a Danish cohort study [J]. Am J Med, 2020, 133 (6): e269-e279.

[7] PATEL R B, COLANGELO L A, REIS J P, et al. Association of longitudinal trajectory of albuminuria in young adulthood with myocardial structure and function in later life: coronary artery risk development in young adults (cardia) study [J]. JAMA Cardiol, 2020, 5 (2): 184-192.

[8] LEES J S, WELSH C E, CELIS-MORALES C A, et al. Glomerular filtration rate by differing measures, albuminuria and prediction of cardiovascular disease, mortality and end-stage kidney disease [J]. Nat Med, 2019, 25 (11): 1753-1760.

[9] HEIDENREICH P A, BOZKURT B, AGUILAR D, et al. 2022 AHA/ACC/HFSA Guideline for the management of heart failure: a report of the American College of Cardiology/American Heart Association Joint Committee on Clinical Practice Guidelines [J]. Circulation, 2022, 145 (18): e895-e1032.

[10] POP-BUSUI R, JANUZZI J L, BRUEMMER D, et al. Heart failure: an underappreciated complication of giabetes. A consensus report of the American Diabetes Association [J]. Diabetes Care, 2022, 45 (7): 1670-1690.

[11] ZHAO Y L, MALIK S, BUDOFF M J, et al. Identification and predictors for cardiovascular disease risk equivalents among adults with diabetes mellitus [J]. Diabetes Care, 2021, 44 (10): 2411-2418.

[12] POWELL-WILEY T M, BAUMER Y, BAAH F O, et al. Social determinants of cardiovascular disease [J]. Circ Res, 2022, 130 (5): 782-799.

第三节　心血管-肾脏-代谢综合征风险评估的终点设定

近年来，CVD导致的经年龄调整的死亡率有所升高。传统的预测模型主要关注ASCVD风险，如Framinghan风险评分主要关注冠心病的风险，而PCE模型增加了脑卒中作为ASCVD的终点之一。PCE模型被多个指南推荐，且在外部数据集中得到广泛验证，在临床护理中得到广泛实施。但是，随着危险因素（如吸烟）患病率、危险因素水平的长期趋势（如过去10年血脂水平下降）、疾病管理模式的变化（如各种抗高血压、调血脂、降血糖疗法被广泛使用），PCE模型可能会高估当前人群的ASCVD事件的风险。因此，CKM综合征健康科学咨询工作组一致认为，当前需要修订和更新风险方程，以解决PCE和其他现有模型在风险预测方面的不足。

一、心力衰竭

与ASCVD相比，心力衰竭死亡率升高相对更显著。心力衰竭是65岁以上人群住院的主要原因，且近年来全年龄段患病人数呈上升趋势。估计至2030年，美国的心力衰竭患病人数可能增加至850万，这提示应更加重视心力衰竭的一级预防。此外，心力衰竭也是CKD的主要心血管表现之一。PREVENT方程将心力衰竭事件或首次ASCVD事件作为基于风险的CKM综合征预防的临床相关终点。由于HFrEF与HFpEF存在共同危险因素（如高血压）且防治策略也类似，现有数据不支持在预测时区分2种心力衰竭亚型。PREVENT方程既提供总CVD风险（ASCVD和心力衰竭复合终点）评估，又可单独对ASCVD和心力衰竭进行评估。

考虑CKM综合征人群心力衰竭的风险可能高于ASCVD，这一策略避免了传统模型仅关注ASCVD风险和低估风险人群绝对风险的不足。

二、其他终点的考虑

CKM综合征健康科学咨询工作组还考虑了其他与CKM综合征相关的临床结局，如CVD其他亚型（周围血管疾病、房颤）、亚临床CVD（如冠状动脉钙化）及CVD危险因素（如高血压、糖尿病），以及不良肾脏结局、认知障碍及痴呆等，但由于缺乏数据或尚无一致结论，故均未纳入PREVENT模型。

传统的评估CVD风险评估模型未纳入肾功能变化作为终点。然而，肾脏健康状况的下降与CVD结果的恶化有关，肾脏保护疗法可以改善CVD结局。CKD预后联盟从43个数据集中推导并验证了一个用于预测肾功能下降≥40%或肾衰竭的风险评估方程。4项心肌梗死溶栓（thrombolysis in myocardial infarction，TIMI）系列临床试验结果显示，基线肾脏不良预后风险较高的患者使用SGLT2i能获得更大的绝对益处。因此，未来利用模型、及时评估肾脏风险，并采取必要的治疗措施对预防CKM综合征进展具有重要意义。然而，目前的PREVENT模型尚未将肾功能恶化纳入CKM综合征的终点指标，这一领域未来还需要进行更多的研究。

（易铁慈　郑　博）

参 考 文 献

[1] KHAN S S, MATSUSHITA K, SANG Y Y, et al. Development and validation of the American Heart Association's PREVENT equations [J]. Circulation, 2024, 149 (6): 430-449.

[2] KHAN S S, CORESH J, PENCINA M J, et al. Novel prediction

equations for absolute risk assessment of total cardiovascular disease incorporating cardiovascular-kidney-metabolic health: a scientific statement from the American Heart Association [J]. Circulation, 2023, 148 (24): 1982-2004.

[3] TSAO C W, ADAY A W, ALMARZOOQ Z I, et al. Heart disease and stroke statistics–2023 update: a report from the American Heart Association [J]. Circulation, 2023, 147 (8): e93-e621.

[4] HEIDENREICH P A, BOZKURT B, AGUILAR D, et al. 2022 AHA/ACC/HFSA guideline for the management of heart failure: a report of the American College of Cardiology/American Heart Association Joint Committee on Clinical Practice Guidelines [J]. Circulation, 2022, 145 (18): e895-e1032.

[5] GRAMS M E, BRUNSKILL N J, BALLEW S H, et al. Development and validation of prediction models of adverse kidney outcomes in the population with and without diabetes [J]. Diabetes Care, 2022, 45 (9): 2055-2063.

[6] MOURA F A, BERG D D, BELLAVIA A, et al. Risk assessment of kidney disease progression and efficacy of SGLT2 inhibition in patients with type 2 diabetes [J]. Diabetes Care, 2023, 46 (10): 1807-1815.

第四节　PREVENT方程的建立

PREVENT模型在46项观察性队列研究和EMR数据集中进行了推导和验证，共纳入661 004例成年美国人，平均年龄为53岁±12岁，其中56%为女性。平均随访4.8±3.1年，共有211 515例CVD事件。推导样本包括1992—2017年来自25个数据集（$n=3\ 281\ 919$）的数据。主要结局是CVD（ASCVD和心力衰竭的复合终点）。预测因素包括传统危险因素（吸烟情况、收缩压、胆固醇、抗高血压药或他汀类药物的使用及糖尿病）和eGFR。本模型针对性别进行了分层，对种族没有限制，可预测各年龄时段的未

第七章 心血管-肾脏-代谢综合征的风险评估

来风险。在基础模型之外，还开发了预测各个CVD亚型（ASCVD和心力衰竭）的附加方程，以及包括可选预测因素（UACR和HbA_{1c}）及SDI的附加模型（图7-4-1）。将年龄作为时间标尺，构建任何年龄和时间范围的估计值。10年与30年是临床中较为常用的2个时间节点，模型选择将10年和30年风险作为主要模型输出。

PREVENT模型利用21个额外的数据集中的3 330 085例参与者进行外部验证。PREVENT方程可预测一般的一级预防成人（即基线时无CVD的个体）的总CVD风险（ASCVD和心力衰竭的复合终点）。在外部验证中，基础PREVENT模型预测总CVD风险的

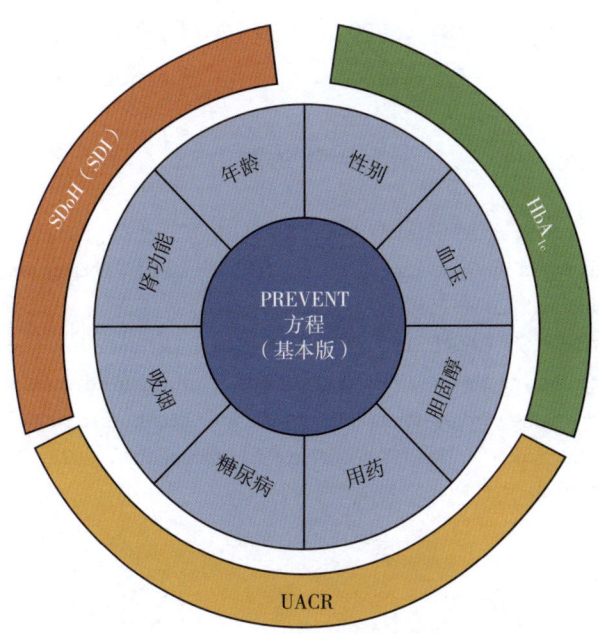

图7-4-1　PREVENT基础方程式和附加方程式

注：如果SDI、HbA_{1c}、UACR加入基础模型中，则可进行附加模型计算；PREVENT.心血管疾病事件的风险预测；SDoH.健康的社会决定因素；SDI.社会剥夺指数；UACR.尿白蛋白/肌酐比值；HbA_{1c}.糖化血红蛋白。

一致性统计量 {C-statistic，以中位数［四分位间距（inter-quartile interval，IQI）：25%四分位数～75%四分位数］表示} 在女性参与者中为0.794（IQI 0.763～0.809），在男性参与者中为0.757（IQI 0.727～0.778）。女性和男性参与者的校准斜率分别为1.03（IQI 0.81～1.16）和0.94（IQI 0.81～2.13）。ASCVD和心力衰竭的专用模型，也观察到了类似结果。当将UACR、HbA_{1c}和SDI加入基础模型中时，模型的辨别能力有所改善，具有统计学意义［女性和男性参与者的ΔC-statistic 分别为0.004（IQI 0.004～0.005）和0.005（IQI 0.004～0.007）］。当将UACR加入基础模型中时，在有明显蛋白尿（>300 mg/g）的患者中，校准的C-statistic得到显著改善［1.05（IQI 0.84～1.20）vs.1.39（IQI 1.14～1.65），$P=0.01$］。

（易铁慈　郑　博）

参 考 文 献

[1] KHAN S S, MATSUSHITA K, SANG Y Y, et al. Development and validation of the American Heart Association's PREVENT equations [J]. Circulation, 2024, 149 (6): 430-449.

[2] KHAN S S, CORESH J, PENCINA M J, et al. Novel prediction equations for absolute risk assessment of total cardiovascular disease incorporating cardiovascular-kidney-metabolic health: a scientific statement from the American Heart Association [J]. Circulation, 2023, 148 (24): 1982-2004.

第五节　心血管-肾脏-代谢综合征风险评估的应用

PREVENT评分旨在为临床医师提供临床中可常规获得的数

第七章　心血管-肾脏-代谢综合征的风险评估

据估计CVD的绝对风险，从而便于在临床实践中制订后续干预策略。PREVENT方程在30～79岁成人中调整了非CVD死亡的竞争风险，能够估计总CVD事件（ASCVD和心力衰竭复合终点）的10年和30年的风险。当临床存在其他CKM综合征危险因素（UACR和HbA_{1c}）结果或SDI指标时，PREVENT方程的附加模型可以增加这些因子进一步提高风险预测效用。PREVENT模型在不同种族、民族和高风险亚组（如CKD和糖尿病）中均得到较好的验证，这支持其在不同的一级预防成人群体中的普适性。因此，PREVENT模型可以在临床管理中积极应用，以指导不同基础状态的一级预防人群的短期和长期风险评估。

通过PREVENT方程获得的风险评估结果旨在用于以患者为中心的风险评估，使医师和患者达成关于治疗策略的共同决策。因此，PREVENT方程被推荐用于CKM综合征的预防，尤其是绝对风险为5%～20%的低中危人群，以制定个性化的CVD预防策略。然而，如何依据PREVENT方程的评估结果指导具体决策仍需要更多的证据积累。例如，预计10年风险较高的患者需要加强危险因素的控制，必要时给予联合疗法最大限度降低CVD风险（如给予ACEI联合SGLT2i）。此外，预防策略的制定还应考虑个体的背景因素（如获取和准备健康食物的能力、参与体力活动的能力、处方药物的获取和负担能力、健康素养等），以及社会层面的因素（如成本效益）。

对于年轻患者来说，传统风险评估标准通常评估固定时间（如10年）的CVD风险。年轻患者短期的CVD绝对风险通常较低。但从终身时间维度观察，这些患者的终身风险可能明显增加。一项美国代表性人群的数据研究结果显示，在估计10年ASCVD或心力衰竭风险较低的成人中，超过50%有较高的长期风险。如果只关注短期风险，可能会使高终身风险患者错失预防的机会。早期发现终身高风险患者、及时提供干预措施有助于改善这部分患者的预后。因此，2022年《年轻人的动脉粥样硬化性心血管风险管理：*JACC*最新进展综述》推荐，评估终身风险可以更早推动危险因素的干预，为患者带来更多获益。PREVENT方程以患者年龄作为时间标尺，提供全生命周期的风险评估，有助于医师对各个年龄段的患者进行预防，为年轻患者提供早期筛查、评估和干预的机会（图7-5-1）。

PREVENT方程对ASCVD风险的预测估计值低于汇总队列方程（pooled cohort equations，PCE）对ASCVD风险的估计值。分析认为，PREVENT方程基于更新的人群样本，与开发PCE的旧队列相比，ASCVD风险较低。PREVENT评估的总CVD风险是ASCVD和心力衰竭的复合终点，且考虑了非心血管死亡的竞争风险，并将他汀类药物治疗作为预测因素，这些因素对风险评估均有不同程度的影响。传统认为糖尿病患者的CVD风险高，但PREVENT

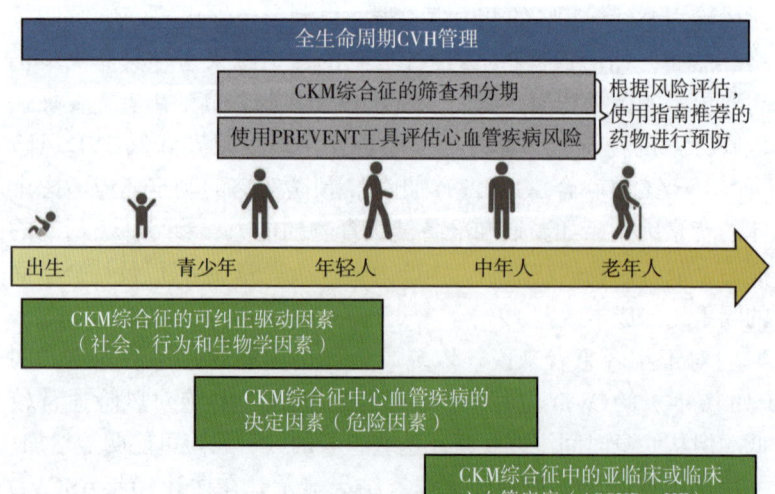

图7-5-1　全生命周期心血管健康管理

注：促进心血管健康、CKM健康分期和风险评估的全生命周期方法：驱动因素、决定因素和疾病；ASCVD. 动脉粥样硬化性心血管疾病；CKM. 心血管-肾脏-代谢综合征；CVH. 心血管健康；HF. 心力衰竭；PREVENT. 心血管疾病事件的风险预测。

第七章　心血管-肾脏-代谢综合征的风险评估

模型强调要关注总CVD风险，糖尿病作为危险因素之一纳入模型，由于其他危险因素的差异，不同患者的预测风险可存在较大差异。这提示糖尿病患者同样需要不同级别的干预，通过个体化评估糖尿病患者的风险，以制定有助于降低CVD风险的治疗方案。AHA推荐按照表7-5-1的风险评估与处理总体框架进行管理，包括筛查CKM风险、评估CVD风险、确定CKM阶段，以及降低CKM综合征风险。

表7-5-1　基于风险评估的心血管疾病预防路径

筛查CKM综合征风险	评估CVD风险	确定CKM综合征分期	降低CKM综合征风险
评估生命8要素情况（饮食模式、身体活动、睡眠质量、尼古丁暴露、体重指数、血压、血脂和血糖） 根据临床需要考虑额外的检测：HbA_{1c}、UACR等	在30～79岁成人中使用PREVENT方程计算CVD、ASCVD和心力衰竭的10年和30年的绝对风险个体化：在临床医师与患者讨论的背景下，考虑风险增强因素以共享决策重新分类：在中等风险或存在不确定性的情况下，考虑使用生物标志物或进行连续影像学检测	0期：无CKM综合征危险因素 1期：过多或功能异常的脂肪组织 2期：代谢危险因素或CKD 3期：亚临床CVD、高风险的CKD或PREVENT预测的高CVD风险 4期：临床CVD	促进患者的健康，预防CKM综合征进展，优先考虑逆转CKM综合征分期 根据指南建议，治疗CKM综合征因素并考虑心脏保护疗法（如他汀类药物、SGLT2i、GLP-1RA） 筛查并解决不利的社会决定因素 按照指南推荐的时间间隔重新评估CKM综合征因素

注：ASCVD.动脉粥样硬化性心血管疾病；CKM.心血管-肾脏-代谢；CVD.心血管疾病；GLP-1RA.胰高血糖素样肽-1受体激动剂；HbA_{1c}.糖化血红蛋白；PREVENT.心血管疾病事件的风险预测；SGTL2i.钠-葡萄糖共转运蛋白2抑制剂；UACR.尿白蛋白/肌酐比值。

值得注意的是，基于PREVENT方程的CKM综合征风险评估主要用于普通人群的一级预防（预防首次CVD事件），不能替代传统风险评估在以下人群中的重要性：已有CVD的患者（如ASCVD二级预防，房颤患者的脑卒中预防），有可疑CVD相关症状的患者（如胸痛），或者具有特定遗传风险的患者亚组（如家族性高脂血症、肥厚型心肌病），这些患者未在PREVENT风险评估模型范围内，需要采用其他临床评估方法。

PREVENT方程主要是基于美国人群数据开发的，其中亚裔人数较少，这会影响PREVENT方程应用于非白种人群体的准确性。新近数据表明，社会因素是种族之间CVD风险差异的上游驱动因素。CARDIA研究的一项结果显示，与白种人相比，黑种人患糖尿病的风险大，差异与邻里关系、社会经济、心理社会和行为因素相关。如前所述，PREVENT方程中将与种族相关的因素通过SDoH评估体现，可部分体现不同种族的差异。近年来，中国也越来越重视SDoH，并建立了我国的SDI数据，如天津大学医学部贺小宁副教授及其研究团队发表的《中国大陆县级社会经济剥夺指数的开发及其与健康结果的关系》。该研究深入分析了中国不同县级行政区划层面的社会经济剥夺水平，构建了一套我国的社会经济剥夺指数，并探讨了社会经济剥夺水平与健康的相关性。美国以外群体的SDI用于PREVENT方程的适应性仍需要进一步验证。此外，PREVENT方程采用2021CKD-EPI肌酐方程计算eGFR，这一方程避免了纳入种族因素作为因子，可以不限种族获得较为准确的eGFR，这有助于扩大PREVENT方程的种族适应性，提高了PREVENT方程在我国应用的可行性。然而，未来仍需要更多的研究评估PREVENT方程在中国人群中的预测效能。

（易铁慈　郑　博）

参 考 文 献

[1] KHAN S S, MATSUSHITA K, SANG Y Y, et al. Development and validation of the American Heart Association's PREVENT equations [J].

Circulation, 2024, 149 (6): 430-449.

[2] KHAN S S, CORESH J, PENCINA M J, et al. Novel prediction equations for absolute risk assessment of total cardiovascular disease incorporating cardiovascular-kidney-metabolic health: a scientific statement from the American Heart Association [J]. Circulation, 2023, 148 (24): 1982-2004.

[3] HUGHES Z H, NING H Y, SHAH S J, et al. Distribution of 10- and 30-year predicted risks for heart failure in the US population: National Health and Nutrition Examination Surveys 2015 to 2018 [J]. Circ Heart Fail, 2022, 15 (5): e009351.

[4] MARMA A K, BERRY J D, NING H Y, et al. Distribution of 10-year and lifetime predicted risks for cardiovascular disease in US adults: findings from the National Health and Nutrition Examination Survey 2003 to 2006 [J]. Circ Cardiovasc Qual Outcomes, 2010, 3 (1): 8-14.

[5] STONE N J, SMITH S C, ORRINGER C E, et al. Managing atherosclerotic cardiovascular risk in young adults: JACC state-of-the-art review [J]. J Am Coll Cardiol, 2022, 79 (8): 819-836.

[6] POWELL-WILEY T M, BAUMER Y, BAAH F O, et al. Social determinants of cardiovascular disease [J]. Circ Res, 2022, 130 (5): 782-799.

[7] BANCKS M P, KERSHAW K, CARSON A P, et al. Association of modifiable risk factors in young adulthood with racial disparity in incident type 2 diabetes during middle adulthood [J]. JAMA, 2017, 318 (24): 2457-2465.

第八章

健康的社会决定因素在心血管-肾脏-代谢综合征中的影响

从20世纪80年代中期开始,SDoH在健康促进领域开始展现。2005年,WHO成立的健康社会决定因素委员会(Commission on Social Determinants of Health,CSDH)提出了SDoH的概念。2008年,CSDH制定了改革议程,提出了3项总体建议:①改善日常生活条件;②解决权力、金钱和资源分配不公问题;③衡量和了解问题并评估行动的影响。2011年10月,WHO在巴西里约热内卢召开了社会决定因素大会,不同国家和组织分享了经验,通过调整实施政策和战略,以期减少健康不公平。会议通过了《健康社会决定因素里约政治宣言》,并呼吁采取健康问题社会决定因素方针减少健康不公平现象。

WHO对SDoH作出的定义:除直接导致疾病的因素外,由人们的社会地位和所拥有资源所决定的生活和工作的环境及其他对健康产生影响的因素。其核心价值理念是健康公平,即"健康是一项基本人权,不因种族、宗教、政治信仰、经济或社会情境不同而有差异"。SDoH被认为是决定人们健康和疾病的根本原因,包括了人们从出生、成长、生活、工作、衰老的全部社会因素,也反映了人们在社会结构中的阶层、权力和财富的不同地位。

第八章　健康的社会决定因素在心血管-肾脏-代谢综合征中的影响

随着研究的不断深入，人们逐渐认识到，在所有收入水平的国家中，健康和疾病都遵循社会梯度：社会经济地位越低，健康状况越差。如果通过合理的行动可以避免不同人群健康状况的系统性差异，那么系统性差异的存在就是不公平的，这种不平衡被称为健康不平等。减少国家之间和国家内部的健康不平等是当务之急。CSDH在《用一代人时间弥合差距》报告中提出了SDoH的行动框架（图8-0-1），对各种SDoH进行整合，并讨论如何利用SDoH的理论解决全球健康问题。人们的健康水平与罹患疾病的程度取决于日常生活环境和社会结构性因素。日常生活环境是指人们出生、成长、生活、工作及衰老的环境，包括物质环境、社会支持和社会心理因素、行为因素和生物学因素。社会结构性因素是指决定日常生活环境的社会结构性因素，体现了权力、财富和资源的不同分配方式。其中，个体层面的社会结构性因素包括社会地位、教育、职业、收入、性别、种族和民族；宏观社会层面的社会结构性因素是指社会政治经济环境，主要包括政治治理、社会政策和文化、社会规范和价值观。

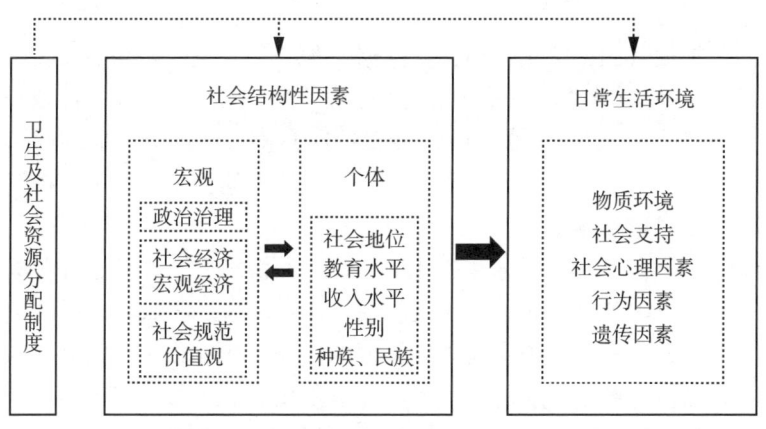

图8-0-1　健康社会决定因素的行动框架

CKM综合征的发生、发展是一个动态的、具有连续性和进展性的过程，而SDoH的影响贯穿个体的整个生命阶段。AHA在相关报告中明确指出，SDoH对CKM综合征的管理和疾病进展结果有重要影响，应将其纳入风险预测模型，并作为CKM综合征患者临床护理模式的重要组成部分，以实现更精准的疾病防控和管理。不良的SDoH不仅增加了CKM综合征的患病风险，还对CKM综合征的疾病进展产生长期影响。SDoH通过多个层面的路径影响健康结果并造成健康不平等。国家层面的卫生政策和社会福利资源分配制度决定了不同人群所处的生活环境和可获取的社会资源。生活环境中的社会结构性因素，不仅直接影响健康行为，还在更深层次上影响了个体的日常生活环境，从而间接决定健康结果。因此，本章将介绍社会结构因素和日常生活环境对CKM综合征的影响。公共卫生政策详见本书第二十章。

一、社会结构因素

（一）收入水平

根据我国国家统计局公开数据《2023年居民收入和消费支出情况》，全国居民人均可支配收入中位数为33 036元，而中位数是平均数的84.2%，这表明收入分布偏向右侧，即部分人群的收入显著高于大多数人，反映我国贫富差距的不均衡。这种不均衡对居民健康的影响反映在多个方面。从20世纪80年代至今，大量横断面研究表明，肥胖存在持续的社会经济梯度，并且这种关联在发展中国家呈正相关，即肥胖的发病率随着经济收入水平的增加而升高。在儿童中也发现了类似的关联，研究显示，家庭总收入的提高与孩子肥胖的发生率升高呈正相关。2023年我国居民人均可支配收入39 218元，比2022年实际增长了6.1%。其中，人均食品烟酒的消费总支出占比最高，为29.8%，相比2022年增长了

第八章 健康的社会决定因素在心血管-肾脏-代谢综合征中的影响

6.7%。经济水平的上升伴随着我国居民饮食结构的改变，成人肥胖患者人数也逐渐增多。低收入、低社会地位的群体通常居住在资源匮乏的社区，面临较差的居住条件，且健康食品和医疗服务的可及性相对较差。贫困社区常缺乏健康教育和卫生资源，这使得居民更容易采取不健康的生活方式，如高热量、高脂肪的饮食、酗酒和吸烟等，从而增加慢性疾病的负担。

既往研究显示，社会经济地位低下和SDoH评分降低与高血压发病率升高及高血压患者对血压控制的失败有关。更低的收入会导致慢性病患者在10年随访中出现不良健康结果的绝对风险升高了21%。在高收入国家中，经济地位较低的人群同样承担着更高的慢性病负担。一项同时使用US NHANES数据和UK Biobank数据的队列研究的结果显示，在低社会经济地位的成人中，调整年龄后死亡风险为每1000人年22.5，全因死亡风险更高；CVD风险为每1000人年2.5，CVD死亡率和CVD发病率相比于高社会经济地位人群更高。一项汇总了27个欧洲联盟（以下简称"欧盟"）国家经济负担数据的研究表明，每年CVD估计花费欧盟2820亿欧元，其中，健康和长期护理占1550亿欧元（55%），相当于欧盟卫生支出的11%，由患病导致的生产力损失占17%（480亿欧元），而非正式护理成本为790亿欧元（28%）。

根据我国《2023年居民收入和消费支出情况》，全国居民人均消费支出为26 796元，实际增长了9.0%。其中，人均医疗保健消费支出为2460元，同比增长了16.0%，占人均消费支出的9.2%。相比之下，人均食品烟酒、居住、教育文化及娱乐等支出的增速均低于医疗保健支出。这反映了我国居民在医疗方面支出的持续增加，不仅表明国民就医意愿和实际就医需求逐步增强，也凸显了慢性病导致灾难性医疗支出风险上升的隐忧。"因病致贫"的概率随之升高，特别是在低收入人群中更为显著。这种情况可能形成恶性循环：低收入会导致CKM综合征等慢性病的发生风险升高，而慢性病进一步削弱劳动能力和劳动生产率，导致劳动收入减少,从而加剧经济困难。

(二)教育水平与健康素养

"教育塑造生活"——教育是帮助人们摆脱贫困、缩小社会经济与政治不平等的重要途径。研究表明,教育与预期寿命、慢性病发病率及健康行为密切相关,通过创造就业机会和提高收入水平,教育在促进健康方面发挥了关键作用。教育水平的提高与预期寿命的延长存在显著关联。一项基于多国老年人的队列研究指出,生命早期的教育水平和财富差异显著影响健康老龄化,更高的教育水平有助于改善晚年健康状况,进一步凸显了教育对健康和长寿的影响作用。

教育水平较低的人群通常缺乏健康知识和对健康行为的重视,缺乏疾病早期预防的意识,更少关注日常健康饮食。这种健康知识和行为的缺失,不仅使他们难以及时预防和管理慢性病,还会导致疾病风险的积累。此外,低教育水平人群通常社会经济地位较低,面临较差的生活条件、更大的心理压力和有限的医疗资源获取能力,这些不利因素的叠加,进一步增加了患CKM综合征的风险,上述因素在大量研究中得到证实。PURE队列研究对155 722例基线无CVD患者进行分析后发现,低教育水平与CVD发生率及全因死亡率呈正相关。挪威的一项全国性横断面研究结果显示,2012—2014年,不同教育水平的糖尿病患者在冠心病、脑卒中和CKD发病率上存在显著差异。"完成义务教育"患者的冠心病发病率为25.9%,远高于"完成高等教育"患者的16.9%;两者脑卒中的发病率分别为9.6%和6.6%;CKD发病率分别为23.9%和12.6%。这种趋势在我国也有类似体现。慢性病高风险人群的流行特征分析表明,教育水平较低(如"小学及以下")的人群中,慢性病高风险人群的检出率显著较高。这进一步强调了教育在改善健康行为、降低慢性病风险中的重要作用,以及改善健康教育在慢性病防控工作中的紧迫性。

第八章　健康的社会决定因素在心血管-肾脏-代谢综合征中的影响

心理社会压力、缺乏社会支持及医疗保健服务获取障碍，是教育水平较低群体面临的突出问题。这些因素相互叠加，不仅增加了慢性病的发生风险，还加速了疾病的进展。此外，教育水平对个体的健康素养和疾病管理能力有重要影响。健康素养是指个体获取、理解和应用健康信息的能力，直接决定了其管理自身健康的效果。教育水平较高的人群通常具备更高的健康素养，能够更有效地管理健康、遵循治疗方案，并及时寻求医疗帮助。相反，教育水平较低的人群可能在获取和解读健康信息时遇到障碍，导致不良健康行为的持续，甚至加剧健康问题。

研究表明，教育水平较高的人群通常具备更丰富的健康知识，能够更加主动地预防疾病和管理健康状况。例如，2012—2015年我国针对451 755例成年居民的一项全国代表性调查结果显示，在高血压患者中，仅46.9%的患者知晓自己的病情，40.7%的患者正在服用抗高血压药，而仅有15.3%的患者实现了血压控制。2020—2022年，"中国居民心血管病及其危险因素监测"项目在全国范围内对298 438例居民进行的调查发现，≥18岁居民的高血压知晓率、治疗率和控制率分别为43.3%、38.7%和12.9%。这些数据反映出健康管理中的巨大差距，而教育水平较高的社区通常拥有更多健康资源、公共卫生干预措施和支持系统，从而为居民提供了更好的慢性病预防和治疗机会。

因此，提高教育水平被认为是预防和控制慢性病的关键途径之一。通过增强健康素养和改善社会支持，提高教育水平不仅能减轻CKM综合征等慢性病的负担，还能促进健康公平，最终提升全社会的健康水平。

二、日常环境因素

（一）物质环境和行为因素

1. **居住环境和生活方式** 居住环境不仅包括个体居住条件和周围物质环境，还涵盖社会环境和社区资源。而生活方式则涉及个人的健康行为、饮食习惯和身体活动水平等行为因素，这些因素在很大程度上受居住环境的塑造和影响。居住环境与生活方式密切相关，对CKM综合征的发生和发展具有深远影响。

居住环境的物理特征对生活方式有显著影响。上文提到，社会经济地位较低地区的居民比社会经济地位较高地区居民面临更高的超重/肥胖风险。研究表明，由居住环境因素引起的不平等占总健康不平等的25.18%。然而，建筑环境的改善可以有效缓解这些不平等，例如，增加绿地面积或提供体育活动设施。城市化程度较高的地区通常具备更多促进健康的基础设施，如公园、步道和健身中心，使居民更容易参与体育活动，从而降低肥胖、CVD等慢性病的风险。而在缺乏这些设施的地区，居民的身体活动机会有限，容易形成"久坐不动"的生活方式，进而增加慢性病的风险。此外，城市的空气污染、噪声污染和高密度生活环境也可能对健康产生负面影响，增加了呼吸系统疾病、CVD等慢性病的患病风险。越来越多的证据表明，生活在周围绿化程度高的地区，甚至短暂接触绿化程度高的地区均有利于心血管的健康，这可能与绿地的环境、社会、心理和生理益处有关。更为重要的是，居住环境不仅直接影响个体的生活方式，还通过塑造健康行为、改善社会经济条件及增加健康资源的可及性，间接影响慢性病的发生和发展。因此，改善居住环境，提升社区资源的可及性，推广健康行为是预防和控制CKM综合征的重要策略之一。这一综合性的干预措施将有助于减轻慢性病负担，同时促进健康公平。

第八章　健康的社会决定因素在心血管-肾脏-代谢综合征中的影响

2. 空气污染　随着工业化和现代化的高度发展，许多国家空气质量显著恶化，空气污染已成为全球健康的主要威胁之一，也是CKM综合征的重要危险因素。空气污染对健康的影响与暴露的时间和浓度密切相关，儿童、老年人及患有基础疾病的人群尤为脆弱。CKM综合征的发生通常是遗传、生活方式、饮食等多种因素共同作用的结果，而空气污染作为环境因素，与这些因素交织在一起，显著加剧了CKM综合征的健康负担。数据显示，全球约91%的人口生活在空气污染物年均浓度超过10 μg/m³、日浓度超过20 μg/m³的地区，已经达到WHO空气质量指南的建议临界值。

空气污染对心血管健康的危害已得到广泛研究和关注。长期暴露于空气污染，尤其是高浓度的细颗粒物（particulate matter$_{2.5}$，$PM_{2.5}$）和氮氧化物，会导致心血管系统的慢性炎症反应，从而促进动脉粥样硬化和血栓形成，增加心脏病、高血压、冠心病等疾病的风险。研究表明，空气污染对血管功能有显著影响，如引发血压升高、心律失常，甚至诱发严重的CVD事件，以及心搏骤停或脑卒中。一项基于大型人群队列的动态疾病轨迹研究发现，空气污染水平越高，高血压前期进展为高血压，高血压进一步发展为CVD及最终导致死亡的转移概率越大。特别是有基础疾病的患者，长期暴露于颗粒物污染会显著加速CVD的进展。因此，对易感人群及居住在空气质量不佳地区的居民开展药物干预和健康管理，能够在一定程度上延缓CVD的发生和进展。这表明控制空气污染在亚临床CVD和临床CVD的预防中具有重要意义。

空气污染不仅影响心血管健康和呼吸道健康，还与超重、肥胖的发生存在潜在联系。干预试验表明，生命早期的空气污染暴露，例如，妊娠期间胎儿暴露于污染环境会增加儿童成长过程中肥胖的发生风险。随着个体成长和活动范围的扩大，污染物在体内的积累会进一步加剧，成年期的暴露则使情况更加复杂。例如，基于中国平均空气质量指数（air quality index，AQI）的研究发现，

PM$_{2.5}$和可吸入颗粒物（particulate matter$_{10}$，PM$_{10}$）水平的长期暴露与老年人肥胖发生率升高密切相关，无论是慢性低、中度污染，还是重度污染暴露，均显著增大全身性肥胖和腹型肥胖的风险。因此，减少空气污染、改善空气质量、制定和实施环境保护政策是预防和控制CKM综合征的关键措施之一，不仅可以降低相关慢性病的发生风险，还能改善整体人群健康，减轻公共卫生负担。

（二）心理健康与社会关系

社区的社会支持网络和文化环境对个体的生活方式有着深远的影响。社会支持能够促进健康行为的形成和维持，如亲友的鼓励、社区健康活动等。当个体处于孤立或缺乏社会人际关系的环境中时，通常更倾向于采用不健康的应对方式，如吸烟、饮酒和暴饮暴食，以应对生活中的压力。长期的心理压力、焦虑和抑郁会触发一系列生理反应，可能通过提高体内的皮质醇水平、改变血糖代谢及促进动脉硬化等机制，从而推动慢性病的发生。这些生理变化可能导致内分泌紊乱、免疫功能下降和慢性炎症反应，从而显著增加患CVD、糖尿病和CKD等慢性病的风险。

大规模基于人群的流行病学研究显示，较高体重与较差的心理健康状况尤其是抑郁和亚临床抑郁状态密切相关。有研究发现，饮食和肥胖与心理健康之间存在双向作用，即饮食和肥胖通过直接影响心理健康导致困扰，而压力相关的精神障碍（如抑郁和创伤后应激障碍）则可能改变饮食习惯，进而影响体重。

在制定干预策略改善居民健康状况时，应该综合考虑心理健康和其他社会决定因素。一项基于NHANES数据的11年队列研究发现，抑郁与全因死亡率、心血管死亡率之间的相关性分别为32.4%和28.3%，且抑郁和较高的SDoH负担会导致个体的全因死亡风险增加。在一项大型人群队列研究中发现，抑郁和较低的幸福感与高血压的发生密切相关。在已诊断为高血压的患者中，心理健康对血压控制的影响远高于非高血压患者。这表明心理健康

第八章　健康的社会决定因素在心血管-肾脏-代谢综合征中的影响

可能在高血压的管理和控制中起重要作用。

三、健康的社会决定因素筛查的重要性

AHA相关指南强调了SDoH筛查的重要性，并指出无论是进行CKM综合征各期合并疾病的跨学科治疗，还是早期筛查，SDoH筛查都应纳入模型中。SDoH筛查能够揭示健康生活方式、自我护理、卫生保健资源的获取及疾病预防和管理中的社会结构性障碍，而这些障碍可能对CKM综合征的危险因素和结局产生深远的影响。例如，某些群体可能由于社会经济地位较低，无法获得足够的健康资源，从而增加了患病的风险。而通过SDoH筛查可以更全面地了解患者的社会环境和生活条件，为疾病预防和干预提供更精准的依据。

为提高CKM综合征的早期筛查率，并在疾病初期采取有效的预防和治疗措施，系统的SDoH筛查应作为临床护理的常规部分。该筛查不仅有助于识别有社会需求的患者，还能将他们与可用的社会资源相连接，从而提升患者的健康水平。例如，SDoH筛查可以揭示个体在经济方面的困难，如粮食和住房保障不足，在交通和医疗服务上遇到障碍，这有助于制定更加个性化的治疗方案。此外，SDoH筛查还可以评估教育水平、个人安全和心理健康等其他影响患者的重要社会决定因素。

当前，已有多种筛查工具可用于评估粮食和住房不安全、交通和公共服务需求、医疗保健可及性、教育水平及心理健康状况等多个维度。这些工具为早期发现和干预提供了有效手段。近期的研究发现，SDoH对慢性病的发生、发展起重要作用，特别是CKM综合征这类与多种社会经济因素密切相关的疾病。因此，将SDoH纳入CKM综合征筛查和治疗的整体方案中，不仅能有效提高治疗疗效，还能够促进健康公平，减少社会群体之间的健康差距。在设计具体的筛查项目时，必须充分考虑SDoH的多种影响

因素，确保筛查能够覆盖所有群体，尤其是处于社会经济弱势的群体，这些人群通常面临更大的健康风险。通过定期评估社会环境因素对筛查参与的影响，不断优化筛查策略，确保筛查工作能覆盖最需要的人群。此外，结合健康数据、社会背景和心理评估，实施个性化筛查策略可以提高筛查的灵敏度和准确度。

为确保SDoH筛查能够更全面地实施，跨学科合作至关重要，除临床医师外，社会工作者、心理学家和公共卫生专家等专业人员也应参与其中，确保筛查项目不仅聚焦生理指标，还包括社会和心理健康等方面的评估。多方协作可以提高筛查的效率，并为患者提供更加全面的健康管理，进而有效促进慢性病的预防和控制。

（张　玲　姚昕玥）

参 考 文 献

[1] AUTRET K, BEKELMAN T A. Socioeconomic status and obesity [J]. J Endocr Soc, 2024, 8 (11): bvae176.

[2] LI Z A, CAI Y Q, TAYLOR R L, et al. Associations between socioeconomic status, obesity, cognition, and white matter microstructure in children [J]. JAMA Netw Open, 2023, 6 (6): e2320276.

[3] BARRADAS S, LUCUMI D I, MENTZ G, et al. A prospective longitudinal approach to examine the association between social position in childhood, adolescence, and adulthood with the control of hypertension during adulthood [J]. Front Public Health, 2024, 12: 1296593.

[4] SHEA S, LIMA J, DIEZ-ROUX A, et al. Socioeconomic status and poor health outcome at 10 years of follow-up in the Multi-Ethnic Study of Atherosclerosis [J]. PLoS One, 2016, 11 (11): e0165651.

[5] ZHANG Y B, CHEN C, PAN X F, et al. Associations of healthy lifestyle and socioeconomic status with mortality and incident cardiovascular disease: two prospective cohort studies [J]. BM, 2021, 373: n604.

[6] LUENGO-FERNANDEZ R, WALLI-ATTAEI M, GRAY A, et al.

Economic burden of cardiovascular diseases in the European Union: a population-based cost study [J]. Eur Heart J, 2023, 44 (45): 4752-4767.

[7] 李华, 高健. 城乡居民大病保险治理"因病致贫"的效果差异分析 [J]. 社会科学辑刊, 2018 (6): 124-141.

[8] HENDI A S. TRENDS IN U. S. Life expectancy gradients: the role of changing educational composition [J]. Int J Epidemiol, 2015, 44 (3): 946-955.

[9] WU Y T, DASKALOPOULOU C, MUNIZ TERRERA G, et al. Education and wealth inequalities in healthy ageing in eight harmonised cohorts in the ATHLOS consortium: a population-based study [J]. Lancet Public Health, 2020, 5 (7): e386-e394.

[10] YUSUF S, JOSEPH P, RANGARAJAN S, et al. Modifiable risk factors, cardiovascular disease, and mortality in 155 722 individuals from 21 high-income, middle-income, and low-income countries (PURE): a prospective cohort study [J]. Lancet, 2020, 395 (10226): 795-808.

[11] SLÅTSVE K B, CLAUDI T, LAPPEGÅRD K T, et al. Level of education is associated with coronary heart disease and chronic kidney disease in individuals with type 2 diabetes: a population-based study [J]. BMJ Open Diabetes Res Care, 2022, 10 (5): e002867.

[12] 刘敏, 王丽敏, 张梅, 等. 中国慢性病风险人群流行特征分析 [J]. 中国慢性病预防与控制, 2024, 32 (8): 569-573.

[13] WANG Z W, CHEN Z, ZHANG L F, et al. Status of hypertension in China: results from the China Hypertension Survey, 2012—2015 [J]. Circulation, 2018, 137 (22): 2344-2356.

[14] 国家心血管病中心, 中国心血管健康与疾病报告编写组, 胡盛寿. 中国心血管健康与疾病报告2023概要 [J]. 中国循环杂志, 2024, 39 (7): 625-660.

[15] ZHANG K K, YOU H, YU L X, et al. Inequality of opportunity in outpatient expenditure among the elderly with multimorbidity: evidence from China [J]. Int J Equity Health, 2023, 22 (1): 153.

[16] LAM T M, VAARTJES I, GROBBEE D E, et al. Associations between the built environment and obesity: an umbrella review [J]. Int J Health

Geogr, 2021, 20 (1): 7.

[17] MCGRATH L J, HOPKINS W G, HINCKSON E A. Associations of objectively measured built-environment attributes with youth moderate-vigorous physical activity: a systematic review and meta-analysis [J]. Sports Med, 2015, 45 (6): 841-865.

[18] KEITH R J, HART J L, BHATNAGAR A. Greenspaces and cardiovascular health [J]. Circ Re, 2024, 134 (9): 1179-1196.

[19] RAJAGOPALAN S, AL-KINDI S G, BROOK R D. Air pollution and cardiovascular disease: JACC state-of-the-art review [J]. J Am Coll Cardiol, 2018, 72 (17): 2054-2070.

[20] ZHANG S Y, QIAN Z M, CHEN L, et al. Erratum: exposure to air pollution during pre-hypertension and subsequent hypertension, cardiovascular disease, and death: a trajectory analysis of the UK Biobank cohort [J]. Environ Health Perspect, 2023, 131 (2): 29001.

[21] WANG X J, RAN S S, XIA H, et al. Ambient air pollution associated with incident asthma, subsequent cardiovascular disease and death: a trajectory analysis of a national cohort [J]. J Hazard Mater, 2023, 460: 132372.

[22] ARYAL A, HARMON A C, DUGAS T R. Particulate matter air pollutants and cardiovascular disease: strategies for intervention [J]. Pharmacol Ther, 2021, 223: 107890.

[23] TAMANA S K, GOMBOJAV E, KANLIC A, et al. Portable HEPA filter air cleaner use during pregnancy and children's body mass index at two years of age: The UGAAR randomized controlled trial [J]. Environ Int, 2021, 156: 106728.

[24] ZHANG N, WANG L, ZHANG M, et al. Air quality and obesity at older ages in China: the role of duration, severity and pollutants [J]. PLoS One, 2019, 14 (12): e0226279.

[25] STEPTOE A, FRANK P. Obesity and psychological distress [J]. Philos Trans R Soc Lond B Biol Sci, 2023, 378 (1888): 20220225.

[26] BREMNER J D, MOAZZAMI K, WITTBRODT M T, et al. Diet, stress and mental health [J]. Nutrients, 2020, 12 (8): 2428.

[27] WANG Z, PU B X. Joint effects of depression and social determinants of

health on mortality risk among U. S. adults: a cohort study [J]. BMC Psychiatry, 2024, 24 (1): 752.
[28] SCHAARE H L, BLÖCHL M, KUMRAL D, et al. Associations between mental health, blood pressure and the development of hypertension [J]. Nat Commun, 2023, 14 (1): 1953.
[29] NDUMELE C E, NEELAND I J, TUTTLE K R, et al. A synopsis of the evidence for the science and clinical management of cardiovascular-kidney-metabolic (CKM) syndrome: a scientific statement from the American Heart Association [J]. Circulation, 2023, 148 (20): 1636-1664.

第九章

心血管-肾脏-代谢综合征基于多学科协作模式的临床管理和治疗策略

第一节 心血管-肾脏-代谢综合征 0期临床多学科协作管理策略

2023年10月，AHA提出的主席建议，确定了CKM综合征定义、分期，并提出相关风险筛查、预测和管理建议。AHA主席建议按照有无代谢异常、是否合并代谢危险因素及CKD和/或CVD，将CKM综合征分为0～4期。其中，CKM综合征临床管理和治疗部分强调了多学科协作模式，包括心血管科、肾脏科、内分泌科等，以提供全面的治疗方案，治疗目标包括减重、降血压、调血脂、降血糖及亚临床CVD和CKD的管理。以患者为中心的多学科协作可以改善临床结果，提高生活质量及减少医保花费，多学科护理模式的开发和实施是优化管理CKM综合征未来的前景。

CKM综合征0期是指无CKM综合征危险因素。BMI和腰围正常，血糖、血压、血脂正常，无CKD或亚临床/临床CVD

第九章 心血管-肾脏-代谢综合征基于多学科协作模式的临床管理和治疗策略

证据。

一、总体目标

维持人体生理指标和血糖、血压、血脂指标正常，降低CVD或CKD的风险。

二、管理策略

1. 健康饮食、体育锻炼和规律的睡眠习惯。增加膳食纤维的摄入，减少高糖、高盐和高脂肪食物的摄入；每周至少进行150 min的中等强度有氧运动，如快走、游泳或骑自行车。

2. 避免使用尼古丁和吸烟。

3. 保持最佳体重。≥18岁成人BMI应维持在18.5～23.9 kg/m^2，并合理控制腰围，男性＜85 cm，女性＜80 cm。

4. 基于年龄特异性标准管理血压、血糖和胆固醇水平。

（1）科学监测血压：鼓励居家进行血压监测，有条件可进行动态血压监测。晨起的血压测量应在排尿后、未服用抗高血压药、早饭前，晚间的血压测量应在睡觉前，应根据《中国高血压防治指南（2024年修订版）》推荐测量2～3次血压。如果血压超过130/80 mmHg，应密切关注血压变化。

（2）成人糖尿病前期的筛查标准为空腹血糖≥5.6 mmol/L和/或HbA$_{1c}$≥5.7%和/或OGTT中2 h血糖≥7.8 mmol/L，血糖筛查有助于早期发现糖尿病前期患者，提高患者的糖尿病知晓率。

（3）总胆固醇的理想水平为＜2.6 mmol/L；甘油三酯的理想水平为＜1.7 mmol/L；HDL-C的理想水平＞1.7 mmol/L（男性），＞1.15 mmol/L（女性）；LDL-C的理想水平为＜3.4 mmol/L（ASCVD低危人群非糖尿病患者）。

5. 基于年龄特异性标准，成人每3～5年筛查1次血压、

TG、HDL-C和血糖。

由于CKM综合征的复杂性及整体性，在CKM综合征高风险人群的全程诊疗路径中均应进行综合的筛查及全面评估。目前，中国已有部分医院开设心肾内科、心血管内分泌科等，旨在对相互关联的疾病进行综合管理。心血管风险决定CKM综合征的分期及预后，心内科医师对CKM综合征的评估管理显得尤为重要。

（王艳玲）

参 考 文 献

[1] NDUMELE C E, NEELAND I J, TUTTLE K R, et al. A synopsis of the evidence for the science and clinical management of Cardiovascular-Kidney-Metabolic（CKM）syndrome：a scientific statement from the American Heart Association [J]. Circulation, 2023, 148（20）: 1636-1664.

[2] KHAN S S, MICHAEL J C, PENCINA J, et al. Novel prediction equations for absolute risk assessment of total cardiovascular disease incorporating cardiovascular-kidney-metabolic health: a scientific statement from the American Heart Association [J]. Circulation, 2023, 148（24）: 1982-2004.

[3] SEBASTIAN S A, PADDA I, JOHAL G. Cardiovascular-kidney-metabolic（CKM）syndrome: a state-of-the-art review [J]. Curr Probl Cardiol, 2024, 49（2）: 102344.

[4] LARKIN H. Here's What to know about cardiovascular-kidney-metabolic syndrome, newly defined by the AHA [J]. JAMA, 2023, 330（21）: 2042-2043.

[5] 中国高血压防治指南修订委员会，高血压联盟（中国），中国医疗保健国际交流促进会高血压病学分会，等. 中国高血压防治指南（2024年修订版）[J]. 中华高血压杂志（中英文），2024, 32（7）: 603-700.

[6] 中国血脂管理指南修订联合专家委员会. 中国血脂管理指南（2023年）[J]. 中华心血管病杂志，2023, 51（3）: 221-255.

［7］中华医学会糖尿病学分会. 中国2型糖尿病防治指南（2020年版）[J]. 中华糖尿病杂志，2021，13（4）：315-409.

第二节　心血管-肾脏-代谢综合征 1期临床管理和治疗策略

CKM综合征1期是指存在过度或异常的脂肪组织堆积。个体存在超重/肥胖、腹型肥胖或功能异常的脂肪组织，但未合并其他代谢危险因素或CKD。BMI≥25.0 kg/m^2（亚洲人群≥23.0 kg/m^2）。女性腰围≥88 cm，男性≥102 cm（亚洲人群女性≥80 cm，男性≥90 cm）。空腹血糖在5.6～6.9 mmol/L或HbA$_{1c}$在5.7%～6.4%。

一、总体目标

基础管理主要包括疾病健康教育和生活方式的改变。纠正过度或异常的脂肪积累，目标是改善肥胖，防止发生代谢性疾病，以减重至少5%为目标。

二、管理策略

（一）健康饮食和定期体育锻炼

1. 健康饮食　增加膳食纤维的摄入，减少高糖、高盐和高脂肪食物的摄入。

2. 规律运动　每周进行中等强度的有氧运动至少150 min，如快走、游泳或骑自行车。

（二）科学减重

应遵循以患者为中心的原则减重至少5%，通过减重团队提供综合减肥方法指导，包括减重药物、减重手术。

1. 减重药物　无法实现减肥目标或无法改变生活方式的肥胖（BMI≥30.0 kg/m^2）患者可以选择药物治疗；SELECT研究证实，司美格鲁肽具有心血管获益，通过药物进行体重管理可以降低超重/肥胖不合并糖尿病患者的心血管事件风险。

2. 减重手术　BMI≥40.0 kg/m^{2}的肥胖患者可以选择减重手术。2023年AHA科学年会正式公布了SELECT研究的重要结果。2022年8月，美国代谢与减重外科学会（American Society for Metabolic and Bariatric Surgery，ASMBS）和国际肥胖与代谢病外科联盟（International Federation for the Surgery of Obesity and Metabolic Disorders，IFSO）联合发布了《减重与代谢手术指南》。减重与代谢手术通常行腹腔镜微创入路，目前主流手术方式为袖状胃切除术和Roux-en-Y胃旁路术。该指南还强调了手术的安全性和有效性，证实手术可降低总体死亡率，改善心血管风险和癌症风险。

（三）血糖管理

糖耐量受损或糖尿病前期患者，无论BMI如何，应优先改变生活方式和减重。若已改变生活方式，但仍存在进行性葡萄糖耐受异常的患者，可考虑使用二甲双胍，以预防病情进展至糖尿病。

（四）定期体检

建议每2～3年进行1次体检，以评估血压、甘油三酯、胆固醇和血糖。具体标准可参照CKM综合征0期管理策略。

（王艳玲）

参 考 文 献

[1] NDUMELE C E, NEELAND I J, TUTTLE K R, et al. A synopsis of the evidence for the science and clinical management of cardiovascular-kidney-metabolic (CKM) syndrome: a scientific statement from the American Heart Association [J]. Circulation, 2023, 148 (20): 1636-1664.

[2] SEBASTIAN S A, PADDA I, JOHAL G. Cardiovascular-kidney-metabolic (CKM) syndrome: a state-of-the-art review [J]. Curr Probl Cardiol, 2024, 49 (2): 102344.

[3] KHAN S S, MICHAEL J C, PENCINA J, et al. Novel prediction equations for absolute risk assessment of total cardiovascular disease incorporating cardiovascular-kidney-metabolic health: a scientific statement from the American Heart Association [J]. Circulation, 2023, 148 (24): 1982-2004.

[4] LARKIN H. Here's What to know about cardiovascular-kidney-metabolic syndrome, newly defined by the AHA [J]. JAMA, 2023, 330 (21): 2042-2043.

[5] LINCOFF A M, BROWN-FRANDSEN K, COLHOUN H M, et al. SELECT trial investigators [J]. N Engl J Med, 2023, 389 (24): 2221-2232.

[6] HEERSPINK H J, APPERLOO E, DAVIES M, et al. Effects of semaglutide on albuminuria and kidney function in people with overweight or obesity with or without type 2 diabetes: exploratory analysis from the step 1, 2, and 3 trials [J]. Diabetes Care, 2023, 46 (4): 801-810.

[7] 中华医学会糖尿病学分会. 中国2型糖尿病防治指南（2020年版）[J]. 中华糖尿病杂志, 2021, 13 (4): 315-409.

第三节　心血管-肾脏-代谢综合征 2期临床管理和治疗策略

CKM综合征2期是指存在代谢危险因素或中高风险CKD。个体合并代谢危险因素（高甘油三酯血症、高血压、糖尿病、代谢综合征）和/或中至高危CKD。

一、总体目标

发生代谢性疾病或中高风险CKD者，积极纠正代谢性疾病，开展CVD一级预防，治疗CKD，防止进展为亚临床CVD、极高风险CKD。

二、管理策略

最佳的降低代谢综合征的心血管风险的管理策略为调整生活方式，若不能达标时可给予药物治疗，以控制血压、血糖和血脂。

（一）治疗高甘油三酯血症

1. 对于中度或更高的ASCVD风险的患者，为降低ASCVD风险及适度降低甘油三酯水平（10%～30%），推荐使用他汀类药物治疗。

2. 当甘油三酯≥5.65 mmol/L时，胰腺炎风险大幅度增加，建议使用贝特类药物治疗。且非诺贝特与他汀类药物治疗联合治疗的不良反应少。

3. 甘油三酯为1.52～5.63 mmol/L(在糖尿病和其他情况下)，

第九章　心血管-肾脏-代谢综合征基于多学科协作模式的临床管理和治疗策略

可使用二十碳五烯酸乙酯，其具有降低ASCVD风险的作用。

（二）治疗高血压

1. 降压目标　高血压治疗的目标是降低心、脑、肾与血管并发症和死亡的总危险。

（1）心血管风险高危/很高危高血压患者及有并发症的高血压患者，如果能耐受，推荐诊室血压目标为＜130/80 mmHg。

（2）一般高血压患者推荐诊室血压降至140/90 mmHg以下；如果能耐受，应进一步降至130/80 mmHg以下。

（3）65～79岁老年人推荐诊室血压目标为＜140/90 mmHg，如果能耐受，可降至130/80 mmHg以下。

（4）年龄在≥80岁高龄老年人的降压目标为＜150/90 mmHg，如果能耐受，可降至140/90 mmHg以下。

（5）高危和很高危患者采取强化干预措施；无严重并发症但已有亚临床靶器官损害的患者应采取积极干预措施逆转靶器官损害；目前暂无低中危的正常高值血压人群进行抗高血压药治疗临床获益的证据。

2. 高血压治疗的药物选择

（1）高血压管理应遵循既定指南，采用调整生活方式、均衡的低钠饮食和药物治疗。常用抗高血压药包括钙通道阻滞剂、ACEI、ARB、噻嗪类利尿剂和β受体阻滞剂，以及由上述药物组成的单片复方制剂和血管紧张素受体脑啡肽酶抑制剂（angiotensin receptor neprilysin inhibitor，ARNI）作为新的一类常用抗高血压药；上述抗高血压药和单片复方制剂均可作为初始和维持治疗的常用药物。血压维持在＜130/80 mmHg是糖尿病患者和非糖尿病患者的血压目标。

（2）RAAS抑制剂可作为抗高血压药的一线治疗药物，尤其是对于糖尿病伴白蛋白尿的患者。RAAS抑制剂可为CKD患者肾脏提供额外保护作用。

（3）若RAAS抑制剂降压效果不佳时，酌情加用钙通道阻滞剂、利尿剂、β受体阻滞剂、α受体阻滞剂等药物，依据不同并发症等病情及时调整用药。

（4）应优先使用长效抗高血压药。血压≥160/100 mmHg、高于目标血压20/10 mmHg或单药治疗未达标的患者应联合降压治疗，包括联合用药或使用单片复方制剂。

（5）《中国高血压防治指南（2024年修订版）》指出，在排除继发性高血压后，对药物难以控制或药物依从性差的高血压患者，可以考虑开展经肾动脉去肾交感神经术。

（三）治疗糖尿病

1. 无明显低血糖的非妊娠成人，HbA_{1c}应控制在＜7%；血压应控制在＜130/80 mmHg。

2. 大多数糖尿病患者存在中等或中等以上ASCVD风险，中至高危者建议给予他汀类药物治疗，并考虑联合依折麦布治疗降低ASCVD的风险。

3. SGLT2i可用于合并CKD的患者，保护肾功能并减少因心力衰竭住院和主要不良心血管事件。

4. GLP-1RA可以优先用于BMI≥35.0 kg/m^2、HbA_{1c}≥9%的糖尿病患者。

5. 除胰岛素外，常用的降血糖药包括双胍类、促胰岛素分泌剂、α-糖苷酶抑制剂、噻唑烷二酮类、二肽基肽酶-4（dipeptidyl peptidase-4，DPP-4）抑制剂、SGLT2i及GLP-1RA。

（四）治疗慢性肾脏病

中至高危CKD是指根据eGFR分期和UACR分级进行CKD的危险分层为中至高危，具体指G1［eGFR≥90 ml/（min·$1.73m^2$）］或G2［eGFR 60～89 ml/（min·$1.73m^2$）］并A2（UACR 30～300 mg/g）或A3（UACR＞300 mg/g）；G3a［eGFR 45～59 ml/（min·$1.73m^2$）］

第九章 心血管-肾脏-代谢综合征基于多学科协作模式的临床管理和治疗策略

并A1（UACR＜30 mg/g）或A2。

1. 高血压合并蛋白尿是CVD独立危险因素（尤其是对心力衰竭），ACEI/ARB是一线治疗药物。

2. SGLT2i应扩展到所有伴有CKD的患者，无论是否合并糖尿病，均需要保护肾功能并降低心力衰竭住院率和心血管死亡率。eGFR≥20 m/（min·1.73m^2），可以安全开始SGLT2i治疗。

3. ACEI/ARB、非奈利酮可减少DKD患者不良CVD和肾脏事件。

4. 他汀类药物和依折麦布治疗可以降低中危CKD患者首次动脉粥样硬化事件的发生率，尤其是在未接受透析的患者中。

（王艳玲）

参 考 文 献

[1] NDUMELE C E, NEELAND I J, TUTTLE K R, et al. A synopsis of the evidence for the science and clinical management of cardiovascular-kidney-metabolic（CKM）syndrome：a scientific statement from the American Heart Association［J］. Circulation，2023，148（20）：1636-1664.

[2] KHAN S S, MICHAEL J C, PENCINA J, et al. Novel prediction equations for absolute risk assessment of total cardiovascular disease incorporating cardiovascular-kidney-metabolic health：a scientific statement from the American Heart Association［J］. Circulation，2023，148（24）：1982-2004.

[3] SEBASTIAN S A, PADDA I, JOHAL G. Cardiovascular-kidney-metabolic（CKM）syndrome：a state-of-the-art review［J］. Curr Probl Cardiol，2024，49（2）：102344.

[4] 中国血脂管理指南修订联合专家委员会. 中国血脂管理指南（2023年）［J］. 中华心血管病杂志，2023，51（3）：221-255.

[5] 中国高血压防治指南修订委员会，高血压联盟（中国），中国医疗保健国际交流促进会高血压病学分会，等. 中国高血压防治指南（2024年修订版）［J］. 中华高血压杂志（中英文），2024，32（7）：603-700.

[6] 中华医学会糖尿病学分会. 中国2型糖尿病防治指南（2020年版）[J]. 中华糖尿病杂志, 2021, 13（4）: 315-409.

[7] 中华预防医学会肾脏病预防与控制专业委员会. 中国慢性肾脏病早期评价与管理指南[J]. 中华内科杂志, 2023, 62（8）: 902-930.

第四节　心血管-肾脏-代谢综合征3期临床管理和治疗策略

CKM综合征3期是指达到亚临床CVD或极高风险CKD。亚临床CVD指亚临床ASCVD或心力衰竭。极高风险CKD是指根据eGFR分期和UACR分级进行CKD的危险分层为极高危，具体指CKD G3a期[eGFR 45～59 ml/（min·1.73m^2）]并A3（＞300 mg/g）；CKD G3b期[eGFR 30～44 ml/（min·1.73m^2）]并A2（30～300 mg/g）/A3；CKD G4期[eGFR 15～29 ml/（min·1.73m^2）]并A1（＜30 mg/g）/A2/A3。

一、总体目标

加强对亚临床CVD、CVD高风险或极高风险CKD的干预，防治病情进展为临床CVD或肾衰竭。

二、管理策略

（一）亚临床动脉粥样硬化性心血管疾病

冠状动脉钙化积分（coronary artery calcium score, CaS）是指应用CT对冠状动脉整体的钙化情况进行量化评估，通过CT平扫即可完成，无须注射碘造影剂。冠状动脉钙化并不等同于冠心病，而引起冠心病的关键因素为冠状动脉管腔狭窄程度。如果冠状动脉钙化但管腔狭窄程度不超过50%，这种情况并不属于冠心病。CaS是冠状动脉粥样硬化的独立预测指标，可有效评估受检者5～10年冠心病事件的发生风险，应早筛查、早干预。

1. ASCVD中危且合并CaS评分＞0的患者，推荐使用他汀类药物进行ASCVD一级预防。

2. ASCVD高危且合并至少1项风险增强因素（如CaS≥100），但对于无高出血风险的40～70岁的患者，推荐应用低剂量阿司匹林进行ASCVD一级预防。

（二）亚临床心力衰竭

亚临床心力衰竭是指NT-proBNP≥125 pg/ml，或者TnT/TnI升高，或者经超声心动图诊断。针对亚临床心力衰竭，建议采取强化生活方式管理措施并给予相应的药物治疗，以延缓症状性心力衰竭的出现。

1. 射血分数＜40%且为HFrEF的患者，2024年《中国心力衰竭诊断和治疗指南2024》强调，ARNI/ACEI和ARB、β受体阻滞剂、MRA及SGLT2i这4类药物是HFrEF患者药物治疗的一线选择。SGLT2i不仅有助于降低血糖水平，还对心脏和肾脏具有保护作用。ARNI或ACEI/ARB及β受体阻滞剂治疗有助于降低血压并减轻心脏负担，对心脏功能具有保护作用。GLP-1RA能在降血糖的同时提供心脏保护。

2. 糖尿病患者应用SGLT2i及GLP-1RA治疗，可以降血糖、减重、改善炎症等，这有助于降低心血管事件发生风险。

（三）极高风险CKD

极高风险CKD的防治主要包括生活方式的调整，营养治疗，控制蛋白尿、高血压、高血糖及高血压等。

1. 控制蛋白尿　DKD患者尿蛋白控制目标为UACR＜30 mg/g，非糖尿病患者尿蛋白控制目标为UACR＜300 mg/g。2023年《中国慢性肾脏病早期评价与管理指南》推荐，根据UACR水平使用ACEI/ARB或MRA减少蛋白尿，但不推荐联合应用ACEI和ARB。使用时上述药物应注意有无双侧肾动脉狭窄、监测eGFR和血钾浓度。需注意的是，eGFR＜30 ml/（min·1.73m^2）并非停用此类药物的绝对指征。

2. 控制血压　高血压的控制应根据UACR水平设定血压控制目标值：UACR≤30 mg/g时，维持血压≤140/90 mmHg；UACR＞30 mg/g时，控制血压≤130/80 mmHg。选择抗高血压药种类要兼顾有无合并蛋白尿，为提高血压的达标率，推荐使用单片复方制剂或组合制剂，严重高血压者可选择3种或3种以上抗高血压药联合治疗。

3. 控制血糖　DKD的诊断主要依据糖尿病史、eGFR下降和/或UACR升高持续超过3个月，视网膜病变并非诊断DKD的必备条件。建议HbA$_{1c}$目标值设置为＜7.0%，并根据预期寿命、低血糖风险等因素严格或放宽控制目标。推荐使用SGLT2i和GLP-1RA改善肾脏预后。使用二甲双胍和SGLT2i时应监测eGFR，并及时调整用量或停用。

4. 控制血脂　血脂异常是促进CKD进展的重要因素，也是介导CKD患者心脑血管病变、肾动脉粥样硬化和靶器官损害的主要危险因素，目前治疗高脂血症的药物主要为他汀类药物。

5. 谨慎用药　当eGFR＜45 ml/（min·1.73m^2）时，应慎用或停用有潜在肾毒性和经肾排泄的药物。必须使用含碘造影剂时应遵循少量、选择低渗或等渗造影剂、围手术期充分水化等原则，并做好eGFR监测。需要注意的是，CKD患者非处方药或蛋白质营养品也应在医师或药师的指导下使用。

（王艳玲）

参 考 文 献

[1] NDUMELE C E, NEELAND I J, TUTTLE K R, et al. A Synopsis of the evidence for the science and clinical management of cardiovascular-kidney-metabolic（CKM）syndrome：a scientific statement from the American Heart Association［J］. Circulation, 2023, 148（20）：1636-1664.

[2] KHAN S S, MICHAEL J C, PENCINA J, et al. Novel prediction equations for absolute risk assessment of total cardiovascular disease incorporating cardiovascular-kidney-metabolic health：a scientific statement from the American Heart Association［J］. Circulation, 2023, 148（24）：1982-2004.

[3] SEBASTIAN S A, PADDA I, JOHAL G. Cardiovascular-kidney-metabolic（CKM）syndrome：a state-of-the-art review［J］. Curr Probl Cardiol, 2024, 49（2）：102344.

[4] 中华医学会心血管病学分会, 中国康复医学会心脏预防与康复专业委员会, 中国老年学和老年医学会心脏专业委员会, 等. 中国心血管病一级预防指南［J］. 中华心血管病杂志, 2020, 48（12）：1000-1038.

[5] MCDONAGH T A, METRA M, ADAMO M, et al. 2023 focused update of the 2021 ESC Guidelines for the diagnosis and treatment of acute and chronic heart failure［J］. Eur Heart J, 2023, 44（37）：3627-3639.

[6] CASTIGLIONE V, AIMO A, VERGARO G, et al. Biomarkers for the diagnosis and management of heart failure［J］. Heart Fail Rev, 2022, 27（2）：625-643.

[7] 中华预防医学会肾脏病预防与控制专业委员会. 中国慢性肾脏病早期评价与管理指南［J］. 中华内科杂志, 2023, 62（8）：902-930.

第五节　心血管-肾脏-代谢综合征 4期临床管理和治疗策略

CKM综合征4期是指存在临床泛指的CVD，包括冠心病、心力衰竭、脑卒中、周围血管疾病、房颤，其中4a期无慢性肾衰竭，4b期合并慢性肾衰竭。

一、总体目标

优化CVD、并存的代谢性因素和CKD治疗，改善临床症状和生活质量，降低再住院率和死亡率。

二、管理策略

（一）心血管疾病的管理

ASCVD以动脉粥样硬化为共同的病理特征。随着动脉粥样硬化斑块进展，继发斑块侵蚀/破裂及血栓形成是ACS、缺血性脑卒中或严重肢体缺血等急性缺血事件的主要病理基础。LDL-C是ASCVD主要的致病性危险因素，也是ASCVD防治的首要干预靶点。荟萃分析显示，LDL-C每降低1 mmol/L，ASCVD事件的风险降低20%～23%。ASCVD患者为极高危人群，LDL-C目标值为＜1.8 mmol/L，且较基线降低幅度超过50%；超高危ASCVD患者LDL-C目标值为＜1.4 mmol/L，且较基线降低幅度超过50%。

非HDL-C是指血液中除高密度脂蛋白外其他脂蛋白所含胆固醇总和（计算公式：非HDL-C＝TC-HDL-C），是次要降脂靶

第九章 心血管-肾脏-代谢综合征基于多学科协作模式的临床管理和治疗策略

点,其目标水平=目标LDL-C+0.8 mmol/L。他汀类药物是降低胆固醇治疗的基础,若使用他汀类药物不能使LDL-C达标,可联合非他汀类调血脂药,如胆固醇吸收抑制剂或PCSK9抑制剂(包括PCSK9单抗和PCSK9小干扰RNA)。超高危患者,当基线LDL-C较高(未使用他汀类药物患者,LDL-C$\geqslant$4.9 mmol/L;或者服用他汀类药物患者,LDL-C$\geqslant$2.6 mmol/L),预计他汀类药物联合胆固醇吸收抑制剂不能使LDL-C达标时,可考虑直接采用他汀类药物联合PCSK9抑制剂,以保证患者LDL-C快速达标。不能耐受他汀类药物的患者也应考虑使用胆固醇吸收抑制剂或PCSK9抑制剂。血小板的激活与聚集在动脉粥样硬化血栓形成的发生、发展过程中具有重要作用,抗栓治疗是ASCVD管理的重要环节。应根据患者的病程阶段、动态评估缺血和出血风险,采取以阿司匹林和$P2Y_{12}$受体抑制剂为基础的单一抗血小板治疗(single antiplatelet therapy,SAPT)或双联抗血小板治疗(dual antiplatelet therapy,DAPT)。采用抗凝策略人群的心血管结局(COMPASS)研究中,慢性冠脉综合征(chronic coronary syndrome,CCS)或外周动脉疾病患者,双通道抗栓治疗(dual pathway inhibition,DPI)(阿司匹林75~100 mg/d+利伐沙班2.5 mg,2次/天)相较于阿司匹林单药能显著降低不良心血管事件的发生率,可导致主要出血风险增加,但颅内或致命性出血风险未增加。多血管疾病属于血栓高风险,如无高出血风险,慢性期也可考虑应用DPI强化抗栓治疗,如患者有高出血风险,推荐进行SAPT。如果血管病变处于急性期或需进行相关血运重建术,应根据相应的专科指南进行诊治,抗栓治疗应遵照该部位血管病变急性期或血运重建术后的处理原则。

针对HFrEF,优选肾素-血管紧张素系统抑制剂(renin angiotensin system inhibitor,RASI),包括ARNI、ACEI和ARB、β受体拮抗剂、MRA和SGLT2i,以降低心力衰竭住院及死亡风险。相关指南指导的药物治疗(guideline-directed medical treatment,

GDMT）可使HFrEF患者的左心室射血分数恢复正常（即＞50%）或接近正常（40%～50%）。治疗后HFimpEF患者，无论有无症状，应继续使用GDMT预防心力衰竭和左心室功能障碍复发。HFpEF的治疗主要使用利尿剂和SGLT2i，并针对心血管基础疾病、合并症和CVD危险因素采取综合性治疗手段。

CKM综合征危险因素是房颤的促发因素，与房颤负荷相关，并可增加血栓栓塞风险。优化房颤患者的综合管理，包括共病及危险因素管理、预防脑卒中及血栓栓塞、心室率与节律控制及评估与动态再评估。有效控制血压、有效血糖管理、心力衰竭患者应用GDMT、超重/肥胖患者降低10%以上体重有利于降低房颤负荷、复发和恶化。在有抗凝指征、无抗凝禁忌证的非瓣膜病房颤患者中，推荐应用非维生素K拮抗剂类抗凝血药（non-vitamin K antagonist oral anticoagulant，NOAC）或华法林抗凝治疗预防脑卒中。CKD患者需要根据肾功能调整抗凝血药剂量。

（二）代谢危险因素的管理

CKM综合征4期患者应每年至少测量1次BMI和腰围。超重或CKM综合征4期肥胖患者减轻5%～10%的体重可减少代谢危险因素、提高心力衰竭患者生活质量，体重减轻超过10%可降低CVD患者不良心血管事件风险。体重管理方式包括生活方式干预、药物、手术等综合手段。在药物治疗中，优选对减重和降低心血管风险有显著益处的GLP-1RA。

ASCVD患者合并甘油三酯显著升高（＞5.6 mmol/L）时，在他汀治疗基础上可以联合贝特类药物以降低胰腺炎的风险。ASCVD患者在接受他汀类药物治疗后如果甘油三酯＞2.3 mmol/L，应考虑给予二十碳五烯酸乙酯（icosapent ethyl，IPE）（每次2 g，每天2次），以降低心血管风险。

CKM综合征4期的高血压患者，如果能耐受，降压治疗目标值可设置为＜130/80 mmHg。如果存在高血压合并心力衰竭，降压治疗首选ARNI或ACEI/（不能耐受者使用ARB）、β受体拮抗剂、MRA、SGLT2i及袢利尿剂。如果高血压合并稳定性冠心病，抗高血压药可选择钙通道阻滞剂、RASI、β受体拮抗剂；如果合并心肌梗死，可选择β受体拮抗剂和RASI。如果高血压合并糖尿病，抗高血压药首选ACEI或ARB。

应对T2DM合并CVD患者实施综合性治疗策略，包括血糖、血压、血脂、体重的管理，抗血小板治疗及生活方式干预等。HbA_{1c}是反映血糖控制状况的主要指标。血糖的控制目标应遵循个体化原则，大多数T2DM患者，合理的HbA_{1c}控制目标为＜7%，年龄较大、病程较长、有严重低血糖史、预期寿命较短、有显著的微血管或大血管并发症或严重合并症的患者可采取相对宽松的HbA_{1c}目标值。T2DM患者一线降血糖治疗是评估并发症和合并症，根据是否合并ASCVD、心力衰竭、CKD等选择合适的药物。T2DM合并ASCVD时，首选具有心血管获益证据的SGLT2i和GLP-1RA；合并心力衰竭时，无论左心室射血分数是否降低，应使用SGLT2i进行血糖管理以预防心力衰竭再住院；合并超重/肥胖的患者选择有减重作用且有心血管获益的降血糖药，如GLP-1RA。当上述药物治疗不达标时［如eGFR＞30 ml/（min·1.73^2）］，且无不稳定或失代偿性心力衰竭等，可联合二甲双胍降血糖治疗。

（三）慢性肾脏病的管理

CKD是糖尿病的慢性并发症之一，也是我国CKD的首位病因，临床上以持续性白蛋白尿（UACR≥30 mg/g）和/或eGFR进行性下降［＜60 ml/（min·1.73^2）］为主要特征，可进展为终末期肾病（end stage renal disease，ESRD）。确诊CKD后应进行eGFR分期（G1～G5）和尿白蛋白分期（A1～A3）评估CKD严重程度、评估ESRD程度及心血管死亡风险和测定随访频率。

CVD是CKD患者死亡的首要原因，尿白蛋白排泄增加和eGFR下降是CVD发生、发展的独立危险因素。CKD（G1～G4

期）合并蛋白尿的患者，无论是否合并高血压或糖尿病，应启动RASI治疗。如果启动治疗或增加剂量4周内血肌酐升高超过30%，需查找原因（如容量不足、双侧肾动脉狭窄、其他合并用药等），必要时考虑减量或停用。RASI相关的非紧急高钾血症，在处理可纠正因素（如饮食管理）的基础上，可口服钾离子结合剂控制。存在症状性低血压、药物治疗后高钾血症无法控制、eGFR＜15 ml/（min·1.73^2），应考虑减少RASI剂量或停用。不建议ACEI与ARB类药物联合使用，以免增加高钾血症、急性肾损伤和主要复合结局（透析、血肌酐翻倍及死亡）的风险。不管是否合并糖尿病，建议eGFR≥20 ml/（min·1.73^2）的CKD患者，合并蛋白尿或心力衰竭时（不考虑射血分数）使用SGLT2i，以延缓肾病进展及降低心血管死亡风险，可持续应用至患者进入透析或接受肾移植前。长时间禁食、手术或严重疾病状态（酮症高风险）的患者，可考虑停用SGLT2i。非甾体MRA可联合RASI和SGLT2i用于eGFR＞25 ml/（min·1.73^2）、血钾正常和UCAR＞30 mg/g的CKD合并糖尿病患者。T2DM伴CKD应用二甲双胍和SGLT2i治疗未达到个体化血糖目标或无法使用上述药物时，推荐应用长效GLP-1RA。

CKM综合征4b期患者CVD的风险显著升高，常表现为心力衰竭或ASCVD。尽管大部分治疗心力衰竭的药物已积累了大量高质量证据，但是，基于对药物潜在不良反应的担忧，多数随机对照试验排除了ESRD患者，导致这些药物在CKM综合征4b期患者中应用的证据不足。心力衰竭患者GDMT基石药物，如ARNI、ACEI/ARB、MRA在CKM综合征4b期使用受到限制，因有肾功能恶化和高钾血症风险。透析伴HFrEF患者，可在β受体阻滞剂的基础上联用ACEI/ARB或ARNI控制心力衰竭症状、改善心肌重构，但ARNI需在ACEI停药36 h后再使用。在伴有HFrEF的透析患者中，MRA的使用尚存在争议，这主要与MRA可引起高钾血症有关。SGLT2i在透析或肾移植患者中使用的数据尚缺乏，还需通过临床试验证实其在该类患者中的安全性及有效性。

（谭　静）

参 考 文 献

[1] NDUMELE C E, RANGASWAMI J, CHOW S L, et al. Cardiovascular-kidney-metabolic health: a presidential advisory from the American Heart Association [J]. Circulation, 2023, 148 (20): 1606-1635.

[2] NAVARESE E P, ROBINSON J G, KOWALEWSKI M, et al. Association between baseline LDL-C level and total and cardiovascular mortality after LDL-C lowering: a systematic review and meta-analysis [J]. JAMA, 2018, 319 (15): 1566-1579.

[3] CHOLESTEROL TREATMENT TRIALISTS'（CTT）COLLABORATION, FULCHER J, O'CONNELL R, et al. Efficacy and safety of LDL-lowering therapy among men and women: meta-analysis of individual data from 174, 000 participants in 27 randomised trials [J]. Lancet, 2015, 385 (9976): 1397-1405.

[4] SILVERMAN M G, FERENCE B A, IM K, et al. Association between lowering LDL-C and cardiovascular risk reduction among different therapeutic interventions: a systematic review and meta-analysis [J]. JAMA, 2016, 316 (12): 1289-1297.

[5] 中国血脂管理指南修订联合专家委员会. 中国血脂管理指南（2023年）[J]. 中国循环杂志, 2023, 38 (3): 237-271.

[6] CONNOLLY S J, EIKELBOOM J W, BOSCH J, et al. Rivaroxaban with or without aspirin in patients with stable coronary artery disease: an international, randomised, double-blind, placebo-controlled trial [J]. Lancet, 2018, 391 (10117): 205-218.

[7] 中国医师协会心血管内科医师分会. 泛血管疾病抗栓治疗中国专家共识（2024版）[J]. 中华医学杂志, 2024, 104 (12): 906-923.

[8] 中华医学会心血管病学分会. 中国心力衰竭诊断和治疗指南2024 [J]. 中华心血管病杂志, 2024, 52 (3): 235-275.

[9] VAN GELDER I C, RIENSTRA M, BUNTING K V, et al. 2024

ESC Guidelines for the management of atrial fibrillation developed in collaboration with the European Association for Cardio-Thoracic Surgery（EACTS）[J]. Eur Heart J, 2024, 45（36）: 3314-3414.

[10] LINCOFF A M, BROWN-FRANDSEN K, COLHOUN H M, et al. Semaglutide and cardiovascular outcomes in obesity without diabetes [J]. N Engl J Med, 2023, 389（24）: 2221-2232.

[11] BHATT D L, STEG P G, MILLER M, et al. Cardiovascular risk reduction with icosapent ethyl for hypertriglyceridemia [J]. N Engl J Med, 2019, 380（1）: 11-22.

[12] 中国高血压防治指南修订委员会, 高血压联盟（中国）, 中国医疗保健国际交流促进会高血压病学分会, 等. 中国高血压防治指南（2024年修订版）[J]. 中华高血压杂志, 2024, 32（7）: 603-700.

[13] MARX N, FEDERICI M, SCHÜTT K, et al. 2023 ESC Guidelines for the management of cardiovascular disease in patients with diabetes [J]. Eur Heart J, 2023, 44（39）: 4043-4140.

[14] 中华预防医学会肾脏病预防与控制专业委员会. 中国慢性肾脏病早期评价与管理指南 [J]. 中华内科杂志, 2023, 62（8）: 902-930.

[15] 中华医学会全科医学分会. 中国糖尿病肾脏病基层管理指南 [J]. 中华全科医师杂志, 2023, 22（2）: 146-157.

[16] KIDNEY DISEASE: IMPROVING GLOBAL OUTCOMES（KDIGO）CKD WORK GROUP. KDIGO 2024 clinical practice guideline for the evaluation and management of chronic kidney disease [J]. Kidney Int, 2024, 105（4S）: S117-S314.

[17] 中华医学会肾脏病学分会. 中国透析患者慢性心力衰竭管理指南 [J]. 中华肾脏病杂志, 2022, 38（5）: 465-496.

第十章

心血管-肾脏-代谢综合征分期中心脏疾病的诊断和治疗

第一节 心血管-肾脏-代谢综合征分期中冠状动脉粥样硬化性心脏病的诊断和治疗

一、冠状动脉粥样硬化性心脏病的定义

冠心病是由冠状动脉内膜发生粥样硬化性病变引起的心脏疾病，其导致冠状动脉管腔逐渐狭窄或阻塞，从而使供应心肌的血流量减少，引起心肌供血不足和缺氧。冠心病的临床表现主要包括CCS和ACS，其中CCS多表现为长期、稳定的心绞痛，而ACS通常由冠状动脉的急性阻塞引起，可能导致不稳定型心绞痛（unstable angina，UA）或急性心肌梗死。其中，急性心肌梗死分为STEMI和NSTEMI。

二、冠状动脉粥样硬化性心脏病的临床表现

（一）主要症状

1. 典型症状　冠心病的典型症状为心绞痛，通常表现为胸部中央或左侧的压迫感、紧缩感、灼烧感等。心绞痛多在运动或情绪激动等诱发因素下出现，持续数分钟，在休息或口服硝酸甘油后缓解。症状出现的时间和模式（如急性发作或慢性稳定）有助于区分 ACS 和 CCS。

2. 不典型症状　在女性、老年人和糖尿病患者中，冠心病的症状可能不典型，如出现上腹痛、呼吸困难、乏力或恶心等。

（二）体格检查

1. 血压和心率　测量并记录患者的血压和心率，以评估心血管系统的基础状态和有无血流动力学不稳定的迹象。

2. BMI　计算并记录患者的 BMI，评估是否存在肥胖。

3. 心脏听诊　检查有无心音异常，例如，第三、第四心音或心脏杂音，可能提示存在心肌肥厚、瓣膜病变或心力衰竭、心脏破裂等。

4. 其他系统检查　肺部听诊是否有湿啰音，并评估是否有下肢水肿、颈静脉怒张等心力衰竭相关体征。

（三）辅助检查

1. 12 导联静息心电图　疑似冠心病的患者应在初步评估中进行 12 导联静息心电图。心电图有助于识别急性心肌缺血（如 ST 段抬高）和心肌损伤（如 Q 波形成）的特征；在 ACS 中，STEMI 通常表现为 ST 段抬高，提示冠状动脉完全阻塞；而 NSTEMI 可能表现为 ST 段压低，提示冠状动脉部分阻塞。

第十章 心血管-肾脏-代谢综合征分期中心脏疾病的诊断和治疗

2. 负荷心电图 稳定的CCS患者，如果静息心电图未显示缺血性改变，可进一步考虑负荷心电图，以评估运动诱发的心肌缺血。负荷心电图通常在专科条件下完成，通过监测患者在运动状态下的心电图变化判断心肌的供血情况。

3. 超声心动图 用于检测心室功能、瓣膜病变及其他结构性心脏病，排除因左心室功能不全引起的胸痛。在急性期，通过床旁超声心动图可以快速评估左心室功能和室壁运动情况，以及识别急性缺血性改变或既往心肌梗死的迹象。心源性休克或病情复杂的患者，超声心动图有助于指导早期管理。

4. 冠状动脉计算机断层扫描血管造影（coronary computed tomography angiography，CCTA） CCS或非急性患者，可以选择CCTA进行解剖学评估，以排除或确诊冠状动脉阻塞性病变。CCTA具有高阴性预测值，尤其适用于疑似冠心病但心电图和标志物不典型患者。

5. 冠状动脉造影 有复杂冠状动脉病变的高危患者，可以进行冠状动脉造影，以明确冠脉病变的程度，并指导再血管化治疗。冠脉造影可以结合血流储备分数（fractional flow reserve，FFR）进一步确定病变的功能性改变程度。

6. 实验室检查

（1）心肌损伤标志物：疑似ACS的患者可通过检测高敏感心肌肌钙蛋白（high-sensitivity cardiac troponin，hs-cTn）水平来确诊心肌损伤的程度。hs-cTn在急性心肌缺血时显著升高，通过快速的"排除-确诊"算法（如0 h和1 h的动态变化）快速诊断。

（2）血脂水平：测定总胆固醇、LDL-C、HDL-C和甘油三酯水平，用于评估患者的脂质代谢状态和动脉粥样硬化的风险。

（3）血糖和HbA_{1c}：有糖尿病史或血糖异常的患者检测空腹血糖和HbA_{1c}，以评估血糖控制情况，并判断是否需要调整降血糖方案。

（4）其他检测：BNP或NT-proBNP等标志物可以评估心力衰

竭风险。检测C反应蛋白、IL-6等炎症标志物可以评估炎症状态对冠心病进展的影响。

三、冠状动脉粥样硬化性心脏病的风险评估

（一）全球急性冠脉事件登记评分

对于非ST段抬高型急性冠脉综合征患者，推荐使用全球急性冠脉事件登记（Global Registry of Acute Coronary Events，GRACE）评分评估患者的住院和长期死亡风险。GRACE评分参数包括年龄、血压、心率、肌酐水平、心功能不全症状、ST段改变和心肌标志物等，是指导后续治疗的重要参考。

（二）SYNTAX评分

多支血管病变或拟行经皮冠状动脉介入治疗（percutaneous coronary intervention，PCI）的患者，通过SYNTAX（SYNergy between PCI with TAXUS™ and Cardiac Surgery）评分可以帮助其评估冠脉病变程度，并确定是否适合进行CABG或其他再血管化策略。

四、冠状动脉粥样硬化性心脏病的治疗

（一）慢性冠脉综合征的治疗方案

1. 生活方式干预

（1）饮食控制：推荐采用地中海式饮食，减少饱和脂肪和反式脂肪的摄入，增加水果、蔬菜、全谷物、鱼类和橄榄油的摄入。

（2）体重管理：通过饮食调控和运动管理实现体重的控制，降低肥胖相关心血管疾病风险。

（3）戒烟：强烈建议戒烟，因其对降低心血管事件风险具有

第十章 心血管-肾脏-代谢综合征分期中心脏疾病的诊断和治疗

明确效果。必要时可通过药物辅助和行为干预帮助患者戒烟。

（4）运动：建议每周进行至少150 min中等强度的有氧运动，如快步走、骑自行车或游泳，以增强心肺功能。

2. 药物治疗

（1）抗血小板药物：推荐长期使用单一抗血小板药物，如阿司匹林（100 mg/d），以防止血栓形成；有高血栓风险但无明显出血风险的患者，可以短期使用双重抗血小板治疗，如阿司匹林联合氯吡格雷。

（2）抗心绞痛药物：①硝酸酯类药物（如硝酸甘油）用于缓解心绞痛症状；②β受体拮抗剂（如美托洛尔）可以减缓心率和减少心肌需氧量，适用于有高血压或心力衰竭的患者；③钙通道阻滞剂（如地尔硫䓬）可用于β受体拮抗剂无效或不耐受的患者，以缓解心绞痛。

（3）抗高血压药物：CKM综合征中的CCS患者抗高血压药推荐ACEI（如依那普利）、ARB（如缬沙坦）或ARNI（如沙库巴曲缬沙坦），降低蛋白尿、住院率及心血管事件的风险。针对大多数CCS患者，建议将治疗后的血压目标设定在＜130/80 mmHg，老年人或不能耐受的患者，可以适当放宽降压目标（血压＜140/80 mmHg）。

（4）调血脂药物：推荐高强度他汀类药物，如阿托伐他汀或瑞舒伐他汀，目标是将LDL-C降至1.4 mmol/L以下。若仅使用他汀类药物无法达标，可加用依折麦布或PCSK9抑制剂，如阿利西尤单抗。若合并高甘油三酯血症，可在使用他汀类药物的基础上加用大剂量二十碳五烯酸乙酯（每次2 g，每天2次）。

（5）降血糖药物：合并T2DM的患者推荐使用SGLT2i，如达格列净，或者GLP-1RA（如利拉鲁肽），HbA_{1c}控制在7%以下。eGFR≥20 ml/(min·1.73 m^2)T2DM合并慢性肾功能不全的冠心病患者，推荐使用SGLT2i降低CVD和肾脏病进展的风险；eGFR≥15 ml/(min·1.73 m^2)的患者，建议使用GLP-1RA；eGFR≥25 ml/(min·1.73 m^2)的患者，推荐在使用ACEI或ARB

的基础上加用非奈利酮，以减少心血管事件和肾衰竭的发生。

（6）抗炎药物：有炎症性高风险的患者，可以使用小剂量秋水仙碱（0.5 mg/d），以降低心血管事件的发生风险。

3. 血运重建治疗

（1）PCI：药物控制症状不佳的患者行PCI可以改善冠状动脉血流，有助于缓解症状。

（2）CABG：多支病变或左主干病变患者，尤其是合并糖尿病或心力衰竭的患者，CABG可能比PCI有更好的预后。

（二）急性冠脉综合征的治疗方案

1. 急性期治疗

（1）氧疗：氧饱和度低于90%的患者，应立即给予氧疗，但无低氧血症时不推荐常规使用氧疗。

（2）镇痛：严重胸痛患者可给予静脉注射吗啡（5～10 mg），以缓解疼痛并降低交感神经兴奋带来的不良影响。

（3）硝酸酯类药物：舌下含服硝酸甘油可缓解急性缺血症状，但低血压、严重心动过缓或右心室梗死患者禁用。

2. 抗血栓治疗

（1）DAPT：所有ACS患者应尽早服用负荷剂量阿司匹林（300 mg），随后改为维持剂量（100 mg/d）。联合$P2Y_{12}$受体抑制剂，如替格瑞洛（负荷剂量为180 mg，随后剂量为90 mg，每天2次）或氯吡格雷（负荷剂量为300～600 mg，随后剂量为75 mg，每天1次），治疗维持至少12个月以减少复发。

（2）抗凝治疗：STEMI患者，推荐使用低分子量肝素，尤其是等待或准备PCI的患者。磺达肝癸钠（2.5 mg/d）可以用于非ST段抬高型ACS患者，以降低血栓形成的风险。

3. 血运重建治疗

（1）经皮冠状动脉介入治疗：STEMI患者应尽早行PCI，优先使用桡动脉入路，快速恢复冠脉血流。NSTEMI患者需根据风险分层决定是否行PCI，高危患者（如GRACE评分＞140）推荐24 h内行PCI。

（2）溶栓治疗：在120 min内无法完成PCI的STEMI患者，推荐使用溶栓治疗作为替代治疗，以尽快恢复冠脉血流。

（3）冠状动脉旁路移植术：多支血管病变、合并糖尿病或复杂解剖结构的患者，CABG相较于PCI更能改善长期预后，减少再次血运重建的需求。

4. 长期其他药物治疗

（1）高强度他汀类药物：所有ACS患者应尽早启动高强度他汀类药物治疗（如阿托伐他汀或瑞舒伐他汀），目标是将LDL-C降至＜1.4 mmol/L，必要时加用依折麦布或PCSK9抑制剂。

（2）β受体阻滞剂：适用于伴有LVEF＜40%的患者，以降低心力衰竭恶化和猝死风险。

（3）RAAS抑制剂：LVEF＜40%或伴有糖尿病的ACS患者，推荐使用ACEI，若不耐受则可使用ARB。

（4）MRA：LVEF＜35%且无肾功能不全的患者，推荐使用螺内酯进一步降低心力衰竭恶化和死亡风险。

（郭呈龙）

参 考 文 献

[1] BYRNE R A, ROSSELLO X, COUGHLAN J J, et al. 2023 ESC Guidelines for the management of acute coronary syndromes[J]. Eur Heart J, 2023, 44（38）：3720-3826.

[2] VRINTS C, ANDREOTTI F, KOSKINAS K C, et al. 2024 ESC Guidelines for the management of chronic coronary syndromes［J］. Eur Heart J, 2024, 45（36）：3415-3537.

[3] MARX N, FEDERICI M, SCHÜTT K, et al. 2023 ESC Guidelines for the management of cardiovascular disease in patients with diabetes［J］. Eur Heart J, 2023, 44（39）：4043-4140.

第二节 心血管-肾脏-代谢综合征分期中心力衰竭的诊断和治疗

一、心血管-肾脏-代谢综合征分期中心力衰竭的诊断

（一）心力衰竭的定义

心力衰竭是一种临床综合征，传统上被定义为一种以心脏泵血和/或充血能力降低为特征的疾病，或者作为心脏结构/功能的异常，导致心输出量不足，不能满足全身组织基本代谢需要。根据LVEF和治疗后的变化，分为HFrEF、HFimpEF、HFmrEF和HFpEF。

（二）心力衰竭的临床表现

1. 主要症状　早期心力衰竭的症状一般不明显，当心功能受损超过代偿能力时，机体会相继出现一系列症状。主要表现为液体过量蓄积，包括呼吸困难（劳力性呼吸困难、夜间阵发性呼吸困难、端坐呼吸、严重时可出现急性肺水肿）、肝充血引起的疼痛及腹水引起腹部膨隆导致的腹部不适、水肿，以及心输出量减少引起的乏力、虚弱等症状。

2. 体格检查　心力衰竭合并左心室肥厚或扩大的患者心尖冲动向外侧移位并超过锁骨中线；当心力衰竭合并右心室肥厚或扩大的患者可能伴有胸骨旁抬举感；当合并肺动脉高压时可触及的肺动脉瓣关闭时的拍击感；同时有一部分心力衰竭患者可以闻及奔马律；严重左心室收缩功能障碍可出现交替脉；急性和亚急

性心力衰竭可闻及肺部啰音;当出现右心衰竭可能表现为下肢肿胀的外周性水肿、腹水、阴囊水肿、肝脾大,以及颈静脉充盈。

3. 辅助检查

(1)心电图:HFrEF患者多有明显的心电图异常。心电图识别HFrEF患者的灵敏度相对较高(约89%),但特异度有限(约56%)。

(2)生物标志物:①推荐BNP或NT-proBNP用于心力衰竭的筛查、诊断和鉴别诊断,评估病情严重程度及预后;②急性心肌梗死合并心力衰竭患者,肌钙蛋白水平明显升高。

(3)全血细胞计数:可能提示有并存疾病或其他诱因导致心力衰竭发作,如贫血或感染可加重原先存在的心力衰竭。

(4)生化检查:血清电解质、血尿素氮和血肌酐可提示相关疾病。

(5)经胸超声心动图:是评估心脏结构和功能的首选方法。

(6)胸部影像学检查:当出现心力衰竭时可表现为心脏扩大(心胸比例>50%)、肺血管头侧化、Kerley B线、肺淤血/水肿和胸腔积液等。胸部影像学检查结果正常并不能排除心力衰竭。

(7)特殊检查:①心脏MRI。②CCTA。③冠状动脉造影。④负荷超声心动图。⑤核素心室造影及核素心肌灌注和/或代谢显像。⑥6分钟步行试验。用于评估患者的运动耐量。⑦其他,包括心肌活检、基因检测、生化质量评估等。

二、心血管-肾脏-代谢综合征分期中心力衰竭的治疗

(一)药物治疗

1. 利尿剂　利尿剂可消除水钠潴留,有效缓解心力衰竭患者的呼吸困难及水肿,改善运动耐量,以降低心力衰竭患者的住院率。

2. RASI　推荐在HFrEF患者中应用ARNI/ACEI/ARB抑制肾素-血管紧张素系统，以降低心力衰竭的发病率和死亡率。

3. β受体阻滞剂　临床试验已证实，HFrEF患者长期应用β受体阻滞剂可改善症状和生活质量，降低死亡、住院及猝死风险。

4. MRA　研究证实，在使用ACEI/ARB、β受体阻滞剂的基础上加用MRA，可使美国纽约心脏病学会（New York Heart Association，NYHA）心功能分级为Ⅱ～Ⅳ级的HFrEF患者获益，且可降低全因死亡、心血管死亡、猝死和心力衰竭住院风险。

5. SGLT2i　达格列净或恩格列净可延缓心力衰竭进展或降低心血管死亡风险。

6. 可溶性鸟苷酸环化酶刺激剂　在心力衰竭患者NO生成相对不足的情况下，增加可溶性鸟苷酸环化酶（soluble guanylate cyclase，sGC）对内源性NO的敏感性，使环磷酸鸟苷（cyclic guanosine monophosphate，cGMP）合成增加。

7. 伊伐布雷定　研究显示，伊伐布雷定使心血管死亡和心力衰竭恶化住院的相对风险降低了18%，患者的左心室功能和生活质量均显著得到改善。

8. 洋地黄类药物　洋地黄类药物通过抑制钠钾ATP酶，产生正性肌力作用，增强副交感神经活性，减慢房室传导。研究显示，使用地高辛可改善心力衰竭患者的症状和运动耐量。

9. 其他药物　能量代谢类药物、ω-3多不饱和脂肪酸、钾离子结合剂等。

（二）植入型电子器械治疗

1. 心脏再同步化治疗（cardiac resynchronization therapy，CRT）可用于纠正心力衰竭患者的心脏失同步，以改善心力衰竭。

2. 植入式心律转复除颤器（implantable cardioverter defibrillator，ICD）治疗可用于心力衰竭患者心脏性猝死的一级或二级预防。

(三)心脏收缩力调节器

多项RCT结果显示,心脏收缩力调节器(cardiac contractility modulation,CCM)能安全地提高LVEF为25%～45%的窄QRS心力衰竭患者的运动耐量及生活质量。

(钱 浩 武德崴)

参 考 文 献

[1] HEIDENREICH P A, BOZKURT B, AGUILAR D, et al. 2022 AHA/ACC/HFSA Guideline for the management of heart failure: a report of the American College of Cardiology/American Heart Association Joint Committee on Clinical Practice Guidelines [J]. Circulation, 2022, 145 (18): e895-e1032.

[2] SAVARESE G, BECHER P M, LUND L H, et al. Global burden of heart failure: a comprehensive and updated review of epidemiology [J]. Cardiovasc Res, 2023, 118 (17): 3272-3287.

[3] BOOTH R A, HILL S A, DON-WAUCHOPE A, et al. Performance of BNP and NT-proBNP for diagnosis of heart failure in primary care patients: a systematic review [J]. Heart Fail Rev, 2014, 19 (4): 439-451.

[4] ROBERTS E, LUDMAN A J, DWORZYNSKI K, et al. The diagnostic accuracy of the natriuretic peptides in heart failure: systematic review and diagnostic meta-analysis in the acute care setting [J]. BMJ, 2015, 350: h910.

[5] GARBI M, MCDONAGH T, COSYNS B, et al. Appropriateness criteria for cardiovascular imaging use in heart failure: report of literature review [J]. Eur Heart J Cardiovasc Imaging, 2015, 16 (2): 147-153.

[6] MCMURRAY J J, PACKER M, DESAI A S, et al. Angiotensin-neprilysin inhibition versus enalapril in heart failure [J]. N Engl J Med, 2014, 371 (11): 993-1004.

[7] MCMURRAY J J, SOLOMON S D, INZUCCHI S E, et al. Dapagliflozin in patients with heart failure and reduced ejection fraction [J].

N Engl J Med, 2019, 381 (21): 1995-2008.
[8] PACKER M, ANKER S D, BUTLER J, et al. Cardiovascular and renal outcomes with empagliflozin in heart failure [J]. N Engl J Med, 2020, 383 (15): 1413-1424.
[9] NAKAI T, PERL N R, BARDEN T C, et al. Discovery of IWP-051, a novel orally bioavailable sgc stimulator with once-daily dosing potential in humans [J]. ACS Med Chem Lett, 2016, 7 (5): 465-469.
[10] HOOD W B Jr, DANS A L, GUYATT G H, et al. Digitalis for treatment of heart failure in patients in sinus rhythm [J]. Cochrane Database Syst Rev, 2014, 2014 (4): CD002901.

第三节 心血管-肾脏-代谢综合征分期中心房颤动的诊断和治疗

一、心血管-肾脏-代谢综合征分期中心房颤动的诊断

（一）心房颤动的定义

心房颤动简称"房颤"，是一种常见的快速型心律失常，可显著增加患者出现脑卒中、心力衰竭、痴呆及死亡的风险。

（二）心房颤动的病因

房颤的病因包括年龄、遗传、种族、心血管相关疾病（包括心力衰竭、心脏瓣膜性心脏病等）、高血压病、CKD、糖尿病、吸烟、饮酒、肥胖及睡眠呼吸暂停等。临床上将房颤分为首诊房颤、阵发性房颤、持续性房颤、长程持续性房颤、永久性房颤。

第十章 心血管-肾脏-代谢综合征分期中心脏疾病的诊断和治疗

（三）心房颤动的诊断

1. 症状与体征　心悸是房颤患者的主要症状，其他常见的伴随症状有头晕、乏力、胸闷、运动耐量下降等，房颤的症状受心室率快慢的影响，部分患者心室率超过150次/分，患者可出现心绞痛与充血性心力衰竭症状，当心室率不快时，患者少有或无明显症状。血栓栓塞是房颤严重的并发症，尤以脑栓塞危害最大，常可危及生命并严重影响患者的生活质量。体格检查可发现心律绝对不整、第一心音强弱不等、脉搏短绌。

2. 心电图　心电图（electrocardiogram，ECG）是诊断与监测房颤的主要手段，心电图表现为：①P波消失，代之以小而不规则的基线波动，形态与振幅均变化不定，即f波；频率为350～600次/分。②心室率极不规则。③QRS波形态通常正常，当心室率过快，发生室内差异性传导，QRS波增宽变形。

（四）心房颤动的评估

1. 血栓风险评估　2010年欧洲心脏病协会（European Heart Association，ESC）心房颤动管理指南推荐，采用CHA_2DS_2-VASc评分对房颤患者血栓/栓塞风险进行危险分层。CHA_2DS_2-VASc评分能准确识别低危患者，筛选出更多的中高危患者和预测血栓/栓塞事件。

2. 出血评估　房颤患者进行抗凝治疗的同时需兼顾出血风险，但出血风险评分高不是抗凝治疗的禁忌证，应寻找和调整可纠正的出血危险因素，避免出血事件的发生。HAS-BLED评分是评估房颤患者抗凝出血风险最常用的量表。HAS-BLED评分≥3分为出血高风险患者。该评分对识别低出血风险意义更大。

CKD 1～2期的房颤患者可使用HAS-BLED评分评估出血风险；CKD 3期及3期以上的患者，可使用根据CKD校正的出血风险评估工具进行评估。

二、心血管-肾脏-代谢综合征分期中心房颤动的治疗

（一）心室率和节律控制治疗

1. **心室率的控制** 心室率控制是急性房颤治疗的基本部分。房颤心室率控制策略包括严格的心室率控制（静息心率≤80次/分，中等强度运动时心率<110次/分）和宽松的心室率控制（静息心率<110次/分）。房颤合并快心室率的患者对于药物不耐受/不愿意应用/禁忌患者，可以考虑行房室结消融联合起搏治疗。

（1）β受体阻滞剂：可有效控制心室率，目前仍是房颤患者心室率控制治疗的一线用药。

（2）非二氢吡啶类钙通道阻滞剂：用于急慢性房颤的心室率控制治疗。

（3）洋地黄类药物：可谨慎用于房颤患者心室率的控制。地高辛可用于房颤患者心室率的控制，但一般不单独应用。用药期间需监测血药浓度、电解质，肾功能不全患者应适当减少剂量。

2. **抗心律失常药物转复心律药物** 新发作房颤有较高的自行复律可能，等待观察及延迟复律（延迟至24～48 h）的策略安全且在维持窦性心律的有效性上不劣于早期复律。因此，房颤发作时间≤24 h、无心力衰竭或显著结构性心脏病、低脑卒中风险的患者，可考虑在积极治疗急性病（诱）因的同时，仅控制心室率以改善病情，等待房颤自行复律。

（1）胺碘酮：胺碘酮是目前最常用的抗心律失常药物。慎用于有血栓栓塞风险或未进行充分抗凝治疗的房颤患者。服药期间应定期检测肝功能、甲状腺功能和肺部影像学。

（2）伊布利特：起效快，对转复房扑具有优势，对近期发生的房颤疗效较好。应用过程中可出现QT间期延长、室性心动过速等，因此，给药过程中需给予心电监护。

第十章 心血管-肾脏-代谢综合征分期中心脏疾病的诊断和治疗

（3）普罗帕酮：对急性房颤的转复作用强。发作极少、症状不明显或诱因明确（如酒精、咖啡因诱发）的患者，可在发作时口服单剂量普罗帕酮。

3. 复律后窦性心律的维持药物　首次发作的非瓣膜性房颤患者，尤其是复发风险低或病因明确为一过性的患者，不推荐在复律后持续使用抗心律失常药物。其他患者可在心室率充分控制的基础上加用抗心律失常药物，以减少房颤发作频次、持续时间及发作时的严重程度。

（1）β受体阻滞剂：是维持窦性心律的一线治疗（详见抗心律失常药物转复心律药物）。

（2）伊伐布雷定：在转复窦性心律后，静息心率仍≥75次/分且NYHA心功能分级为Ⅱ～Ⅳ级的慢性心力衰竭患者，建议可酌情联用伊伐布雷定使患者静息心率维持在60次/分左右。

（3）普罗帕酮：能有效预防房颤的复发。（详见抗心律失常药物转复心律药物）。

（4）胺碘酮：维持窦性心律优于其他药物，但因其不良反应较多，若有其他治疗措施时不作为首选（详见抗心律失常药物转复心律药物）。

（5）索他洛尔：维持窦性心律效果与普罗帕酮作用相当，但可升高全因死亡率、尖端扭转型室性心动过速的发生率。

4. 非药物心率和节律控制药物

（1）心脏电复律：是有明显血流动力学障碍、心肌缺血或合并预激综合征伴快速心室率的房颤患者的有效处理手段，也可以用于持续性房颤及长程持续性房颤患者的择期复律治疗。

（2）导管消融治疗：是药物治疗无效或无法耐受的房颤患者维持窦性心律的有效方法。导管消融治疗可显著改善患者生活质量，显著改善心力衰竭合并房颤患者的预后。

（3）房颤外科手术：目前房颤外科手术治疗包括迷宫手术、微创消融手术及内外科杂交手术。

（4）房室结消融联合起搏治疗：可用于不考虑节律控制，且单纯药物治疗不能有效控制心室率的老年房颤患者，尤其在房室结消融术前已植入起搏器的患者。具有操作简单、并发症少及远期死亡率低的优势。

5. 抗凝治疗　CHA_2DS_2-VASc评分男性≥2分、女性≥3分需要进行长期抗凝；CHA_2DS_2-VASc评分男性≥1分、女性≥2分建议进行抗凝治疗；CHA_2DS_2-VASc评分男性为0分、女性为1分可暂不抗凝治疗。

《心房颤动诊断和治疗中国指南》（2023年）提出，CHA_2DS_2-VASc-60评分对房颤患者血栓/栓塞风险进行危险分层，CHA_2DS_2-VASc-60评分男性≥2分、女性≥3分需使用口服抗凝血药；CHA_2DS_2-VASc-60评分男性≥1分、女性≥2分，在结合临床净获益和患者的意愿后，应考虑使用口服抗凝血药；CHA_2DS_2-VASc-60评分男性为0分、女性为1分，不应以预防脑卒中为目的使用口服抗凝血药。

2024年ESC心房颤动管理指南去掉了性别作为房颤脑卒中风险评分中的一项，改为CHA_2DS_2-VA评分。该指南建议，将CHA_2DS_2-VA评分达到或超过2分作为血栓栓塞风险升高的指标，并将此指标作为是否开始口服抗凝血药治疗的依据。同时建议房颤合并肥厚型心肌病或心脏淀粉样变性的患者应启动口服抗凝血药治疗。

《慢性肾脏病合并非瓣膜性心房颤动患者抗凝管理的专家共识》（2023年）建议，CKD 1～2期的房颤患者启动抗凝治疗的时机：CHA_2DS_2-VASc评分男性≥2分、女性≥3分，应给予抗凝治疗（与普通人群相似）；CKD 1～2期的房颤患者，年龄为65～74岁的CHA_2DS_2-VASc评分为1分（男性）和2分（女性）的患者，可以应用口服抗凝血药；CKD 3～4期、未透析的CKD 5期及腹膜透析的房颤患者，可以根据个体的估计风险和获益决定是否进行抗凝治疗；CKD 5期行血液透析的房颤患者不应常规接受口服抗凝血药治疗，建议在CHA$_2$DS$_2$-VASc评分≥6分或在透析风险评分≥2分时考虑抗凝治疗。

（钱　浩）

参考文献

[1] KLEIN KLOUWENBERG P M, FRENCKEN J F, KUIPERS S, et al. Incidence, predictors, and outcomes of new-onset atrial fibrillation in critically ill patients with sepsis: a cohort study [J]. Am J Respir Crit Care Med, 2017, 195 (2): 205-211.

[2] PLUYMAEKERS N, DUDINK E, LUERMANS J, et al. Early or delayed cardioversion in recent-onset atrial fibrillation [J]. N Engl J Med, 2019, 380 (16): 1499-1508.

[3] CAPRANZANO P, CALVI V. Timing of cardioversion in atrial fibrillation: the sooner the better? [J]. Eur Heart J Suppl, 2020, 22 (Suppl L): L41-L43.

第十一章

心血管-肾脏-代谢综合征分期中 2型糖尿病的诊断和治疗进展

第一节 心血管-肾脏-代谢综合征分期中2型糖尿病诊断标准

一、2型糖尿病前期的诊断标准

糖尿病前期是糖尿病发病前的过渡阶段,包括IFG、IGT及两者的混合状态,即 IFG + IGT。不同国家不同组织提出的糖尿病前期诊断标准略有不同(表11-1-1),WHO尚未把 HbA_{1c} 作为糖尿病前期的诊断标准。

表11-1-1 糖尿病前期诊断标准

诊断标准	中华医学会糖尿病学分会(2024年)	美国糖尿病学会(2023年)	世界卫生组织(2006年)
空腹血糖(IFG)/ $mmol \cdot L^{-1}$	≥6.1,但<7.0	≥5.5,但≤6.9	≥6.1,但<7.0

第十一章　心血管-肾脏-代谢综合征分期中 2 型糖尿病的诊断和治疗进展

续　表

诊断标准	中华医学会糖尿病学分会（2024年）	美国糖尿病学会（2023年）	世界卫生组织（2006年）
75g OGTT 2 h 血糖（IGT）/mmol·L^{-1}	≥7.8，但＜11.1	≥7.8，但≤11.0	≥7.8，但＜11.1
HbA$_{1c}$/%	≥5.7，但＜6.5	≥5.7，但≤6.4	—

注：IFG.空腹血糖受损；IGT.糖耐量减低；HbA$_{1c}$.糖化血红蛋白；—.无数据。

二、2 型糖尿病的诊断标准

高血糖的典型症状包括多饮、多尿、多食、不明原因的体重减轻等，糖尿病诊断标准见表 11-1-2。无糖尿病典型症状者，诊断需要同时 2 个不同指标（如 HbA$_{1c}$ 和空腹血糖异常）或 2 个不同时间点获得 2 个异常检测结果，必要时需改天复查确诊。

表 11-1-2　糖尿病诊断标准

诊断标准	血浆静脉葡萄糖或 HbA$_{1c}$
典型高血糖症状（包括烦渴多饮、多尿、多食、不明原因体重减轻）	
加上随机血糖/mmol·L^{-1}	≥11.1
或加上空腹血糖/mmol·L^{-1}	≥7.0
或加上 75 g OGTT 2 h 血糖/mmol·L^{-1}	≥11.1
或加上 HbA$_{1c}$/%	≥6.5

注：无糖尿病典型症状者，需改天复查确诊（不包括随机血糖）；HbA$_{1c}$.糖化血红蛋白；OGTT 2 h 血糖.葡萄糖耐量试验中 2 h 血糖。

2024 年，《国际糖尿病联合会关于负荷后 1 h 血糖诊断中度高血糖和 2 型糖尿病的立场声明》提出，75 g OGTT 中 1 h 用于高血糖诊断的新标准：OGTT中1 h血糖≥8.6 mmol/L可诊断为中度高血糖。OGTT中1 h血糖≥11.6 mmol/L可诊断为T2DM，但应复查以确认诊断。

空腹的定义是至少8 h没有热量摄入。75 g OGTT是使用相当于75 g无水葡萄糖溶于水进行的葡萄糖负荷试验。随机是一天中的任何时间，不考虑上次用餐时间。HbA_{1c}作为糖尿病前期或糖尿病的诊断指标，需要在采用标准化检测方法且有严格质量控制（美国国家糖化血红蛋白标准化计划、中国糖化血红蛋白一致性研究计划）的医疗机构中检测。

与空腹血糖水平或OGTT中2 h血糖相比，HbA_{1c}更为方便。然而，在某些情况下，如溶血性贫血、缺铁、血红蛋白病、妊娠、尿毒症、葡萄糖-6-磷酸脱氢酶缺乏，HbA_{1c}作为平均血糖水平的衡量标准可能不可靠。此外，已有报道显示，HbA_{1c}与血糖的相关性具有种族差异。例如，与白种人个体相比，黑种人个体空腹血糖和OGTT中2 h血糖值相似，但HbA_{1c}值较高。建议对患有可能影响HbA_{1c}结果有效性的疾病人群测量血糖。

（张宝玉）

参 考 文 献

[1] AMERICAN DIABETES ASSOCIATION PROFESSIONAL PRACTICE COMMITTEE. 2. Diagnosis and classification of diabetes: standards of care in diabetes-2025 [J]. Diabetes care, 2025, 48 (Supplement_1): S27-S49.

[2] ERGMAN M, TUOMILEHTO J. International diabetes federation position statement on the 1-hour post-load plasma glucose for the diagnosis of intermediate hyperglycaemia and type 2 diabetes [J]. Diabetes Res Clin Pract, 2024, 210: 111636.

第二节 心血管-肾脏-代谢综合征分期中2型糖尿病的治疗

一、生活方式干预与数字健康

（一）营养指导原则

坚持以植物性食物为主、动物性食物适量的膳食模式。通过吃、动平衡，维持健康体重。糖类供能比占总能量的45%～60%，主食粗细搭配。限制高血糖生成指数（glycemic index，GI）食物的摄入，增加膳食纤维的摄入，每天新鲜蔬菜的摄入量不少于500 g；两餐之间的加餐以低含糖量及低GI水果为宜，并注意计入总能量。尽量选择白水和淡茶等饮品。脂肪摄入量占总能量20%～25%为宜，减少饱和脂肪酸的摄入，尽量避免摄入反式脂肪酸。进食宜细嚼慢咽，先吃蔬菜，再吃肉蛋和主食。戒烟，不建议饮酒，高血糖症合并多种疾病的患者可采取相应的饮食指导原则。

（二）运动指导原则

建议患者保持每周不低于3～5天的运动频率，或者在总运动量相等的情况下，采用低频率、长时间的运动方式。每周至少150 min中等强度的有氧运动，建议从低强度开始，逐步增加运动强度和运动量。运动方案应该包括有氧运动、抗阻训练和柔韧性训练。减少每天静坐少动时间，应每30 min进行1次任何强度的活动以中断久坐。

运动前患者应进行心肺功能评估和运动能力评估，以确保运动安全。运动中监测血糖，以便及时了解血糖变化并调整运动强度。运动后进行适当拉伸和放松，有助于缓解肌肉疲劳和预防运动损伤。随着运动强度的增加，可能需要调整降血糖药、调血脂药、抗高血压药等药物的剂量，以避免低血糖和其他不良反应。

（三）数字健康工具

连续血糖监测仪（continuous glucose monitoring system，CGM）通过皮下传感器实时监测血糖水平，每5分钟自动更新一次数据，可与智能手机或专用接收器连接，提供血糖变化趋势和警报功能。智能穿戴设备、移动应用程序和远程监测技术为医疗机构提供的移动互操作平台，允许医护人员实时监控患者的生理数据（如心电图、血压、血糖等），并进行远程诊断和干预。糖尿病数字健康工具的快速发展为患者和医疗专业人员带来便利和效率。

二、药物治疗

（一）二甲双胍

目前，二甲双胍的降血糖作用机制尚未完全阐明。已知的作用机制包括减少肝脏葡萄糖生成，减少肠道对葡萄糖的吸收，调节脂肪代谢，影响肠道菌群等。二甲双胍单药治疗通常不会引起低血糖。二甲双胍治疗可以引起体重轻度减轻，同时对主要不良心血管事件（major adverse cardiovascular events，MACE）有潜在获益，不影响心力衰竭和肾脏疾病进展。eGFR＜30 ml/（min·1.73 m^2）时禁用二甲双胍。

临床应用二甲双胍需重点关注以下2点。①胃肠道不良反应：通过缓慢剂量滴定、使用缓释剂型和餐中或餐后服用可降低胃肠道不良反应的发生风险；②维生素B$_{12}$缺乏的可能性：建议定期监测并适当补充。

(二)钠-葡萄糖共转运蛋白2抑制剂

SGLT2i特异性地抑制肾脏近端小管中的SGLT2受体,减少葡萄糖的重吸收,增加其从尿液中的排泄。SGLT2i单药治疗通常不会引起低血糖,有益于减轻体重。研究证实,SGLT2i可降低心力衰竭风险(如卡格列净、达格列净、恩格列净、艾托格列净)和MACE(如卡格列净、恩格列净),减缓肾脏病的进展(如卡格列净、达格列净、恩格列净等)。eGFR $<$ 45 ml/(min·1.73 m^2)时,SGLT2i的降血糖效果有限,但心血管和肾脏获益仍存在。

临床使用SGLT2i应重点关注以下4点:①糖尿病酮症酸中毒(diabetic ketoacidosis,DKA)风险。胰岛素缺乏的个体在应用SGLT2i时,应注意评估有无DKA的易感因素及临床表现,如果怀疑为DKA,应及时停用,并进行评估和治疗。在择期手术前、严重疾病期间或长时间禁食时应停止使用。②泌尿生殖器感染。保持泌尿生殖器卫生,避免在高风险人群中使用。③会阴部坏死性筋膜炎(Fournier坏疽)罕见。如果怀疑为此诊断,应立即停药并治疗。④血管内容量减少。注意关注容量状态和血压,特别是在生病或禁食期间;必要时酌情调整其他影响血容量的药物;应用SGLT2i时应监测肾功能。

(三)胰高血糖素样肽-1受体激动剂

GLP-1是一种多效肽激素,在血糖依赖性下增加胰岛素分泌并减少胰高糖素的分泌,延缓胃排空时间,增加饱腹感。单独应用GLP-1RA一般不会引起低血糖,并具有减重的效果,减少心血管事件发生(如度拉糖肽、利拉鲁肽、司美格鲁肽),但对心力衰竭风险呈中性影响。GLP-1RA,如度拉糖肽、利拉鲁肽、司美格鲁肽,在以蛋白尿为结局事件的肾脏保护中能显示出获益,此外,司美格鲁肽能延缓肾脏病的进展。肾功能不全患者应用度拉糖肽、利拉鲁肽或司美格鲁肽时无须调整剂量，在开始应用或增加剂量时应监测肾功能，肾功能受损患者可能出现严重胃肠道反应。GLP-1RA治疗对脂肪肝具有潜在获益。

临床应用GLP-1RA应重点关注以下7点：①啮齿动物中应用GLP-1RA发现甲状腺C细胞相关肿瘤，但在人类中是否存在相关性尚未确定。②肠梗阻。与应用GLP-1RA相关性不确定，术前建议停止使用。③急性胰腺炎。应用GLP-1RA患者已有急性胰腺炎报道，但因果关系尚未确定。胰腺炎高风险患者不建议使用GLP-1RA；如果怀疑有胰腺炎，应停止使用。④胆道疾病。如果怀疑胆石症或胆囊炎应评估疾病情况；避免在高风险个体中使用。⑤糖尿病视网膜病变。应密切监测高风险个体（老年人和T2DM病程≥10年者）。⑥对药物吸收的影响。在剂量滴定期间，可能影响其他口服药吸收（如口服避孕药）。⑦胃肠道不良反应。用药前应告知患者潜在的胃肠道不良反应。提供饮食调整指导以缓解胃肠道不良反应；对于胃肠道反应严重的个体，考虑缓慢剂量滴定。不推荐用于胃轻瘫患者。

（四）葡萄糖依赖性胰岛素释放肽和胰高血糖素样肽-1受体双激动剂

GLP-1和葡萄糖依赖性胰岛素释放肽（glucose-dependent insulinotropic polypeptide，GIP）均为肠促胰岛素，在进食后由肠道细胞释放，刺激胰腺β细胞分泌胰岛素。双靶点激动剂可以同时激活GLP-1和GIP受体。GIP和GLP-1受体双激动剂的减重效果佳，其对心脏和肾脏的影响仍在研究中。临床应用时重点关注的内容同GLP-1RA。

（五）二肽基肽酶-4抑制剂

DPP-4抑制剂通过抑制DPP-4酶的活性增加体内GLP-1和GIP的水平，从而有助于控制血糖。单独应用DDP-4抑制剂不会出现低血糖，对体重无影响，对心血管（除沙格列汀外有潜在风险）及肾脏为中性影响。肾功能不全患者需根据肾功能调整剂量（西格列汀、沙格列汀、阿格列汀），使用利格列汀时无须调整剂量。

临床应用需关注的重点：有报道指出DPP-4抑制剂可能会导致胰腺炎的风险增加，但因果关系尚未确定。因此，如果怀疑患者有胰腺炎，应停止使用DPP-4抑制剂。如果患者发生关节疼痛（疼痛严重且有其他可选择的治疗）或怀疑为大疱性类天疱疮，也应停止使用DPP-4抑制剂。

（六）噻唑烷二酮类

噻唑烷二酮类（thiazolidinedione，TZD）主要通过激活过氧化物酶体增殖物激活受体（peroxisome proliferator-activated receptor，PPAR）γ提高胰岛素敏感性，改善外周组织对胰岛素的反应，有效控制血糖水平。单独应用TZD无引起低血糖的风险，但会导致体重增加、水钠潴留，增加心力衰竭的风险，但对脂肪肝可能有潜在益处。肾功能不全患者，无须调整剂量。

临床应用时需关注的重点：①心力衰竭和体液潴留风险增加，故心力衰竭患者禁用；②骨折风险；③活动性膀胱癌患者禁用，有膀胱癌病史的患者谨慎使用。

（七）过氧化物酶体增殖物激活受体泛激动剂

西格列他钠为PPAR泛激动剂，为PPARγ全激动剂，是PPARα和PPARβ/δ部分激动剂，可以显著提高胰岛素敏感性，减少肝脏葡萄糖生成，并促进脂肪细胞分化，从而改善胰岛素抵抗。西格列他钠引起低血糖的风险低，有助于改善肝脏脂肪变性和非酒精性脂肪肝病，并可对心血管健康产生积极影响。

临床应用时需关注的重点：①心力衰竭和液体潴留风险会增加，故避免在心力衰竭背景下使用；②骨折风险；③具有心血管高危因素伴有不良生活习惯者慎用。

（八）葡萄糖激酶激活剂

葡萄糖激酶（glucokinase，GK）分布在胰腺、肝脏和肠道等调控血糖的器官，通过感知体内血糖水平的变化调控胰岛素、胰高糖素、GLP-1等的分泌和肝脏中糖原合成与分解。葡萄糖激酶激活剂（glucokinase activator，GKA）通过"葡萄糖浓度依赖"的方式结合于GK的活性调节位点，以提高GK活性，同时抑制肝脏中的葡萄糖生成，降低空腹血糖水平，具有改善β细胞功能、降低胰岛素抵抗、重塑T2DM患者血糖稳态的作用。单独应用GKA引起低血糖的风险较低，其对体重无明显影响，对心血管和肾脏的作用有待进一步研究。

（九）α-葡萄糖苷酶抑制剂

α-葡萄糖苷酶抑制剂（Alpha-glucosidase inhibitors，AGI）通过竞争性结合小肠绒毛上的α-糖苷酶，抑制糖类分解，减少葡萄糖的生成和吸收，从而减缓餐后血糖升高。AGI可以调整肠道菌群，调整肠促胰素的分泌，改善胰岛素抵抗。AGI单独应用不会引起低血糖，可以减轻体重，减少糖尿病前期及糖尿病患者MACE的发生，对脂肪肝有潜在获益。

临床应用时需关注的重点：①胃肠道反应，如腹胀、排气、腹泻等，若患者合并由肠道胀气导致病情加重的疾病，如炎症性肠病、结肠溃疡、肠梗阻及严重腹疝等，应禁用；②与其他药物合用出现低血糖时，建议通过静脉补充葡萄糖。

（十）二代磺脲类及格列奈类药物

二代磺脲类及格列奈类药物直接刺激胰腺β细胞分泌胰岛素，降低血糖水平，存在低血糖风险，应从小剂量起始，避免低血糖，此类药物可能引起增加体重，对心血管及肾脏疾病进展有中性影响。

临床应用时需关注的重点：①甲苯磺丁脲会增加心血管死亡

第十一章 心血管-肾脏-代谢综合征分期中2型糖尿病的诊断和治疗进展

风险；格列美脲被证明对心血管是安全的；②在低血糖风险高的个体中谨慎使用，特别是与胰岛素联合使用时。

（十一）人胰岛素及胰岛素类似物

胰岛素降血糖的效果强，故引起低血糖的风险高，大部分胰岛素应用后可以引起体重增加。对于心血管及肾脏疾病进展是中性影响。eGFR下降时需要减少胰岛素剂量。

临床应用时需关注的重点：①注射部位反应；②人胰岛素［中性精蛋白胰岛素（neutral protamine hagedorn，NPH）或预混制剂］相比于胰岛素类似物的低血糖风险更高；③低血糖风险随运动时间延长及肾功能恶化而增加。

三、2型糖尿病综合控制目标和药物治疗路径

（一）非妊娠成人2型糖尿病患者血糖目标

大部分未因严重低血糖或频繁低血糖影响健康或生活质量的非妊娠成人，HbA_{1c}目标为<7%，餐前血糖为4.4～7.2 mmol/L，餐后峰值血糖<10.0 mmol/L，餐后血糖的测量时间应在餐后1～2 h。使用CGM的患者，目标范围内血糖时间（time in range，TIR）>70%。降血糖的目标应根据糖尿病病程、患者年龄和预期寿命、并发症、已知CVD或晚期微血管并发症、低血糖感知能力等个体化制定。

（二）非妊娠成年2型糖尿病患者药物治疗路径

T2DM患者药物治疗应达到患者的预期治疗目标，同时要综合考虑对心血管、肾脏、体重、相关并发症、低血糖风险、成本、可及性、不良反应风险和耐受性及个人偏好等。图11-2-1为非妊娠期成年T2DM患者药物治疗路径。

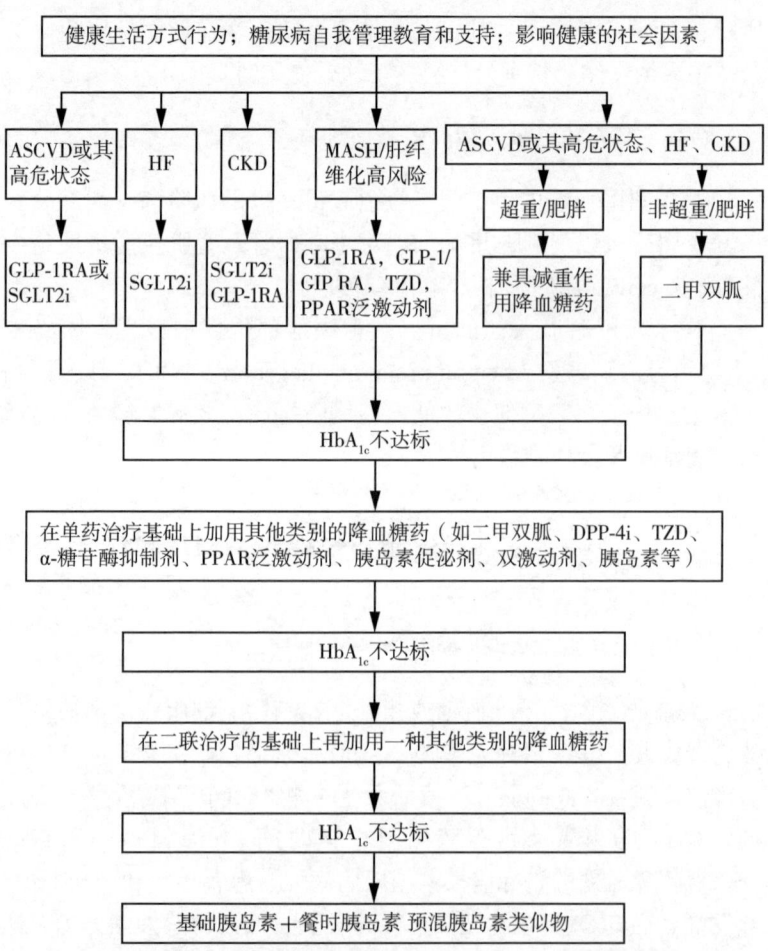

图 11-2-1 非妊娠期成年 2 型糖尿病患者综合治疗路径

注：ASCVD.动脉粥样硬化性心血管疾病；HF.心力衰竭；CKD.慢性肾脏病；MASH.代谢功能障碍相关脂肪性肝炎；GLP-1RA.胰高血糖素样肽-1受体激动剂；SGLT2i.钠-葡萄糖共转运蛋白2抑制剂；GLP-1/GIP RA.葡萄糖依赖性胰岛素释放肽（glucose-dependent insulinotropic polypeptide，GIP）和GLP-1受体双激动剂；DPP-4i.二肽基肽酶-4抑制剂；TZD.噻唑烷二酮类；HbA_{1c}.糖化血红蛋白。

第十一章　心血管-肾脏-代谢综合征分期中 2 型糖尿病的诊断和治疗进展

T2DM 的研究正在多个前沿领域推进，旨在更深入地理解疾病机制、开发新的治疗方法，改善患者的长期管理。各种组学技术的发展结合机器学习和人工智能，有利于发现个性化的生物标志物进行早期的干预和筛查，同时，构建预测模型以提高对 T2DM 的风险预测。免疫代谢学的发展有利于探究如何通过调节免疫系统改善胰岛素敏感性，甚至逆转糖尿病的进程。干细胞治疗为恢复和替代受损的胰岛 β 细胞提供了新的希望。细胞衰老是 T2DM 发展的重要机制，未来应探究如何调节细胞衰老相关信号通路延缓或逆转糖尿病的进程。遗传学和表观遗传学对探究如何利用基因治疗技术从根本上治疗糖尿病提供了可行性。

（张宝玉）

参 考 文 献

[1] AHMAD E, LIM S, LAMPTEY R, et al. Type 2 diabetes [J]. Lancet, 2022, 400（10365）：1803-1820.

[2] BORNSTEIN S R, WRIGHT J F, STEENBLOCK C. The promising potential of gene therapy for diabetes mellitus [J]. Nat Rev Endocrinol, 2024, 20（11）：627-628.

第十二章

肥胖症与心血管-肾脏-代谢综合征及体重管理的干预效应

第一节 肥胖概述

WHO将肥胖定义为对健康产生不良影响的异常或过度脂肪蓄积。2016年，全球肥胖的成人数量达6.5亿，预计至2030年，数量将达到10亿。中国同样面临着严重的肥胖问题。根据中国疾病预防控制中心数据显示，2018年中国成人肥胖的比例超过8.1%，是2004年的3倍。

肥胖相关代谢异常的病理生理机制非常复杂，包括遗传、神经激素、环境、药理学及心理等。内脏脂肪组织（visceral adipose tissue，VAT）中脂肪细胞肥大、异位脂肪堆积和脂肪因子分泌失调是肥胖及肥胖相关代谢紊乱的主要病理生理机制。该机制进一步导致胰岛素抵抗、脂肪毒性、促炎途径的激活、RAAS过度激活、内皮功能障碍、氧化应激等。这些途径促进代谢性疾病、CVD和CKD间的相互作用，增加了心血管事件、CKD、糖尿病等疾病的风险，形成CKM综合征的恶性循环。

（蔡晓凌　杨文嘉）

第十二章　肥胖症与心血管-肾脏-代谢综合征及体重管理的干预效应

参 考 文 献

［1］WORLD HEALTH ORGANIZATION. Obesity：preventing and managing the global epidemic. Report of a WHO consultation［J］. World Health Organ Tech Rep Ser，2000，894：i-xii，1-253.

［2］GBD 2015 OBESITY COLLABORATORS，AFSHIN A，FOROUZANFAR M H，et al. Health effects of overweight and obesity in 195 countries over 25 years［J］. N Engl J Med，2017，377（1）：13-27.

［3］WANG L M，ZHOU B，ZHAO Z P，et al. Body-mass index and obesity in urban and rural China：findings from consecutive nationally representative surveys during 2004-18［J］. Lancet，2021，398（10294）：53-63.

第二节　肥胖与心血管-肾脏-代谢综合征

一、肥胖与心血管疾病

大量证据表明，肥胖与CVD存在关联，包括动脉粥样硬化、心力衰竭、心律失常、心肌病等，其机制与肥胖患者VAT分泌生长因子、细胞因子、血管活性肽、神经激素功能障碍、胰岛素抵抗和高胰岛素血症、RAAS的激活和炎症诱导的心脏纤维化、细胞死亡和微血管功能障碍等相关。

（一）肥胖与心房颤动

肥胖与房颤的发生、发展相关。肥胖通过血流动力学因素影响心房重构，局部组织瘢痕形成、心脏周围脂肪组织聚集、炎症因子增加均会对肥胖患者房颤的发生有重要影响。荟萃分析结果显示，与非肥胖个体相比，肥胖个体患房颤的风险升高了49%

（RR 1.49，95%CI 1.36～1.64），且房颤的风险随 BMI 的增加而增大。BMI 每增加 1 kg/m^2，房颤的发生风险会升高 4%～5%。

减重可以有效改善心脏结构重塑，降低心律失常的发生风险。相较于减重 3%～9% 者，减重≥10% 者可有效降低阵发性房颤发展为持续性房颤的风险。在一项针对 BMI>27 kg/m^2 且有房颤的患者的随机对照试验表明，体重减轻与心律失常症状、复发和负荷减轻呈正相关。观察性研究表明，体重减轻至少 10% 与窦性心律的维持、消融结果的改善和房颤类型的逆转呈正相关，对患有房颤的Ⅲ级肥胖（BMI≥40 kg/m^2）个体行减重与代谢手术，与导管消融术后窦性心律维持的改善和房颤类型的逆转呈正相关。

（二）肥胖与心力衰竭

肥胖与心力衰竭的发生相关。与不合并肥胖的心力衰竭患者相比，合并肥胖的心力衰竭患者的不良血流动力学和临床特征更多，生活质量下降更为明显。研究显示，与正常体重人群相比，超重和肥胖人群的 BMI 水平与整体心力衰竭的发病风险呈剂量依赖性正相关，BMI 每增加 1 个标准差，心力衰竭的整体发病风险会显著升高 29%，其中，HFpEF 的发病风险升高了 38%，HFrEF 的发病风险升高了 10%。此外，超重和肥胖均会显著增加 HFpEF 的发病风险，中、重度肥胖（BMI≥32.5 kg/m^2）可显著增加 HFrEF 的发病风险。一项针对 BMI≥30 kg/m^2 合并 HFpEF 患者的随机对照试验发现，减重可以显著改善患者的心力衰竭的症状及活动耐量。另一项针对 BMI≥30 kg/m^2 且同时合并 T2DM 及 HFpEF 患者的随机对照试验发现，减重可显著改善心力衰竭的症状及活动耐量。

（三）肥胖与高血压

肥胖与高血压之间的关系复杂。一系列机制探讨研究和基于

第十二章 肥胖症与心血管-肾脏-代谢综合征及体重管理的干预效应

人群的研究不断揭示出两者的相关性。除遗传和环境因素外,肥胖相关的高血压还涉及交感神经系统异常、肾和肾上腺功能异常、内皮及脂肪因子的变化和胰岛素抵抗等病理生理机制。

来自美国国家健康和营养检查调查(National Health and Nutrition Examination Survey,NHANES)的数据表明,BMI ≥ 30 kg/m² 人群高血压的患病率为42.5%,BMI在25.0～29.9 kg/m² 人群高血压的患病率为27.8%,BMI ＜ 25 kg/m² 人群高血压的患病率为15.3%。弗莱明翰心脏研究也证实了体重与血压之间具有相关性。与体重正常的成人相比,超重男性、女性患高血压的相对风险分别增加了1.48倍、1.70倍;肥胖男性、女性患高血压的相对风险分别增加了2.23倍、2.63倍。

多项研究表明,体重增加对血压升高起重要作用。成人的血压随年龄增长而升高,一项在18～30岁人群中开展的前瞻性、观察性研究发现,在15年中BMI维持稳定(较基线变化在＜ 2 kg/m²)者,其收缩压或舒张压数值均无显著差异;而BMI增加≥ 2 kg/m² 者,其血压数值显著升高。体重的增加对血压的影响及维持稳定体重或减重的获益甚至可延伸至幼儿。一项针对儿童的大型出生队列研究探索了儿童在5岁和14岁时体重与血压的关系。该研究的结果显示,与5岁和14岁体重均正常的儿童相比,5岁时超重但14岁时体重正常的儿童,其14岁时的平均收缩压和舒张压无显著差异;而在5岁和14岁均超重的儿童或在5岁时体重正常、14岁时超重的儿童,其14岁时的平均收缩压和舒张压升高。上述研究均表明,维持体重是预防或控制高血压的重要策略。

(四)肥胖与动脉粥样硬化性疾病

除高血糖、高血压、吸烟等常规的危险因素外,肥胖患者体内脂肪细胞因子的产生、氧化应激、血栓前状态和异位脂肪沉积共同参与了ASCVD的发生、发展。

多项前瞻性流行病学研究表明,肥胖与ASCVD发病风险升高有关。一项涉及超过30万名成人的荟萃分析发现，使用BMI定义为超重和肥胖的患者其冠心病的风险升高。目前，关于肥胖与冠心病的相关性是由哪些心血管危险因素介导且影响程度如何的结论尚不一致。有前瞻性研究发现，肥胖与冠心病的相关性主要是由高血压、血脂异常、糖尿病和其他并发症介导，而未合并代谢综合征的肥胖与心肌梗死事件风险增加不相关。而另一些前瞻性研究发现，即使考虑心血管代谢危险因素，肥胖患者仍存在显著的冠心病残留风险。一项纳入了180万人21项研究的荟萃分析显示，超重、肥胖与冠心病的相关性中，46%由高血压、高血糖和高胆固醇水平介导，超重、肥胖与脑卒中的相关性中76%由这3个危险因素介导。

二、肥胖与慢性肾脏病

肥胖与CKD的发生、发展密切相关，其病理生理机制主要涉及一系列神经激素的改变，包括高瘦素血症和瘦素抵抗、脂联素缺乏、胰岛素抵抗和高胰岛素血症、交感神经及RAAS的激活。此外，超重、肥胖导致的肾脏脂质代谢异常、全身动脉血压升高和肾纤维化等也是影响因素。

（一）瘦素与慢性肾脏病

在瘦素缺乏的大鼠中输注瘦素对肾小球内皮细胞会产生促增殖作用，表现为TGF-β的表达增加，肾小球纤维化和蛋白尿增加。

（二）脂联素与慢性肾脏病

在脂联素敲除小鼠中，可观察到尿蛋白排泄增加和足细胞组织学及功能异常，而在培养的足细胞中补充脂联素可以减轻蛋白尿，增强足细胞功能。

第十二章　肥胖症与心血管-肾脏-代谢综合征及体重管理的干预效应

（三）胰岛素抵抗及高胰岛素血症与慢性肾脏病

胰岛素抵抗及高胰岛素血症会导致肾脏中一系列反应的发生，包括内皮功能受损、氧化应激增加及自身增殖、促炎、促凋亡和促纤维化变化。

（四）交感神经系统及肾素-血管紧张素-醛固酮系统的激活与慢性肾脏病

中心性肥胖会增加腹内压，增强瘦素受体的激活，进而刺激交感神经系统及RAAS的激活，导致盐敏感性高血压，加重水钠潴留。此外，内脏脂肪细胞产生的血管紧张素原进一步促进肾纤维化。这一系列相互关联的反应导致血压升高，并促进醛固酮、血管紧张素Ⅱ和瘦素的促纤维化作用。

除脂肪因子、胰岛素抵抗和交感神经过度激活外，脂肪组织局部RAAS激活也被认为在肥胖相关的肾脏疾病及高血压中发挥作用。在肥胖人群中，脂肪因子和瘦素均可促进肾上腺醛固酮的分泌，进一步增强了炎症状态、胰岛素抵抗、氧化应激及肾小管钠重吸收等病理生理状态。

肥胖会导致肾单位水平的慢性结构和功能变化。观察性研究发现，中心性肥胖与eGFR水平下降、有效肾血浆流量降低及肾小球高滤过状态有关。此外，在肥胖相关肾小球病中还可见足细胞功能障碍，表现为足细胞密度、数量减少及足细胞肥大。

流行病学数据也支持肥胖与CKD相关。2011—2014年NHANES调查结果显示，肥胖与年龄、糖尿病、高血压和CVD是导致非透析CKD发生的独立危险因素。该研究17.6%的肥胖参与者合并CKD，其中，7.9%的肥胖参与者的eGFR水平 < 60 ml/（min·1.73m^2），12.5%的肥胖参与者UACR超过30 mg/g，2.7%同时合并eGFR下降及UACR水平异常。另一项队列研究显示，与正常BMI人群相比，基于WHO分级为Ⅱ级和Ⅲ级肥胖年轻人群发生蛋白尿的

风险是正常BMI人群的1.76倍。在校正其他并发症后，高BMI（BMI≥35kg/m²）仍然是ESRD的独立危险因素。超重、Ⅰ级肥胖、Ⅱ级肥胖及Ⅲ级肥胖个体发生ESRD的风险分别是正常体重（18.5 kg/m²≤BMI<25 kg/m²）个体的1.87倍、3.57倍、6.12倍及7.07倍。

综上所述，超重、肥胖与CKD的发生、发展密切相关，故体重管理应作为控制CKD风险的重要策略。

三、肥胖症与2型糖尿病

体重增加是导致代谢紊乱的"导火索"，而T2DM是与肥胖密切相关的代谢病。T2DM的主要病理生理改变是胰岛素敏感性下降及β细胞功能减退，进而导致高血糖，其主要机制包括遗传及表观遗传易感性增强、微环境改变对胰岛素信号通路的影响，β细胞功能恶化及微生物-肠-脑轴失调。超重、肥胖是其发生、进展的强力驱动因素。需要注意的是，在一些先天性胰岛素抵抗的个体中，由于肝脏葡萄糖生成增加和胰岛素水平升高会导致在肥胖之前发生T2DM。

在上述所提及的机制中，脂肪相关微环境重塑是导致T2DM的主要机制。白色脂肪组织（white adipose tissue，WAT）的过度堆积和扩张与肥胖微环境的重塑有关，其特征是炎症、纤维化、缺氧、脂肪因子分泌和线粒体功能失调，进而损伤胰岛素信号通路、诱发胰岛素抵抗、降低胰岛素刺激的葡萄糖转运活性。WAT在骨骼肌和肝脏的堆积，导致肌肉组织对葡萄糖摄取减少，破坏胰岛素诱导的糖原合成激活和肝脏中葡萄糖的生成。

除上述机制以外，其他多条代谢途径和必需营养素与代谢物的相互作用均对胰岛素信号通路及胰岛素抵抗产生影响，包括饱和脂肪酸、支链氨基酸、乙酰辅酶A和棕榈酸酯等均被证实在肥胖个体中参与糖代谢异常的发生。

第十二章　肥胖症与心血管-肾脏-代谢综合征及体重管理的干预效应

总之，肥胖与T2DM的发病机制错综复杂。肥胖通过多种机制对T2DM遗传易感性和环境因素产生不利影响。

肥胖是T2DM的重要驱动因素，两者具有诸多共同病理生理机制，是密切相关的进展性代谢性疾病。全球肥胖人口激增导致T2DM患病率升高。在T2DM患者中，约60%合并肥胖（BMI≥30.0 kg/m^2）。随着儿童超重、肥胖患病率的逐步升高，儿童及青少年T2DM患病率也显著升高。与BMI<24.9 kg/m^{2}的同性别同龄人相比，BMI>29.9 kg/m^{2}的女性患T2DM的相对风险高4.6倍，男性患T2DM的相对风险高3.5倍。荟萃分析发现，BMI及腰围与T2DM发生风险显著相关。其中，根据BMI定义的超重和肥胖均与T2DM具有强相关性［相对风险（relative risk，*RR*）分别为3.92和12.41］。糖尿病缓解临床试验（diabetes remission clinical trial，DiRECT）发现，BMI在27～45 kg/m^{2}且T2DM病程<6年的患者中，强化减重干预组1年糖尿病的缓解率可达46%，5年时缓解率为23%，均显著高于对照组（接受指南建议的标准管理），且体重下降幅度越大，糖尿病的缓解率越高。但需要注意的是，肥胖与T2DM仍是异质性疾病，并非所有肥胖患者均会发生代谢并发症，也并不是所有T2DM患者均会合并超重或肥胖。脂肪细胞肥大、中心性肥胖、异位脂肪沉积导致的脂肪组织病理性改变是T2DM等代谢相关疾病更为重要的驱动因素，而非脂肪数量。

（蔡晓凌　杨文嘉）

参 考 文 献

[1] WANAHITA N, MESSERLI F H, BANGALORE S, et al. Atrial fibrillation and obesity——results of a meta-analysis [J]. Am Heart J, 2008, 155（2）: 310-315.

[2] JOGLAR J A, CHUNG M K, ARMBRUSTER A L, et al. 2023 ACC/

AHA/ACCP/HRS Guideline for the diagnosis and management of atrial fibrillation: a report of the American College of Cardiology/American Heart Association Joint Committee on clinical practice guidelines [J]. Circulation, 2024, 149 (1): e1-e156.

[3] ABED H S, WITTERT G A, LEONG D P, et al. Effect of weight reduction and cardiometabolic risk factor management on symptom burden and severity in patients with atrial fibrillation: a randomized clinical trial [J]. JAMA, 2013, 310 (19): 2050-2060.

[4] MIDDELDORP M E, PATHAK R K, MEREDITH M, et al. PREVEntion and regReSsive Effect of weight-loss and risk factor modification on Atrial Fibrillation: the REVERSE-AF study [J]. Europace, 2018, 20 (12): 1929-1935.

[5] DONNELLAN E, WAZNI O, KANJ M, et al. Outcomes of atrial fibrillation ablation in morbidly obese patients following bariatric surgery compared with a nonobese cohort [J]. Circ Arrhythm Electrophysiol, 2019, 12 (10): e007598.

[6] PANDEY A, LAMONTE M, KLEIN L, et al. Relationship between physical activity, body mass index, and risk of heart failure [J]. J Am Coll Cardiol, 2017, 69 (9): 1129-1142.

[7] KOSIBOROD M N, ABILDSTRØM S Z, BORLAUG B A, et al. Semaglutide in patients with heart failure with preserved ejection fraction and obesity [J]. N Engl J Med, 2023, 389 (12): 1069-1084.

[8] KOSIBOROD M N, PETRIE M C, BORLAUG B A, et al. Semaglutide in patients with obesity-related heart failure and type 2 diabetes [J]. N Engl J Med, 2024, 390 (15): 1394-1407.

[9] LANDSBERG L, ARONNE L J, BEILIN L J, et al. Obesity-related hypertension: pathogenesis, cardiovascular risk, and treatment—a position paper of the The Obesity Society and The American Society of Hypertension [J]. Obesity (Silver Spring), 2013, 21 (1): 8-24.

[10] WILSON P W, D'AGOSTINO R B, SULLIVAN L, et al. Overweight and obesity as determinants of cardiovascular risk: the Framingham experience [J]. Arch Intern Med, 2002, 162 (16): 1867-1872.

[11] LLOYD-JONES D M, LIU K, COLANGELO L A, et al. Consistently stable or decreased body mass index in young adulthood and longitudinal changes in metabolic syndrome components: the Coronary Artery Risk Development in Young Adults Study [J]. Circulation, 2007, 115 (8): 1004-1011.

[12] MAMUN A A, LAWLOR D A, O'CALLAGHAN M J, et al. Effect of body mass index changes between ages 5 and 14 on blood pressure at age 14: findings from a birth cohort study [J]. Hypertension, 2005, 45 (6): 1083-1087.

[13] BOGERS R P, BEMELMANS W J, HOOGENVEEN R T, et al. Association of overweight with increased risk of coronary heart disease partly independent of blood pressure and cholesterol levels: a meta-analysis of 21 cohort studies including more than 300000 persons [J]. Arch Intern Med, 2007, 167 (16): 1720-1728.

[14] NDUMELE C E, MATSUSHITA K, LAZO M, et al. Obesity and subtypes of incident cardiovascular disease [J]. J Am Heart Assoc, 2016, 5 (8): e003921.

[15] MØRKEDAL B, VATTEN LJ, ROMUNDSTAD PR, et al. Risk of myocardial infarction and heart failure among metabolically healthy but obese individuals: HUNT (Nord-Trøndelag Health Study), Norway [J]. J Am Coll Cardiol, 2014, 63 (11): 1071-1078.

[16] HUBERT H B, FEINLEIB M, MCNAMARA P M, et al. Obesity as an independent risk factor for cardiovascular disease: a 26-year follow-up of participants in the Framingham Heart Study [J]. Circulation, 1983, 67 (5): 968-977.

[17] WILSON P W, BOZEMAN S R, BURTON T M, et al. Prediction of first events of coronary heart disease and stroke with consideration of adiposity [J]. Circulation, 2008, 118 (2): 124-130.

[18] LU Y, HAJIFATHALIAN K, EZZATI M, et al. Metabolic mediators of the effects of body-mass index, overweight, and obesity on coronary heart disease and stroke: a pooled analysis of 97 prospective cohorts with 1.8 million participants [J]. Lancet, 2014, 383 (9921): 970-983.

[19] SHARMA K, RAMACHANDRARAO S, QIU G et al. Adiponectin

regulates albuminuria and podocyte function in mice [J]. J Clin Invest, 2008, 118 (5): 1645-1656.

[20] WOLF G, HAMANN A, HAN DC, et al. Leptin stimulates proliferation and TGF-beta expression in renal glomerular endothelial cells: potential role in glomerulosclerosis [seecomments][J]. Kidney Int, 1999, 56 (3): 860-872.

[21] SARAFIDIS P A, RUILOPE L M. Insulin resistance, hyperinsulinemia, and renal injury: mechanisms and implications [J]. Am J Nephrol, 2006, 26 (3): 232-244.

[22] PACKER M. Leptin-aldosterone-neprilysin axis: identification of its distinctive role in the pathogenesis of the three phenotypes of heart failure in people with obesity [J]. Circulation, 2018, 137 (15): 1614-1631.

[23] EHRHART-BORNSTEIN M, LAMOUNIER-ZEPTER V, SCHRAVEN A, et al. Human adipocytes secrete mineralocorticoid-releasing factors [J]. Proc Natl Acad Sci USA, 2003, 100 (24): 14211-14216.

[24] KWAKERNAAK A J, ZELLE D M, BAKKER S J, et al. Central body fat distribution associates with unfavorable renal hemodynamics independent of body mass index [J]. J Am Soc Nephrol, 2013, 24 (6): 987-994.

[25] CHEN H M, LIU Z H, ZENG C H, et al. Podocyte lesions in patients with obesity-related glomerulopathy [J]. Am J Kidney Dis, 2006, 48 (5): 772-779.

[26] SARAN R, ROBINSON B, ABBOTT K C, et al. US renal data system 2017 annual data report: epidemiology of kidney disease in the United States [J]. Am J Kidney Dis, 2018, 71 (3 Suppl 1): A7.

[27] FERRIS M, HOGAN S L, CHIN H, et al. Obesity, albuminuria, and urinalysis findings in US young adults from the Add Health Wave III study [J]. Clin J Am Soc Nephrol, 2007, 2 (6): 1207-1214.

[28] HSU C Y, MCCULLOCH C E, IRIBARREN C, et al. Body mass index and risk for end-stage renal disease [J]. Ann Intern Med, 2006, 144 (9): 21-28.

[29] ECKEL N, LI Y P, KUXHAUS O, et al. Transition from metabolic healthy to unhealthy phenotypes and association with cardiovascular disease

risk across BMI categories in 90257 women（the Nurses' Health Study）：30 year follow-up from a prospective cohort study［J］. Lancet Diabetes Endocrinol, 2018, 6（9）：714-724.

［30］SHULMAN G I. Ectopic fat in insulin resistance, dyslipidemia, and cardiometabolic disease［J］. N Engl J Med, 2014, 371（23）：2237-2238.

［31］CHATTERJEE S, KHUNTI K, DAVIES M J. Type 2 diabetes［J］. Lancet, 2017, 389（10085）：2239-2251.

［32］FIELD A E, COAKLEY E H, MUST A, et al. Impact of overweight on the risk of developing common chronic diseases during a 10-year period［J］. Arch Intern Med, 2001, 161（13）：1581-1586.

［33］GUH D P, ZHANG W, BANSBACK N, et al. The incidence of co-morbidities related to obesity and overweight: a systematic review and meta-analysis［J］. BMC Public Health, 2009, 9: 88.

［34］LEAN M E, LESLIE W S, BARNES A C, et al. Primary care-led weight management for remission of type 2 diabetes（DiRECT）: an open-label, cluster-randomised trial［J］. Lancet, 2018, 391（10120）：541-551.

［35］LEAN M E, LESLIE W S, BARNES A C, et al. 5-year follow-up of the randomised Diabetes Remission Clinical Trial（DiRECT）of continued support for weight loss maintenance in the UK: an extension study［J］. Lancet Diabetes Endocrinol, 2024, 12（4）：233-246.

［36］LINGVAY I, SUMITHRAN P, COHEN R V, et al. Obesity management as a primary treatment goal for type 2 diabetes: time to reframe the conversation［J］. Lancet, 2022, 399（10322）：394-405.

第三节　心血管-肾脏-代谢综合征患者超重和肥胖的评估

BMI是国际通用评估肥胖程度的指标，但BMI不能反映身体脂肪的分布，临床上仍需要测定腰围、臀围、体脂率、内脏脂肪等进行综合评价。

一、体重指数

BMI是评估全身性肥胖的通用标准。在中国成人中，BMI低于18.5 kg/m^{2}为低体重状态，达到18.5 kg/m^{2}且低于24.0 kg/m^{2}为正常体重，达到24.0 kg/m^{2}且低于28.0 kg/m^{2}为超重，达到或超过28.0 kg/m^{2}为肥胖。其中，BMI达到28.0 kg/m^{2}且低于32.5 kg/m^{2}为轻度肥胖，达到32.5 kg/m^{2}且低于37.5 kg/m^{2}为中度肥胖，达到37.5 kg/m^{2}且低于50.0 kg/m^{2}为重度肥胖，达到或超过50.0 kg/m^{2}为极重度肥胖。BMI存在一定的局限性，该指标无法区分脂肪量和肌肉量，对于肌肉发达或肌肉量减少的个体易造成分级错误，且不能反映脂肪组织的分布或功能。因此，BMI不应被视为超重或肥胖唯一的诊断和分级工具。

二、腰围、腰臀比及腰高比

除BMI以外，还可通过腰围、腰臀比及腰高比评估腹型肥胖。腹型肥胖提示内脏脂肪过多，与代谢紊乱及CVD风险具有强相关性。腰围的具体测量方法：患者取站立位，两脚分开25～30 cm，取髂前上棘和第12肋下缘连线中点，水平围绕腹部1周的长度。中国成人腰围的正常范围是男性＜85 cm，女性＜80 cm，当腰围≥90 cm（男性）或腰围≥85 cm（女性）可诊断为腹型肥胖。腰臀比为腰围与臀围的比值，臀围的测量方法为环绕患者臀部的骨盆最突出点的周径。当男性腰臀比≥0.90、女性腰臀比≥0.85也可诊断为腹型肥胖。腰高比，即腰围与身高的比值，腰高比≥0.5可作为腹型肥胖的切点。腰高比适用于不同种族和年龄的人群，尤其是在儿童中，其能够更好地反映超重或肥胖状态。腰围、腰臀比及腰高比的测量操作简单，适用性广，但测量的误差较大且不能区分皮下脂肪和内脏脂肪，故测量时要应用正确的测量方法。

三、体脂率

体脂率是指体内脂肪占总体重的百分比，是评估体内脂肪成分和分布的指标。正常成年男性的脂肪含量占体重的10%～20%，女性为15%～25%。当体脂率≥25%（男性）或≥30%（女性）可诊断为肥胖。测量体脂率的主要方法包括双能X射线吸收测定法（dual-energy X-ray absorptiometry，DEXA）和生物电阻抗分析（bioelectrical impedance analysis，BIA）等，这些方法可以量化不同身体成分在不同身体部位的体积和/或质量，测量较为准确，但检查方法复杂且部分检查费用高。BIA法可作为初步筛查应用，DEXA能更为准确地评估脂肪、肌肉、骨骼肌的含量和分布。由于基于体脂比进行超重、肥胖诊断的标准尚未确定，因此目前在临床实践中的适用性仍较局限。

四、内脏脂肪面积

内脏脂肪面积（visceral fat area，VFA）可以准确、直观地反映内脏脂肪堆积，常用的检测方法包括CT和MRI，其中，CT评估VFA是诊断腹型肥胖的"金标准"。我国《肥胖患者的长期体重管理及药物临床应用指南（2024版）》建议，当VFA≥80 cm^2 可诊断为腹型肥胖。然而，这些检测方法对设备、人员和检测技术均有较高的要求，在临床应用中存在一定局限性，故多用于科学研究。

（蔡晓凌　杨文嘉）

参考文献

[1] LINGVAY I, SUMITHRAN P, COHEN R V, et al. Obesity management as a primary treatment goal for type 2 diabetes: time to reframe the conversation [J]. Lancet, 2022, 399 (10322): 394-405.
[2] 中华医学会内分泌学分会. 肥胖患者的长期体重管理及药物临床应用指南（2024版）[J]. 中华内分泌代谢杂志, 2024, 40（7）: 545-564.

第四节　体重管理对心血管-肾脏-代谢综合征的作用

一、生活方式干预

生活方式干预主要包括不同形式的临床营养治疗、运动干预和行为治疗。生活方式干预成本低廉且不良反应较小，是减重治疗的首选及基石方案。生活方式干预的核心是帮助患者坚持健康生活方式的行为策略，包括对体重、饮食、体力活动及对血糖、血压等指标的自我监测、行为契约和目标制定等。在对超重、肥胖患者的病情进行全面个体化评估后，鼓励患者在身体条件允许的情况下逐渐增加体力活动，同时减少热量的摄入，并根据个体化的反馈进行调整。

Look Ahead（Action For Health in Diabetes）研究显示，在超重或肥胖的T2DM的患者中，与体重保持稳定的患者相比，通过生活方式干预体重下降5%～10%患者的血糖、血压、TG水平均得到显著改善；与对照组相比，强化生活方式干预组患者体重下降的程度更显著（6.0% *vs*.3.5%）。尽管未观察到两组间心血管复

第十二章　肥胖症与心血管-肾脏-代谢综合征及体重管理的干预效应

合终点风险存在差异（包括心血管死亡，非致死性急性心肌梗死，非致死性卒中或因心绞痛入院），但事后分析发现，与体重稳定或体重增加的患者相比，体重减轻至少10%的患者心血管复合终点风险显著降低21%。该研究表明，通过强化生活方式控制体重可以显著降低超重、肥胖T2DM患者心血管危险因素。

PREDIMED-Plus试验是一项探索强化生活方式减重对超重或肥胖合并代谢综合征患者长期影响的随机对照试验。该试验结果显示，与对照组相比，通过限能量饮食、体力活动和行为支持进行强化生活方式患者（试验组）的体重下降更显著，且腰围、空腹血糖、HbA_{1c}、TG、HDL-C水平等心血管危险因素得到显著改善，进展为中、重度eGFR的风险显著降低了40%［eGFR＜60 ml/（min·1.73m^2）］，由中度eGFR受损［eGFR为45～60 ml/（min·1.73m^2）］逆转至轻度eGFR受损［eGFR为60～90 ml/（min·1.73 m^2）］的比例显著增加了92%，但两组的eGFR和UACR水平不具有显著性差异。另一项随机对照试验结果发现，接受规律、适度有氧运动的肥胖患者1年后血压水平显著低于无运动组，10年后发生T2DM风险较无运动组显著降低了49%～53%，HbA_{1c}及腰围水平也较基线有显著改善。另一项在超重合并蛋白尿患者中评价饮食干预效果的随机对照试验结果显示，与接受正常热量饮食的患者相比，接受低热量饮食患者的体重及BMI水平显著下降，且低热量饮食组患者的蛋白尿水平较基线显著降低了31.2%，正常热量饮食组的蛋白尿水平反而增加。

综上所述，不同方式的减重干预对超重/肥胖患者的多种心血管危险因素、肾脏及代谢异常具有改善作用，但对心血管结局和肾脏结局的影响仍需进一步探讨。

《肥胖患者的长期体重管理及药物临床应用指南（2024版）》和《肥胖症诊疗指南（2024年版）》均强调运动是肥胖的重要干预措施。在安全原则前提下，充分进行运动风险评估，制定个体化运动处方，将力量抗阻训练和有氧耐力运动相结合，适当配合静态及动态等拉伸，并在运动中进行动态评估，适时根据心肺功能和健康状况调整运动总量和强度。

临床营养治疗同样是肥胖综合治疗的基础方法，包括个体化营养筛查、营养状况评定、营养诊断、营养干预计划制订。医学减重膳食是为了满足肥胖患者的基本能量需求和减重需求而采取的膳食方式，主要包括限能量饮食、轻断食模式、代餐饮食、低脂饮食等，不同膳食种类具有不同特点，适用于不同人群，应根据患者的身体状况个体化选择。

二、药物治疗

如果生活方式干预的作用有限，可采取药物治疗，其他是超重、肥胖患者的重要治疗策略。基于肥胖与CKM综合征具有密切相关性和诸多共同的病理生理机制，减重药物也越来越多地应用于合并CKM综合征或高风险的个体。目前，我国获批上市的减重药物包括营养刺激激素（nutrient-stimulated hormone，NuSH）受体激动剂及脂肪酶抑制剂。

（一）营养刺激激素受体激动剂

1. 营养刺激激素单受体激动剂　胰高血糖素样肽-1受体激动剂（glucagon-like peptide-1 receptor agonist，GLP-1RA）通过与中枢及外周的胰高血糖素样肽-1（glucagon-like peptide-1，GLP-1）受体相结合，产生降低食欲、延缓胃排空、调节大脑的奖赏系统控制进食行为等有助于减重的效应，代表药物包括贝那鲁肽、利拉鲁肽、司美格鲁肽等。

贝那鲁肽是一种短效GLP-1RA，于2023年在我国获批用于减重治疗。推荐维持剂量为0.20 mg（每天3次）或最大耐受剂量。在超重或肥胖的非糖尿病中国人群Ⅲ期临床试验中观察到，治疗

第十二章 肥胖症与心血管-肾脏-代谢综合征及体重管理的干预效应

组（受试者皮下注射贝那鲁肽 0.20 mg，每天3次）治疗16周可以平均减重6.0%，显著高于安慰剂组的2.4%。两组受试者的血压、血脂、血糖水平无显著差异，但在 BMI ≥ 28 kg/m^2 的亚组中，接受贝那鲁肽治疗的受试者的 TC 水平降低的程度更为显著。

利拉鲁肽是一种长效 GLP-1RA，于2023年在我国获批用于减重治疗。LEADER 研究显示，接受利拉鲁肽治疗的 T2DM 患者的主要心血管结局（包括心血管死亡、非致死性心肌梗死、非致死性脑卒中）风险较安慰剂组显著降低了13%，心血管死亡风险显著降低了22%，肾病不良事件（新发大量白蛋白尿、血肌酐加倍、ESRD、因肾病导致的死亡）风险显著降低了22%。在 SCALE Obesity and Prediabetes 研究中，治疗组（接受利拉鲁肽治疗）患者平均减重8.0%，显著高于对照组的2.6%，且治疗组患者的 HbA$_{1c}$、空腹血糖下降幅度均显著大于对照组，此外，治疗组进展为 T2DM 的患者人数显著少于对照组。

司美格鲁肽也是一种长效 GLP-1RA，于2024年在我国获批用于减重治疗。在超重或肥胖患者中进行的 STEP 系列研究结果显示，司美格鲁肽（2.4 mg，每周皮下注射1次）可使体重较基线下降9.6%～17.4%，且对患者的血糖、血脂、血压、腰围、hsCRP 等多种心血管危险因素有明显改善。在合并 CVD 或高危因素的 T2DM 患者中进行的 SUSTAIN-6 研究结果显示，接受司美格鲁肽治疗的受试者主要心血管不良事件风险较安慰剂组显著降低了26%。

SELECT 研究发现，在已确诊 CVD 但不伴有糖尿病的超重或肥胖患者中，接受司美格鲁肽（2.4 mg，每周皮下注射1次）的患者主要心血管不良事件风险较安慰剂组显著降低了20%。基于充分的临床获益证据，2024年，FDA 针对司美格鲁肽增加了用于降低患有 CVD 和肥胖或超重的成人心血管死亡、心脏病发作和脑卒中风险的适应证。FLOW 研究结果显示，在伴 CKD 的 T2DM 患者中，接受司美格鲁肽（1.0 mg，每周皮下注射1次）治疗与安慰剂组相比，发生肾脏复合终点（肾功能衰竭、eGFR较基线降低≥50%、肾脏或心血管死亡）事件的风险显著降低了24%。因此，上述研究展现了司美格鲁肽在CVD、CKD、T2DM、体重管理中多重获益的证据。

2. 营养刺激激素双受体激动剂　替尔泊肽是一种新型的GLP-1和GIP双激动剂，已于2022年获得FDA和欧洲药品管理局批准用于治疗T2DM。与GLP-1RA相比，替尔泊肽可同时激动GLP-1和GIP受体，但对GIP受体的激动作用更有效。

SURMOUNT-1是一项Ⅲ期临床试验，评估了替尔泊肽用于BMI≥30 kg/m^{2}或≥27 kg/m^{2}且至少合并一种体重相关并发症（T2DM除外）成人的疗效和安全性。该试验结果显示，与安慰剂相比，替尔泊肽可显著且持续降低受试者的体重及腰围，明显改善多种心血管危险因素。与安慰剂组相比，替尔泊肽组舒张压水平显著下降了4.0 mmHg，TC水平显著下降了3.1 mmol/L，LDL-C水平显著下降了4.2 mmol/L。治疗72周结束时，95.3%基线处于糖尿病前期患者的血糖水平逆转至正常范围。事后分析结果显示，与安慰剂相比，替尔泊肽治疗显著降低了肥胖或超重但无糖尿病患者ASCVD的10年预测风险。

3. 其他营养刺激激素受体激动剂　除此以外，GLP-1/胰高血糖素双受体激动剂、GLP-1/胰淀素受体激动剂联合制剂、GLP-1/GIP/胰升糖素（glucagon，GCG）三受体激动剂等药物仍在研发和验证的过程中。这些药物在现有的临床试验中已展现出不同程度的减重、改善心血管危险因素的作用，其对于CVD、CKD及其他代谢性疾病的影响有待进一步探索。

（二）脂肪酶抑制剂

脂肪酶抑制剂的主要作用机制是抑制胃肠道的脂肪酶，阻止TG水解为游离脂肪酸和单酰基甘油酯，减少TG的吸收，促使脂肪排出体外。奥利司他是我国唯一获批上市的脂肪酶抑制剂类减

第十二章　肥胖症与心血管-肾脏-代谢综合征及体重管理的干预效应

重药物。

在 BMI ≥ 30 kg/m² 的受试者中开展的 XENDOS 研究结果显示，与安慰剂组相比，治疗组接受奥利司他治疗的体重下降程度更为显著。在糖耐量受损亚组中，接受奥利司他治疗的受试者发展为糖尿病的累计发生率较安慰剂组低 37.3%。在其他心血管危险因素方面，治疗组的血压、腰围、血脂水平较安慰剂组有显著改善。匹配性队列研究结果显示，中位随访 6 年后治疗组的个体发生心血管事件的风险较对照组显著下降了 26%，进展为 CKD 3 期及 3 期以上分期的风险显著下降了 22%。

三、减重与代谢手术治疗

减重与代谢手术是通过缩小胃容积和/或缩短小肠有效长度限制摄食量和/或减少营养吸收，从而实现减轻体重的一种治疗方式，是现有的减重策略中最为有效且持久的手段。此外，大量证据表明，减重与代谢手术对一系列代谢相关性疾病具有改善，甚至缓解的作用，且机制独立于体重下降。减重与代谢手术主要包括胃袖状切除术、胃内球囊技术、Roux-en-Y 胃旁路术、单吻合口十二指肠回肠旁路联合胃袖状切除术/单吻合口十二指肠转位术等。

系统评价与荟萃分析结果显示，与对照组相比，接受减重与代谢手术治疗患者术后心力衰竭、CAD、脑卒中的发生率均显著降低，数值分别下降了 50%、42% 和 36%。诊断为心力衰竭的患者在接受减重与代谢手术后，其左心室射血分数和 NYHA 分级显著得到改善。另一项系统评价提示，接受减重与代谢手术后 1 年，患者高血压的缓解率为 43%～83%。有研究结果显示，与未接受减重与代谢手术的患者相比，接受减重与代谢手术患者高血压的缓解率更高，抗高血压药物的使用率更低。

现有证据支持减重与代谢手术对降低 CKD 患者疾病风险及改善远期结局具有积极作用。一项大规模队列观察研究结果显示，在接受减重与代谢手术后第1年和第7年随访时,基于eGFR和蛋白尿的CKD风险分层在不同基线风险的患者中均有显著改善。荟萃分析结果显示,减重与代谢手术后患者的高滤过状态、尿蛋白水平均较术前显著下降。匹配性队列研究结果显示,与未接受减重与代谢手术的患者相比,接受减重与代谢手术的患者平均体重下降了41.8 kg,使eGFR下降≥30%的风险显著降低了58%,并使血肌酐数值加倍或终末期肾病发生率加倍的风险降低了57%。

目前,已开展了10余项对比减重与代谢手术和药物治疗在T2DM患者中有效性的随机对照试验。大部分研究结果支持减重与代谢手术在控制血糖和T2DM缓解方面优于药物治疗,减重与代谢手术可使T2DM患者HbA_{1c}水平降低1.8%～3.5%,而药物治疗的下降幅度为0.4%～1.5%。针对观察性研究的荟萃分析结果显示,减重与代谢手术和药物治疗相比,可显著降低T2DM患者微血管并发症风险74%(*RR* 26%,95%*CI* 16%～42%)、大血管并发症风险48%(*RR* 52%,95%*CI* 44%～61%)及死亡风险79%(*RR* 21%,95%*CI* 20%～22%),并可显著提高T2DM的缓解率。

由此可见,减重与代谢手术对CKM综合征具有多重获益。对具备手术治疗指征的患者,应针对手术和其他治疗模式的风险获益进行充分讨论并共同决策。

(蔡晓凌　杨文嘉)

参 考 文 献

[1] WING R R, LANG W, WADDEN T A, et al. Benefits of modest weight loss in improving cardiovascular risk factors in overweight and obese individuals with type 2 diabetes [J]. Diabetes Care, 2011, 34 (7): 1481-1486.

[2] GREGG E W, JAKICIC J M, BLACKBURN G, et al. Association of the magnitude of weight loss and changes in physical fitness with long-term cardiovascular disease outcomes in overweight or obese people with type 2

diabetes: a post-hoc analysis of the Look AHEAD randomised clinical trial [J]. Lancet Diabetes Endocrinol, 2016, 4 (11): 913-921.

[3] SALAS-SALVADÓ J, DÍAZ-LÓPEZ A, RUIZ-CANELA M, et al. Effect of a lifestyle intervention program with energy-restricted mediterranean diet and exercise on weight loss and cardiovascular risk factors: one-year results of the PREDIMED-Plus Trial [J]. Diabetes Care, 2019, 42 (5): 777-788.

[4] DÍAZ-LÓPEZ A, BECERRA-TOMÁS N, RUIZ V, et al. Effect of an intensive weight-loss lifestyle intervention on kidney function: a randomized controlled trial [J]. Am J Nephrol, 2021, 52 (1): 45-58.

[5] ZHANG H J, PAN L L, MA Z M, et al. Long-term effect of exercise on improving fatty liver and cardiovascular risk factors in obese adults: a 1-year follow-up study [J]. Diabetes Obes Metab, 2017, 19 (2): 284-289.

[6] CHEN Y, CHEN Z, PAN L L, et al. Effect of moderate and vigorous aerobic exercise on incident diabetes in adults with obesity: a 10-year follow-up of a randomized clinical trial [J]. JAMA Intern Med, 2023, 183 (3): 272-275.

[7] MORALES E, VALERO M A, LEÓN M, et al. Beneficial effects of weight loss in overweight patients with chronic proteinuric nephropathies [J]. Am J Kidney Dis, 2003, 41 (2): 319-327.

[8] 中华人民共和国国家卫生健康委员会医政司. 肥胖症诊疗指南（2024年版）[J]. 中华消化外科杂志, 2024, 23 (10): 1237-1260.

[9] CHEN K, CHEN L, SHAN Z Y, et al. Beinaglutide for weight management in Chinese individuals with overweight or obesity: a phase 3 randomized controlled clinical study [J]. Diabetes Obes Metab, 2024, 26 (2): 690-698.

[10] MARSO S P, DANIELS G H, BROWN-FRANDSEN K, et al. Liraglutide and cardiovascular outcomes in type 2 diabetes [J]. N Engl J Med, 2016, 375 (4): 311-322.

[11] PI-SUNYER X, ASTRUP A, FUJIOKA K, et al. A randomized, controlled trial of 3.0 mg of liraglutide in weight management [J]. N Engl J Med, 2015, 373 (1): 11-22.

[12] MARSO S P, BAIN S C, CONSOLI A, et al. Semaglutide and

cardiovascular outcomes in patients with type 2 diabetes [J]. N Engl J Med, 2016, 375 (19): 1834-1844.

[13] LINCOFF A M, BROWN-FRANDSEN K, COLHOUN H M, et al. Semaglutide and cardiovascular outcomes in obesity without diabetes [J]. N Engl J Med, 2023, 389 (24): 2221-2232.

[14] PERKOVIC V, TUTTLE KR, ROSSING P, et al. Effects of semaglutide on chronic kidney disease in patients with type 2 diabetes [J]. N Engl J Med, 2024, 391 (2): 109-121.

[15] JASTREBOFF A M, ARONNE L J, AHMAD N N, et al. Tirzepatide once weekly for the treatment of obesity [J]. N Engl J Med, 2022, 387 (3): 205-216.

[16] HANKOSKY E R, WANG H, NEFF L M, et al. Tirzepatide reduces the predicted risk of atherosclerotic cardiovascular disease and improves cardiometabolic risk factors in adults with obesity or overweight: SURMOUNT-1 post hoc analysis [J]. Diabetes Obes Metab, 2024, 26 (1): 319-328.

[17] TORGERSON J S, HAUPTMAN J, BOLDRIN M N, et al. XENical in the prevention of diabetes in obese subjects (XENDOS) study: a randomized study of orlistat as an adjunct to lifestyle changes for the prevention of type 2 diabetes in obese patients [J]. Diabetes Care, 2004, 27 (1): 155-161.

[18] ARDISSINO M, VINCENT M, HINES O, et al. Long-term cardiovascular outcomes after orlistat therapy in patients with obesity: a nationwide, propensity-score matched cohort study [J]. Eur Heart J Cardiovasc Pharmacother, 2022, 8 (2): 179-186.

[19] VAN VELDHUISEN S L, GORTER T M, VAN WOERDEN G, et al. Bariatric surgery and cardiovascular disease: a systematic review and meta-analysis [J]. Eur Heart J, 2022, 43 (20): 1955-1969.

[20] ESPARHAM A, MEHRI A, HADIAN H, et al. The effect of bariatric surgery on patients with heart failure: a systematic review and meta-analysis [J]. Obes Surg, 2023, 33 (12): 4125-4136.

[21] CLIMENT E, GODAY A, PEDRO-BOTET J, et al. Laparoscopic Roux-en-Y gastric bypass versus laparoscopic sleeve gastrectomy for 5-year

hypertension remission in obese patients: a systematic review and meta-analysis [J]. J Hypertens, 2020, 38 (2): 185-195.

[22] SCHAUER P R, BHATT D L, KIRWAN J P, et al. Bariatric surgery versus intensive medical therapy for diabetes-5-year outcomes [J]. N Engl J Med, 2017, 376 (7): 641-651.

[23] FRIEDMAN A N, WAHED A S, WANG J, et al. Effect of bariatric surgery on ckd risk [J]. J Am Soc Nephrol, 2018, 29 (4): 1289-1300.

[24] LI K, ZOU J N, YE Z B, et al. Effects of bariatric surgery on renal function in obese patients: a systematic review and meta analysis [J]. PLoS One, 2016, 11 (10): e0163907.

[25] CHANG A R, CHEN Y, STILL C et al. Bariatric surgery is associated with improvement in kidney outcomes [J]. Kidney Int, 2016, 90 (1): 164-171.

[26] ARTERBURN D E, TELEM D A, KUSHNER R F, et al. Benefits and risks of bariatric surgery in adults: a review [J]. JAMA, 2020, 324 (9): 879-887.

[27] BILLETER A T, SCHEURLEN K M, PROBST P, et al. Meta-analysis of metabolic surgery versus medical treatment for microvascular complications in patients with type 2 diabetes mellitus [J]. Br J Surg, 2018, 105 (3): 168-181.

[28] SHENG B, TRUONG K, SPITLER H, et al. The long-term effects of bariatric surgery on type 2 diabetes remission, microvascular and macrovascular complications, and mortality: a systematic review and meta-analysis [J]. Obes Surg, 2017, 27 (10): 2724-2732.

第十三章

心血管-肾脏-代谢综合征分期中慢性肾脏病的诊断和治疗

第一节 心血管-肾脏-代谢综合征分期中慢性肾脏病的诊断标准

各种原因导致的慢性肾功能异常均可称为CKD，其全球发病率在10%左右。CKD的病因多样，其中，糖尿病、高血压和CVD是CKD的主要病因。目前，DKD已经成为我国血液透析患者的最主要原发疾病。肾脏功能受代谢性疾病影响，代谢失衡会促进肾脏间质纤维化和炎症反应，导致有效肾单位减少。肾脏疾病既是代谢性疾病和CVD的诱因，同时也是二者的靶器官损害表现。CKM综合征的主要特征是心脑血管疾病、CKD与代谢性疾病相互影响、相互促进。在CKM综合征定义中，着重强调将CKD作为诊断标准之一，同时也是CKM分期的重要参考指标。

临床实践中，CKD是指各种原因引起的病程在3个月以上的肾脏疾病的统称，既可是由单一病因导致的肾功能损害，也可是由多病因共同导致的肾功能损害，其诊断标准如下。

1. 肾损害≥3个月，有或无eGFR降低。肾损害是指各种病因导致肾脏结构和/或功能异常，如肾脏形态学和/或病理异常；

第十三章　心血管-肾脏-代谢综合征分期中慢性肾脏病的诊断和治疗

或者肾损害指标异常,如血液或尿液成分异常,以及影像学检查异常。

2. 不明原因eGFR下降[＜60 ml/(min·1.73m^2)]超过3个月。

为判断CKD的分期,从而确定防治目标并采取合理的治疗措施,美国肾脏病基金会肾脏病预后质量倡议(Kidney Disease Outcome Quality Initiative,KDOQI)专家组提出了CKD的分期方法,根据eGFR对患者进行分期,以便为患者制定更有针对性的诊疗方案,CKD分期及诊疗目标见表13-1-1。

表13-1-1　CKD分期及诊疗目标

分期	eGFR [ml/(min·1.73 m^2)]	诊疗目标
1	≥90	CKD病因诊断及治疗
2	60～89	评估疾病是否进展及速度
3	30～59	评价和治疗并发症
3a	45～59	—
3b	30～44	—
4	15～29	准备肾脏替代治疗
5	＜15	肾脏替代治疗

注:CKD.慢性肾脏病;eGFR.估算肾小球滤过率;—.无内容。

CKD分期的意义在于帮助临床医师评估患者病情,制定符合患者的治疗方案,并预测疾病的进展。对于CKD 1期患者,其尚未出现eGFR下降及CKD相关并发症,诊疗目标是明确患者CKD病因及识别危险因素,并进行充分的原发病诊疗,此阶段通过积极的病因干预和对危险因素的控制,部分患者的肾功能损伤尚有缓解可能。CKD 2期患者已经出现轻度eGFR下降,该期患者的诊疗目标是评估患者肾功能减退的原因及速度,控制和干预CKD进展的因素，延缓肾功能减退。自CKD 3期起，患者开始出现CKD相关并发症，如肾性贫血、钙磷代谢异常等，此阶段除控制CKD原发疾病和危险因素外，还需要积极对并发症进行治疗，以减少多器官损害、延缓CKD进展。CKD 4期为肾脏替代治疗的前期，患者肾功能严重受损，此阶段的诊疗目标是评估肾脏替代治疗的启动时机并做好相关准备，如建立血管通路等。CKD 5期患者大部分肾单位功能已经丧失，机体代谢失衡，多器官功能损伤，患者需要进行肾脏替代治疗维持生命。

CKD发病隐匿，早期缺乏典型症状，易被忽视，导致许多患者在初诊时分期已达到CKD 3期及3期以上，因此，CKD筛查对于疾病的早期诊断和干预具有重大意义。目前，CKD筛查可分为普遍人群筛查和高危人群筛查，前者筛查范围广、费用昂贵、工作量大，后者针对性强，但容易遗漏特殊高危人群中的CKD患者。现阶段常用的CKD筛查项目包括：①尿蛋白；②血肌酐、GFR；③血压、血糖、血脂等；④尿红细胞。

（贾林沛）

参 考 文 献

[1] KIDEY DISEASE: IMPROVING GLOBAL OUTCOMES（KDIGO）CKD WORK GROUP. KDIGO 2024 clinical practice guideline for the evaluation and management of chronic kidney disease [J]. Kidney Int, 2024, 105（4s）: S117-s314.

[2] MIGUEL V, SHAW I W, KRAMANN R. Metabolism at the crossroads of inflammation and fibrosis in chronic kidney disease [J]. Nat Rev Nephrol, 2025, 21（1）: 39-56.

[3] CHESNAYE NC, ORTIZ A, ZOCCALI C, et al. The impact of population ageing on the burden of chronic kidney disease [J]. Nat Rev Nephrol, 2024, 20（9）: 569-585.

[4] NDUMELE C E, RANGASWAMI J, CHOW S L, et al. Cardiovascular-

kidney-metabolic health: a presidential advisory from the american heart association [J]. circulation, 2023, 148 (20): 1606-1635.
[5] AGGARAL R, OSTROMINSKI JW, VADUGANATHAN M. Prevalence of cardiovascular-kidney-metabolic syndrome stages in US adults, 2011-2020. JAMA, 2024, 331 (21): 1858-1860.

第二节　心血管-肾脏-代谢综合征分期中慢性肾脏病的危险分层评估

根据CKM综合征分期标准，合并CKD的患者其CKM综合征分期均应在2期及2期以上，且CKD危险程度越高则CKM综合征分期越高。明确CKD危险分层评估对于CKM综合征患者准确分期和精准治疗非常关键。

现有研究表明，CKD不良预后的影响因素包括CKD病因、分期，尿蛋白定量水平，其他危险因素及并发症。其中，尿蛋白定量水平是CKD患者肾脏替代治疗风险的独立危险因素，根据尿微量白蛋白肌酐比值（albumin-to-creatinine ratio，ACR）将尿蛋白水平分为正常至轻度升高（<30mg/g）、中度升高（30～300 mg/g）、重度升高（>300 mg/g）。

因此，CKD的危险分层同时纳入CKD分期和尿蛋白定量水平，可以更准确地评估CKD患者的预后，具体分层方法见图13-2-1。

CKD是CKM综合征分期的重要指标之一，贯穿于分期标准中。根据CKM综合征分期标准，存在代谢危险因素和CKD 2期；个体罹患CKM综合征且合并亚临床心血管病，或者处于同等危险程度，预测为高危心血管病或极高危CKD为CKM综合征3期；在CKM综合征4期中，合并肾衰竭的患者为CKM综合征4b期。

GFR 分期		蛋白尿分级（ACR）		
		A1 正常至轻度升高 <30mg/g	A2 中度升高 30~300mg/g	A3 重度升高 >300mg/g
	G1 正常	1	1	2
	G2 轻度下降	1	1	2
	G3a 轻中度下降	1	2	3
	G3b 中重度下降	2	3	3
	G4 重度下降	3	3	4+
	G5 肾衰竭	4+	4+	4+

低危　中危　高危　很高危

图13-2-1　CKD危险分层

注：CKD.慢性肾脏病；GFR.肾小球滤过率；ACR.白蛋白/肌酐比值。

（贾林沛）

参 考 文 献

[1] KIDEY DISEASE：IMPROVING GLOBAL OUTCOMES（KDIGO）CKD WORK GROUP. KDIGO 2024 clinical practice guideline for the evaluation and management of chronic kidney disease [J]. Kidney Int, 2024, 105（4s）：S117-s314.

[2] NDUMELE CE, RANGASWAMI J, CHOW SL, et al. Cardiovascular-kidney-metabolic health：a presidential advisory from the american heart association [J]. Circulation, 2023, 148（20）：1606-1635.

[3] AGGARAL R, OSTROMINSKI JW, VADUGANATHAN M. Prevalence of cardiovascular-kidney-metabolic syndrome stages in US adults, 2011-2020 [J]. JAMA, 2024, 331（21）：1858-1860.

第十三章　心血管-肾脏-代谢综合征分期中慢性肾脏病的诊断和治疗

第三节　心血管-肾脏-代谢综合征分期中慢性肾脏病的常规治疗方案

在CKM综合征中，CKD、心脑血管疾病和代谢性疾病相互作用，科学、规范地治疗CKD，不仅能改善肾脏预后，同时有利于心脑血管疾病和代谢性疾病的控制，有效延缓CKM综合征进展。

CKD的治疗原则主要包括：控制原发病及并发症，改善生活方式，营养治疗，控制蛋白尿，控制高血压、高血糖及血脂异常等代谢紊乱。

一、原发疾病的控制

对原发疾病的诊断和治疗是治疗CKD的重中之重，在患者初次就诊时准确找出CKD的病因，有助于对危险因素的精确控制和疾病发展进程的准确判断。不同原发病导致的CKD，其治疗方案不同，如部分原发性肾小球疾病需根据病理类型选择糖皮质激素、免疫抑制剂或生物制剂治疗；继发性肾小球疾病，如DKD、狼疮肾炎、骨髓瘤相关肾损害等，则需要依据专科诊疗方案积极控制原发疾病，同时关注治疗过程中肾功能变化情况；肾间质疾病，如过敏性间质性肾炎、药物性肾损害等，则需要停用肾损伤药物、避免接触变应原；部分遗传性肾病，如奥尔波特综合征、法布里病等，治疗以对症处理和支持治疗为主，部分患者可能需要基因治疗或酶替代疗法。CKD的原发病治疗是延缓疾病进展、改善患者预后的关键。针对不同原发病，治疗策略应个体化，并综合考虑患者病情、并发症、生活方式等因素。早期干预和积极管理有助于患者维持良好的生活质量，延长生存时间。

二、调整生活方式

良好的生活方式有助于延缓CKD的进展，改善患者预后。2024年，KDIGO发布的《慢性肾脏病评估与管理临床实践指南》强调，对CKD患者采取综合治疗策略，加强对患者生活方式管理，包括锻炼、戒烟、减重、限盐等。该指南鼓励CKD患者每周进行≥150 min中等强度的体力活动，或者与心血管健康、耐力和虚弱程度相适应的体力活动，同时，建议患者积极减重（BMI维持在正常范围内）和戒烟。

在饮食管理方面，建议CKD患者采用多样化的健康饮食，少吃超加工食品，并根据个人需求和并发症情况，调整钠、钾、磷和蛋白质的摄入。合理限制CKD患者蛋白质的摄入量，在保证基本营养需求的同时减少蛋白质代谢产物对肾脏的影响。根据CKD分期，建议CKD 1～2期的患者蛋白质摄入量为0.8～1.0 g/（kg·d）；CKD 3期及3期以上非维持性血液透析患者蛋白质摄入量为0.6～0.8 g/（kg·d）；由于血液透析为高消耗状态，接受维持性血液透析患者的蛋白质摄入量可放宽至1.0～1.2 g/（kg·d）。

三、降低尿蛋白水平

降低尿蛋白的治疗是CKD管理中的关键环节。持续蛋白尿不仅反映肾功能损害，还会加速CKD的进展，并增加CVD风险。降低尿蛋白水平是延缓CKD患者进入肾脏替代治疗的有效手段。

（一）肾素-血管紧张素-醛固酮系统抑制剂

RAAS抑制剂不仅是高血压治疗的首选治疗药物，也是CKD治疗中的基石药物，可降低尿蛋白水平并改善患者预后。RAAS抑制剂能扩张肾小球动脉，扩张出球小动脉的效果大于入球小动脉，从而使肾小球内压降低，减少肾脏对于尿蛋白的排泄。但该机制会减少肾单位灌注，导致GFR下降，部分患者会出现高钾血症和血肌酐升高，因此，用药期间需密切监测肾功能和血钾水平。

（二）钠-葡萄糖共转运蛋白2抑制剂

SGLT2i可通过抑制肾脏重吸收葡萄糖、增加尿糖排出，从而达到降低血糖的目的。SGLT2i能增加尿中葡萄糖的排出，间接降低了肾小球囊内的压力，减轻肾小球高灌注、高滤过状态，减少尿蛋白排泄。

（三）醛固酮受体拮抗剂

根据药物结构可分为第1代甾体类醛固酮受体拮抗剂（mineralocorticoid receptor antagonist，MRA），如螺内酯；第2代甾体类MRA，如依普利酮；第3代非甾体MRA，如非奈利酮。该类药物通过降低肾脏炎症反应、延缓肾间质纤维化改善CKD患者长期预后，同时，减少肾小球滤过膜对尿蛋白的通透性来降低尿蛋白水平。

（四）中成药

近年来，中医药治疗CKD蛋白尿也取得了诸多进展。中医强调辨证施治，即根据患者的症状确定具体的治疗方案，更符合个体化治疗需求。除传统的中药汤剂以外，越来越多的中成药应用于临床，如黄葵胶囊、百令胶囊等，具有清热解毒、利湿消肿、活血化瘀的功效，可有效减轻肾小球炎症反应，保护肾小球滤过膜，改善肾脏微循环，减少蛋白尿。目前，已有多个大规模临床研究证实中成药具有减少CKD蛋白尿的效果。

四、降压治疗

对于CKD患者,降压治疗是管理中的关键环节之一。控制血压不仅可以减缓肾功能恶化,还能降低心血管事件风险。CKD患者的降压目标和治疗策略与普通高血压患者有所不同,需要根据患者的肾功能、蛋白尿水平及其他并发症进行个体化制定,推荐CKD患者降压总体目标为<140/90 mmHg。尿白蛋白排泄<30 mg/24 h的CKD患者,推荐血压控制目标为<140/90 mmHg;在可耐受的前提下,尿白蛋白排泄>30 mg/24 h的CKD患者,建议血压控制目标为<130/80 mmHg。

在药物选择方面,RAAS抑制剂是CKD患者首选抗高血压药,且常需要与多种药物联合应用。常用药物如下:①利尿剂。水负荷过多是CKD患者高血压的主要原因之一,加用利尿剂可减少患者容量负荷和盐负荷,增强RAAS抑制剂降压,减少尿蛋白的效果。通常当血肌酐<159.12 μmol/L(1.8 mg/dl)时使用噻嗪类利尿剂;当血肌酐≥159.12 μmol/L(1.8 mg/dl)时使用袢利尿剂。②钙通道阻滞剂。相关指南推荐,对于RAAS抑制剂联合利尿剂治疗血压仍不达标,或者血压达标但尿蛋白不达标者,加用非双氢吡啶类钙通道阻滞剂。③α受体拮抗剂和β受体拮抗剂。该类药物在降血压同时能抑制交感神经兴奋,并可改善患者长期预后。

五、肾性贫血治疗

肾性贫血多起始于CKD 3期,随着有效肾单位减少,肾脏分泌的EPO水平降低,导致造血功能下降,出现贫血。KDIGO指南以成年男性血红蛋白<135 g/L、成年女性血红蛋白<120 g/L为贫血诊断标准。肾性贫血的常见临床治疗:①铁剂。口服铁剂或静脉补充铁剂,治疗目标是血清铁200~600 μg/L、转铁蛋白饱和

度＞20%。②红细胞生成刺激素（erythropoiesis-stimulating agent，ESA）：当患者血红蛋白≤100 g/L时启动ESA治疗，起始剂量为80～120 U/kg，并根据血红蛋白的监测情况调整药物用量。③低氧诱导因子脯氨酰羟化酶抑制剂。上调低氧诱导因子-1（hypoxia inducible factor-1，HIF-1）通路促进自身EPO水平增加，详见第十四章心血管-肾脏-代谢综合征分期中慢性肾脏病的治疗进展。

六、钙磷代谢异常治疗

CKD矿物质和骨代谢异常（chronic kidney disease-mineral and bone disorder，CKD-MBD）是CKD主要并发症之一，高钙血症、高磷血症和继发性甲状旁腺功能亢进症均与CKD患者不良预后相关，积极治疗CKD相关钙磷代谢异常有助于改善患者预后和延长预期寿命。CKD患者血磷排泄障碍导致血磷潴留是CKD-MBD的始动因素，故CKD-MBD的治疗关键是降低血磷水平。

对于CKD 3～5期的患者，建议将血磷水平控制在正常范围内（0.87～1.45 mmol/L），常用治疗方法包括饮食控制和使用磷结合剂。CKD 3a～5期血磷超过目标值，建议限制饮食中磷的摄入（800～1000 mg/d）。但饮食控制的效果有限，由于含磷较多的食物为蛋白质类，故限制磷摄入的同时会增加营养不良的风险。磷结合剂，如含金属磷结合剂、含钙磷结合剂及非钙非金属磷结合剂可有效降低血磷水平。

（贾林沛）

参 考 文 献

[1] KIDEY DISEASE: IMPROVING GLOBAL OUTCOMES (KDIGO) CKD WORK GROUP. KDIGO 2024 clinical practice guideline for the evaluation and management of chronic kidney disease [J]. Kidney Int,

2024, 105（4s）: S117-s314.

［2］DASGUPTA I, ZAC-VARGHESE S, CHAUDHRY K, et al. Current management of chronic kidney disease in type-2 diabetes-A tiered approach: an overview of the joint association of british clinical diabetologists and UK kidney association（ABCD-UKKA）guidelines［J］. Diabet Med, 2024, 17: e15450.

［3］ERVITI J, SAIZ L C, LEACHE L, et al. Blood pressure targets for hypertension in people with chronic renal disease［J］. Cochrane Database Syst Rev, 2024, 10（10）: Cd008564.

［4］MC CAUSLAND F R, VADUGANATHAN M, CLAGGETT B L, et al. Finerenone and kidney outcomes in patients with heart failure: the FINEARTS-HF trial［J］. J Am Coll Cardiol, 2024, 1097（24）: 10252-10255..

［5］LI N, TANG H T, WU L, et al. Chemical constituents, clinical efficacy and molecular mechanisms of the ethanol extract of Abelmoschus manihot flowers in treatment of kidney diseases［J］. Phytother Res, 2021, 35（1）: 198-206.

第十四章

心血管-肾脏-代谢综合征分期中慢性肾脏病的治疗进展

第一节 肾性贫血治疗进展

CKD患者贫血发生率和严重程度随肾功能的下降逐渐增加。eGFR≥90 ml/(min·1.73m²)时，贫血发生率为4.0%；当肾病加重，患者eGFR<30 ml/(min·1.73 m²)时，贫血的发生率升至51.5%，透析患者贫血的发生率甚至可高达90%以上。同时，贫血也可导致肾脏疾病进展、心血管事件发生及死亡风险增加。

在导致肾性贫血的因素中，EPO不足居首要地位。EPO可调控骨髓红系祖细胞、前体细胞增殖、分化和成熟及网织红细胞从骨髓释放入血。双肾切除后，贫血会加重，输血频率增加，这表明肾脏可以分泌EPO。1985年，第一个通过基因工程合成的重组人促红细胞生成素（recombinant human erythropoietin，rHuEPO）研发成功，为肾性贫血患者提供新的治疗选择，在此之前，主要通过补充铁剂、输血及透析治疗改善CKD患者贫血。第三代ESA甲氧聚二醇重组人促红素注射液为长效制剂，可每月注射一次，可能会提高患者治疗依从性，实现血红蛋白的长期持续达标。目前，在非透析CKD患者中，尚无充分证据表明短效ESA与长效

ESA在提高血红蛋白水平、引起不良反应（包括全因死亡、心脑血管事件、肿瘤、高血压、血栓等）及提高生活质量方面存在显著差异。

1991年，Semenza等发现，低氧诱导因子（hypoxia-inducible factor，HIF）作为转录因子在低氧环境下可以结合于EPO增强子，并促进其表达。2002年，有研究发现，在常氧条件下HIF可被脯氨酰羟化酶（prolyl hydroxylases，PHD）羟基化，使HIF被蛋白酶体降解。而在低氧条件下，HIF可避免被羟基化，从而进入细胞核促进下游基因（如*EPO*）表达。HIF-PHD作为细胞内氧传感器被研究人员重视，应运而生一系列HIF-PHD抑制剂。其中，口服制剂罗沙司他（FG-4592）在我国可应用于肾性贫血患者。

有研究表明，无论罗沙司他还是ESA均可有效升高患者血红蛋白水平。但与ESA相比，罗沙司他在主要不良心血管事件、心力衰竭及死亡风险方面更安全，其可以影响脂代谢及动脉硬化信号通路，还可减少炎症反应。对ESA反应欠佳的腹膜透析、血液透析及非透析贫血患者，罗沙司他具有良好的疗效，此外，还可改善铁代谢。罗沙司他通过增强肠道对铁的吸收，以及增强网状内皮巨噬细胞和肝细胞向血浆中的铁供应，从而促进铁利用。同时，可降低铁调素，增加总铁结合能力。

对于上述药物治疗低反应患者，需积极寻找病因，如是否存在铁缺乏、铁调素水平上调、慢性炎症状态、透析不充分、继发性甲状旁腺功能亢进症、恶性肿瘤、rHuEPO抗体引起纯红细胞再生障碍性贫血、左卡尼汀缺乏、容量负荷过重、药物相互反应及合并其他贫血性疾病等。治疗过程中需密切监测铁代谢，一般认为，CKD透析前和腹透患者铁蛋白＜100 μg/L和/或转铁蛋白饱和度＜20%，血液透析患者铁蛋白＜200 μg/L和/或转铁蛋白饱和度＜20%，存在绝对缺铁，不能满足成熟红细胞生成的需求，需要积极补充铁剂。对于功能性铁缺乏，可给予HIF-PHD抑制剂治疗。

（潘亚静）

第十四章 心血管-肾脏-代谢综合征分期中慢性肾脏病的治疗进展

参 考 文 献

[1] CHUNG E Y, PALMER S C, SAGIMBENE V M, et al. Erythropoiesis-stimulating agents for anaemia in adults with chronic kidney disease: a network meta-analysis [J]. Cochrane Database Syst Rev, 2023, 2 (2): D10590.

[2] PALMER S C, SAGLIMBENE V, MAVDIS D, et al. Erythropoiesis-stimulating agents for anaemia in adults with chronic kidney disease: a network meta-analysis [J]. Cochrane Database Syst Rev, 2014, 2014 (12): D10590.

[3] FORRISTAL C E, LEVESQUE J P. Targeting the hypoxia-sensing pathway in clinical hematology [J]. Stem Cells Transl Med, 2014, 3 (2): 135-140.

[4] LI X M, JIANG S M, GU X, et al. Assessment of the safety of Roxadustat for cardiovascular events in chronic kidney disease-related anemia using meta-analysis and bioinformatics [J]. Front Pharmacol, 2024, 15: 1380326.

[5] LIU J, LI S, YANG F, et al. A retrospective study on the efficacy of Roxadustat in peritoneal dialysis patients with erythropoietin hyporesponsiveness [J]. Korean J Intern Med, 2024, 39 (3): 488-500.

[6] SONG J, CHEN X J, ZHOU L S, et al. Roxadustat treatment for erythropoiesis-stimulating agent-hyporesponsive anemia in maintenance hemodialysis patients [J]. J Int Med Res, 2023, 51 (10): 655701893.

[7] OGAWA C, TSUCHIYA K, MAEDA K. Hypoxia-Inducible Factor Prolyl Hydroxylase Inhibitors and Iron Metabolism [J]. Int J Mol Sci, 2023, 24 (3): 3037.

[8] 中国医师协会肾内科医师分会肾性贫血诊断和治疗共识专家组. 肾性贫血诊断与治疗中国专家共识 (2014修订版) [J]. 中华肾脏病杂志, 2014, 30 (9): 712-716.

第二节　心血管-肾脏-代谢综合征共治药物在慢性肾脏病中的应用

随着CKM综合征逐渐进入大众视野，心肾代谢共治药物也逐渐被重视，其中，SGLT2i、非奈利酮和GLP-1RA备受瞩目。

1835年，法国科学家在苹果树中发现根皮苷，随后的研究发现，该化合物可作用于肾脏的钠-葡萄糖共转运蛋白，发挥降糖作用，SGLT2i自此应运而生。最初研究者主要聚焦于该药的降糖作用，其可不依赖胰岛素水平降低患者血糖，后续研究发现，其同时具有减轻体重、改善脂代谢、调节血压的作用。2015年，SGLT2i相关的首个大型安慰剂对照研究EMPA-REG结果发布。研究显示，尽管心肌梗死或脑卒中的发生率在组间无显著差异，但在标准药物治疗的基础上加用恩格列净，心血管原因导致的死亡率降低了38%，全因死亡风险降低了32%，心力衰竭住院风险降低了35%。2019年发表的CREDENCE研究为第一个评估SGLT2i对糖尿病合并肾病患者结局的研究，该研究结果显示，卡格列净可降低ESRD、血肌酐升高及肾病死亡的风险。2020年，DAPA-CKD研究证实，在非糖尿病患者中SGLT2i同样可以降低肾脏疾病进展的风险。2023年发表的EMPA-KIDNEY试验为一项国际多中心、随机、双盲、安慰剂对照临床试验，该试验纳入6609例患者，其eGFR为20～44 ml/（min·1.73m^2）或45～90 ml/（min·1.73m^2）且UACR≥200 mg/g。试验分为主研究阶段（中位随访时间2年）和随访阶段（2年）。在主研究阶段，与安慰剂组相比，恩格列净组复合心肾结局风险降低了21%，ESRD发生风险降低了26%；在随访阶段，恩格列净组在肾脏和心血管方面依然显示出获益，且在随访阶段的前6个月内最为明显，可持

第十四章 心血管-肾脏-代谢综合征分期中慢性肾脏病的治疗进展

续长达12个月，但获益可随时间减弱。该研究提示，SGLT2i在CKD治疗中若想实现心肾保护最大化效果，需要长期用药。

T2DM相关CKD患者因高血糖、高盐摄入、肥胖等因素存在醛固酮水平增加、盐皮质激素受体表达及活性增加等病理改变，盐皮质激素受体过度激活，从而诱导肾脏和心脏中的促炎性因子和促纤维化因子表达，引发多种病理生理改变，最终导致肾病进展、心血管事件发生。与传统MRA（螺内酯及依普利酮）不同，非奈利酮为非甾体类MRA，其拮抗盐皮质激素受体作用更强，对其具有更高的选择性、更强的亲和力，能够高效地阻断醛固酮导致的盐皮质激素受体过度激活。非奈利酮为全球首个获批治疗T2DM相关CKD的新型MRA，其抗炎及抗纤维化作用独立于降压及降糖治疗，是专注于肾脏保护的药物。FIDELIO-DKD研究是非奈利酮在T2DM伴CKD患者的首个Ⅲ期临床试验，为一项随机、双盲、多中心、安慰剂对照、事件驱动研究。在给予最大可耐受剂量RASI且血压、血糖控制良好的基础上随机给予患者非奈利酮或安慰剂治疗，平均随访2.6年，主要复合终点事件为肾衰竭、eGFR较基线下降≥40%，或者肾病死亡；次要终点为心血管死亡、非致命性心肌梗死、非致命性脑卒中及因心力衰竭住院治疗。该研究证实，非奈利酮可延缓中、重度CKD伴T2DM患者的肾病进展，并减少心血管事件发生。在轻、中度CKD伴T2DM患者中开展的FIGARO-DKD研究及2项研究汇总分析FIDELITY研究均证实，非奈利酮在降低心血管事件风险及发生、延缓CKD进展方面疗效显著且安全性良好。

胰高血糖素样肽-1是肠道内分泌细胞在摄入营养物质后分泌的一种"肠促胰岛素"，其以葡萄糖浓度依赖的方式促进胰岛素分泌、抑制胰高血糖素分泌、增强葡萄糖敏感性、促进β细胞复制。《中国2型糖尿病防治指南（2017版）》将GLP-1RA纳入高血糖治疗路径，作为二甲双胍治疗二联选择之一。目前的研究表明，利拉鲁肽可使已确诊的CVD或伴有心血管危险因素的T2DM患者的主要不良心血管事件（心血管死亡、非致死性心肌梗死或非致死性脑卒中）风险下降13%，心血管死亡风险下降22%，全因死亡风险下降15%。司美格鲁肽的相关研究同样证实了GLP-1RA具有心血管保护作用。此外，GLP-1RA具有肾脏保护作用，其可使复合肾脏结局（微量蛋白尿、血肌酐升高、eGFR下降至少40%，肾脏替代治疗及肾病死亡）风险降低，而严重低血糖、视网膜病变或胰腺不良反应风险并未增加。2024年发表的相关研究显示，除糖尿病患者外，司美格鲁肽可使合并CKD的肥胖或超重患者UACR降低52.1%。

（潘亚静）

参 考 文 献

[1] ZINMAN B, WANNER C, LACHIN J M, et al. Empagliflozin, Cardiovascular Outcomes, and Mortality in Type 2 Diabetes [J]. N Engl J Med, 2015, 373 (22): 2117-2128.

[2] PERKOVIC V, JARDINE M J, NEAL B, et al. Canagliflozin and Renal Outcomes in Type 2 Diabetes and Nephropathy [J]. N Engl J Med, 2019, 380 (24): 2295-2306.

[3] HEERSPINK H, STEFANSSON B V, CORREA-ROTTER R, et al. Dapagliflozin in Patients with Chronic Kidney Disease [J]. N Engl J Med, 2020, 383 (15): 1436-1446.

[4] HERINGTON W G, BAIGENT C, HAYNES R. Empagliflozin in Patients with Chronic Kidney Disease. Reply [J]. The New England Journal of Medicine, 2023, 388 (24): 2301-2302.

[5] 王玉, 赵明辉. 再谈盐皮质激素受体拮抗剂在慢性肾脏病治疗中的应用 [J]. 中华肾脏病杂志, 2021, 37 (10): 854-857.

[6] 李航. 2型糖尿病合并慢性肾脏疾病治疗新突破：非甾体类高选择性盐皮质激素受体拮抗剂 [J]. 中华内科杂志, 2021, 60 (1): 5-8.

[7] BAKRIS G L, AGARWAL R, ANKER S D, et al. Effect of Finerenone on Chronic Kidney Disease Outcomes in Type 2 Diabetes [J]. N Engl J

Med, 2020, 383 (23): 2219-2229.

[8] PITT B, FILIPPATOS G, AGARWAL R, et al. Cardiovascular Events with Finerenone in Kidney Disease and Type 2 Diabetes [J]. N Engl J Med, 2021, 385 (24): 2252-2263.

[9] AGARWAL R, FILIPPATOS G, PITT B, et al. Cardiovascular and kidney outcomes with finerenone in patients with type 2 diabetes and chronic kidney disease: the FIDELITY pooled analysis [J]. Eur Heart J, 2022, 43 (6): 474-484.

[10] 中华医学会糖尿病学分会. 中国2型糖尿病防治指南（2017年版）[J]. 中国实用内科杂志, 2018, 38 (4): 292-344.

[11] MARSO S P, DANIELS G H, BROWN-FRANDSEN K, et al. Liraglutide and Cardiovascular Outcomes in Type 2 Diabetes [J]. N Engl J Med, 2016, 375 (4): 311-322.

[12] MARSO S P, BAIN S C, CONSOLI A, et al. Semaglutide and Cardiovascular Outcomes in Patients with Type 2 Diabetes [J]. N Engl J Med, 2016, 375 (19): 1834-1844.

[13] PERKOVI V, TUTTLE K R, ROSSING P, et al. Effects of Semaglutide on Chronic Kidney Disease in Patients with Type 2 Diabetes [J]. N Engl J Med, 2024, 391 (2): 109-121.

[14] SATTAR N, LEE M, KRISTENSEN S L, et al. Cardiovascular, mortality, and kidney outcomes with GLP-1 receptor agonists in patients with type 2 diabetes: a systematic review and meta-analysis of randomised trials [J]. Lancet Diabetes Endocrinol, 2021, 9 (10): 653-662.

[15] APPERLOO E M, GORRIZ J L, SOLER M J, et al. Semaglutide in patients with overweight or obesity and chronic kidney disease without diabetes: a randomized double-blind placebo-controlled clinical trial [J]. Nat Med, 2024, 31 (1): 278-285.

第三节　心血管-肾脏-代谢综合征分期中慢性肾脏病患者肾脏替代治疗方案选择

根据2019年CKD-NET报告，我国接受肾脏替代治疗（renal replacement therapy，RRT）的尿毒症患者发病率为122.19/百万人口。RRT治疗模式目前有3种，即肾移植（renal transplantation，RT）、血液透析（hemodialysis，HD）和腹膜透析（peritoneal dialysis，PD）。接受肾移植患者的生活质量较透析患者或ESRD患者明显提高，其体力活动明显改善，抑郁、失眠症状减轻，最重要的是患者可以从透析治疗中"解放出来"，重回工作岗位，成功肾移植患者的经济负担较透析患者明显减少。但由于器官供体短缺，目前我国大部分患者依然需要依赖透析治疗维持生命。确定及开展透析治疗的时机至关重要。2015年美国肾脏病基金会肾脏病预后质量倡议对《血液透析充分性的临床实践指南》进行了更新并强调，应根据ESRD患者的临床表现决定透析治疗的时机，如尿毒症心包炎或浆膜炎、尿毒症脑病为透析治疗的绝对指征；持续或难治性水负荷过重、难治性酸中毒、高钾血症、疲乏无力及轻度认知损伤等，也提示患者需要透析治疗；不推荐单纯依据肾功能水平决定透析治疗的时机。如果没有症状、没有最低eGFR作为透析指征，大部分肾脏病学专家认为，当eGFR＜5 ml/（min·1.73m^2）时应开始考虑开展透析治疗。腹膜透析利用腹膜作为透析膜，不必全身肝素化，对中分子物质清除的效果好，对血流动力学的影响小，能较好保护残余肾功能，可实现居家透析。目前，腹膜透析的类型包括间歇性腹膜透析、持续性非卧床腹膜透析和自动腹膜透析3种。2013年发表的研究表明，对于RRT的新患者，腹膜透析较血液透析的存活率更高。当前常见的血液透析分为普通血

第十四章 心血管-肾脏-代谢综合征分期中慢性肾脏病的治疗进展

液透析、血液滤过、血液透析滤过、血液灌流、单纯超滤及连续性RRT。根据透析目的的不同，选择不同透析模式，如普通血液透析主要清除小、中分子毒素，可改善患者慢性炎症状况及营养状态，分为低通量透析及高通量透析，首次诱导透析的患者选择低通量透析治疗，对于维持透析的患者可选用高通量透析治疗。而连续性RRT因其治疗时间长，过程缓慢，血流动力学稳定，透析器生物相容性好，适用于重症、心功能不全、有腔隙性积液及伴有尿毒症脑病的维持性血透患者。

（潘亚静）

参考文献

[1] ZHANG L, ZHAO M H, ZUO L, et al. China Kidney Disease Network (CK-NET) 2015 Annual Data Report [J]. Kidney Int Suppl (2011), 2019, 9 (1): e1-e81.

[2] DE BOERS E, KNOBBE T J, KREMER D, et al. Kidney Transplantation Improves Health-Related Quality of Life in Older Recipients [J]. Transpl Int, 2024, 37: 12071.

[3] WANG Y, HEMMELDER M H, BOS W, et al. Mapping health-related quality of life after kidney transplantation by group comparisons: a systematic review [J]. Nephrol Dial Transplant, 2021, 36 (12): 2327-2339.

[4] 赵新菊, 左力. KDOQI血液透析充分性临床实践指南2015更新版——开始血液透析的时机解读 [J]. 中国血液净化, 2016, 15 (8): 385-387.

[5] YANG F, LAU T, LUO N. Cost-effectiveness of haemodialysis and peritoneal dialysis for patients with end-stage renal disease in Singapore [J]. Nephrology (Carlton), 2016, 21 (8): 669-677.

[6] HU S L, JOSHIP, KAPLAN M, et al. Rapid Change in Residual Renal Function Decline Is Associated with Lower Survival and Worse Residual Renal Function Preservation in Peritoneal Dialysis Patients [J]. Perit Dial Int, 2017, 37 (4): 477-481.

第十五章

新型降糖药在心血管-肾脏-代谢综合征分期中的治疗进展

第一节 营养刺激激素受体激动剂在心血管-肾脏-代谢综合征分期中的治疗进展

NuSH是由营养物质刺激机体分泌的能够调节食欲和内分泌代谢的一系列激素,包括GLP-1、GIP和GCG等。NuSH受体激动剂是基于NuSH相关靶点研发的新型降糖减重药物,除良好的降糖、减重疗效外,还能带来更多的代谢获益,以及心血管、肾脏保护作用。

一、营养刺激激素分类及作用机制

(一)单受体激动剂

NuSH单受体激动剂主要指GLP-1RA及其类似物。按照药代动力学可分为短效制剂(贝那鲁肽、艾塞那肽、利司那肽)、长效制剂(利拉鲁肽),以及超长效周制剂(艾塞那肽微球、聚乙二醇洛塞那肽、度拉糖肽和司美格鲁肽)。按剂型分为注射类和口

第十五章　新型降糖药在心血管-肾脏-代谢综合征分期中的治疗进展

服类。GLP-1是由肠道L细胞分泌的一种肠促胰素，其受体广泛分布于胰腺、胃肠道、肝脏、肌肉、脂肪等外周组织，以及中枢系统下丘脑。GLP-1与GLP-1受体结合能够发挥重要作用，作用于胰腺刺激胰岛素分泌，抑制GCG分泌，同时促进胰岛β细胞增殖，抑制胰岛β细胞凋亡，增加胰岛素敏感性；作用于肝脏减少肝糖原分解，抑制内源性葡萄糖生成；作用于肌肉、脂肪组织，促进葡萄糖摄入；作用于胃肠道延缓胃排空，增强饱腹感；作用于中枢抑制食欲。

（二）双受体激动剂

1. GLP-1/GIP双受体激动剂　GLP-1/GIP双受体激动剂替尔泊肽已获批糖尿病及体重管理的适应证。GIP是由肠道K细胞分泌，GIP的肠促胰素作用占整个肠促胰素效应的2/3左右，GIP受体在胰腺α和β细胞均有表达，呈葡萄糖依赖性调节胰岛素分泌。此外，GIP可对白色脂肪组织进行调节，增强脂质储存能力，减少脂质外溢和异位沉积，从而改善胰岛素抵抗。GIP/GLP-1双受体激动剂协同作用可以显著增加胰岛素分泌及改善胰岛素抵抗。

2. GLP-1/GCG双受体激动剂　GCG是由胰腺α细胞分泌的多肽类激素，GCG受体激活，一方面会促进肝糖原分解和糖异生，升高血糖；另一方面，通过激活脂肪酶促使脂肪分解及脂肪酸氧化。GCG联合GLP-1受体共同激动，可以使GCG受体的体重获益最大化，改善糖脂代谢。玛仕度肽用于体重管理和T2DM的上市申请已获国家药品监督管理局（National Medical Products Administration，NMPA）受理。此外，司韦度肽、Cotadutide等的临床试验正在进行中。

3. GLP-1/胰淀素激动剂合剂　胰淀素是由胰岛β细胞分泌的多肽类激素，能够调节饮食及能量代谢，卡格列肽是一种长效胰淀素类似物。CagriSema是司美格鲁肽和卡格列肽的复方组合，其临床试验结果显示，其较司美格鲁肽有更优的减重降糖效果。

（三）三受体激动剂

瑞他鲁肽是GIP、GLP-1和GCG三受体激动剂的代表药物，目前已进入Ⅲ期临床试验阶段。GLP-1和GIP共同促进胰岛素的分泌，同时抑制食欲、增强饱腹感，GCG则能够诱导能量消耗，增加脂质的代谢，进而实现更强的减重及代谢获益。

二、不良反应及注意事项

NuSH受体激动剂最常见的不良反应为轻至中度的消化道反应，包括恶心、食欲减退、腹胀、腹泻、便秘及呕吐等，一般随治疗时间的延长逐渐减弱，多见于治疗初期及药物增量期。使用时应从小剂量开始，逐渐递增，如果患者不能耐受则需减量或停药。

既往有胰腺炎或肠梗阻病史的患者需慎用，怀疑为胰腺炎或肠梗阻时应停止使用。动物实验显示，NuSH受体激动剂有增加甲状腺髓样癌的发生风险，故甲状腺髓样癌或多发性内分泌腺瘤病2型的患者禁用。

三、在心血管-肾脏-代谢综合征中的应用

（一）心血管-肾脏-代谢综合征1期

CKM综合征1期的管理目标是解决肥胖或功能失调肥胖，防止代谢危险因素的发展。肥胖通过生活方式干预无法达到减重目标时，可在生活方式干预的基础上联合应用药物治疗。目前，我国获批体重管理适应证的NuSH受体激动剂包括GLP-1RA（贝那鲁肽、利拉鲁肽、司美格鲁肽）及GLP-1/GIP双受体激动剂（替

第十五章　新型降糖药在心血管-肾脏-代谢综合征分期中的治疗进展

尔泊肽）。

临床研究中，持续用药12～24个月，去除安慰剂效应后，贝那鲁肽（0.2 mg，每天3次，皮下注射）平均减重3.6%；利拉鲁肽（3.0 mg，每天1次，皮下注射）平均减重4.7%；司美格鲁肽减重可达12.1%；替尔泊肽减重可达17.8%。GLP-1/GCG双受体激动剂玛仕度肽临床研究（GLORY-1）初步结果显示，在我国超重/肥胖人群中，使用玛仕度肽4 mg、6 mg，每周1次，治疗48周，平均减重分别达到12.05%和14.84%（安慰剂组为0.47%）。使用瑞他鲁肽（12 mg每周1次）治疗48周，体重平均降幅达24.2%（安慰剂组为2.1%）。

基于NuSH受体激动剂对于减重的循证医学证据的支持，对于CKM综合征1期通过生活方式干预效果不佳者，可以考虑使用NuSH受体激动剂进行体重管理。

（二）心血管-肾脏-代谢综合征2～3期

CKM综合征2～3期的管理目标是通过生活方式和药物干预，解决代谢危险因素，包括高血压、糖尿病、高血脂等代谢综合征或CKD，以及降低CVD和肾衰竭的风险。NuSH受体激动剂在CKM综合征2～3期中发挥重要作用。

1. 糖尿病及代谢危险因素　GLP-1RA降糖疗效确切，低血糖风险小，同时具有减轻体重、降低血压、改善血脂谱等降糖外获益。GLP-1RA被纳入我国高血糖治疗路径，并作为以二甲双胍为基础的二联治疗选择之一。GLP-1RA可单药使用，也可与其他降糖药联合使用。LEAD系列研究显示，利拉鲁肽1.2 mg或1.8 mg，每天1次，皮下注射，持续使用26周，HbA_{1c}平均降低1.0%～1.4%，同时具有降低体重、减少腰围、改善血脂及血压的多重获益。GLP-1RA周制剂：艾塞那肽微球 2 mg、度拉糖肽1.5 mg可使HbA_{1c}较基线下降约1.5%，洛塞那肽0.2 mg治疗24周可使HbA_{1c}较基线下降1.14%。使用二甲双胍单药血糖控制不佳的T2DM患者加用司美格鲁肽1.0 mg，每周1次，皮下注射治疗30周，可使HbA_{1c}下降1.8%，HbA_{1c}达标率可达86.1%，体重下降4.0 kg，同时降低收缩压及改善血脂谱。SURPASS系列研究显示，替尔泊肽（5 mg、10 mg、15 mg）无论使用单药还是与其他降糖药物联合治疗，均可使HbA_{1c}下降1.9%～2.6%，体重下降11.0%～13.9%。

2024版《美国糖尿病学会：糖尿病诊疗标准》推荐，对于糖尿病合并超重或肥胖的患者，首选具有更大减重效果的GLP-1RA或GLP-1/GIP双受体激动剂。2020年，我国《胰高糖素样肽-1受体激动剂用于治疗2型糖尿病的临床专家共识》推荐，在二甲双胍存在禁忌证或不耐受时，GLP-1RA可以作为T2DM患者（尤其是超重或肥胖患者）的起始降糖治疗药物选择之一。

2. CKD　GLP-1RA可通过增加尿钠排泄、降低RAAS活性、抑制炎症因子等多种途径发挥直接作用，同时间接通过改善血压、血糖、体重等代谢危险因素发挥保护肾功能的作用。

既往GLP-1RA对于肾脏结局的研究大多来自心血管结局试验（Cardiovascular Outcomes Trials，CVOT）的次要研究终点，研究结果显示，在合并CVD或心血管危险因素的T2DM患者中，GLP-1RA具有潜在肾脏获益，包括降低蛋白尿、血肌酐加倍、eGFR恶化或RRT的发生风险。LEADER研究结果显示，与安慰剂相比，利拉鲁肽可显著降低肾脏复合终点事件发生率（*HR* 0.78，$P=0.003$）。REWIND研究结果显示，度拉糖肽治疗组复合肾脏结局发生率比安慰剂组更低，度拉糖肽可显著使肾脏不良事件风险降低15%。SUSTAIN-6研究结果显示，与安慰剂相比，司美格鲁肽能显著使心血管高风险T2DM患者的肾脏复合事件风险降低36%；随访2年时，司美格鲁肽治疗组新发肾脏病或肾脏病恶化的发生率分别降低了3.8%和6.1%。

与既往GLP-1RA的CVOT研究不同，FLOW研究是GLP-1RA首次将肾脏结局作为主要研究终点的随机对照临床试验，为GLP-

第十五章　新型降糖药在心血管-肾脏-代谢综合征分期中的治疗进展

1RA的肾脏获益提供了直接的循证医学证据。该研究结果显示,司美格鲁肽(1.0 mg)在T2DM伴CKD成年患者中具有明确的肾脏获益,在标准治疗的基础上,加用司美格鲁肽(1.0 mg)显著使肾脏复合终点风险降低24%。

2024版KDIGO《慢性肾脏病评估与管理临床实践指南》推荐,对于CKD伴T2DM的患者,如果使用二甲双胍和SGLT2i后仍未达到个体化血糖目标,或者患者无法耐受这些药物,推荐使用长效GLP-1RA,并且建议优先选择具有心血管获益的GLP-1RA。对于CKD患者,目前已被证实具有心血管获益且不需要调整剂量的GLP-1RA包括利拉鲁肽、司美格鲁肽和度拉糖肽。

(三)心血管-肾脏-代谢综合征4期

患者出现临床CVD并存在代谢风险因素或CKD,治疗策略强调应通过多学科诊疗进行综合防治,以达到降低复发性CVD事件和死亡风险的目的。

1. 肥胖、代谢综合征合并CVD　对于合并肥胖、代谢综合征的CVD患者,在药物治疗中应优先选择以GLP-1RA为基础的NuSH受体激动剂。该类药物可诱导减重并改善代谢危险因素。对已确诊CVD的非糖尿病的超重/肥胖成人发生心血管死亡、非致命性心肌梗死和非致命性脑卒中等MACE风险的研究中,司美格鲁肽(2.4 mg,每周皮下注射1次)可使MACE风险显著降低20%,同时还可改善多种CVD风险因素。基础研究显示,GLP-1RA可作用于动脉粥样硬化发生、发展的多个环节,包括改善内皮功能、抑制炎症因子、减少血管平滑肌细胞迁移和形变、增加斑块稳定性和减少血小板聚集等。司美格鲁肽(2.4 mg)已获得NMPA批准用于初始$BMI \geq 30 \text{ kg/m}^2$或BMI在$27 \sim 30 \text{ kg/m}^2$且存在至少一种体重相关合并症人群的长期体重管理。替尔泊肽获批减重的适应证:$BMI \geq 28 \text{ kg/m}^2$,或者$BMI \geq 24 \text{ kg/m}^2$并至少伴有一种体重相关合并症(如高血压、血脂异常、高血糖、阻塞性睡眠呼吸暂停、CVD等)。

2. 糖尿病合并CVD　ELIXA研究是第一个完成CVOT的GLP-1RA，评价利司那肽在近期发生过ACS的T2DM患者中的心血管安全性。该研究结果显示，利司那肽对T2DM患者的心血管影响为中性作用。LEADER研究首次证实了GLP-1RA类药物的心血管获益，结果显示，利拉鲁肽相比安慰剂可使患者的MACE风险降低13%，心血管死亡风险显著降低达22%。SUSTAIN 6研究结果显示，相较于安慰剂，司美格鲁肽能降低MACE发生风险达26%，且该效应长期持续。REWIND研究纳入的T2DM患者中68.5%合并多种心血管危险因素，31.5%合并CVD，亚组分析结果显示，无论患者是否有CVD病史，度拉糖肽降低MACE风险的程度无显著差异，风险比均为0.87，这提示度拉糖肽对T2DM患者CVD的一级预防和二级预防均可能有效，有助于将T2DM患者心血管事件的防控战线前移。2019年ADA/欧洲糖尿病协会（European Association for the Study of Diabetes，EASD）《2型糖尿病高血糖管理共识报告》指出，度拉糖肽可用于CVD一级预防。

对合并ASCVD或心血管风险高危的T2DM患者，无论其HbA_{1c}是否达标，只要没有禁忌证，建议在二甲双胍的基础上加用有ASCVD获益证据的GLP-1RA或SGLT2i。《2023年欧洲心脏病学会糖尿病患者心血管疾病管理指南》推荐，合并ASCVD患者选择降糖药物的主要原则是降低心血管事件，无论HbA_{1c}水平，推荐同时使用GLP-1RA和SGLT2i。

3. CKD合并CVD　AHA"科学声明"指出，对于合并ASCVD和CKD的患者，无论是否患有糖尿病，应优先考虑使用保留肾功能和降低心血管死亡的药物，如SGLT2i；对于已经使用二甲双胍和SGLT2i仍未达到个体化血糖目标或无法使用这些药物的患者，建议使用长效GLP-1RA。

4. 心力衰竭　GLP-1RA对心力衰竭是否获益仍存在争议。ELIXA、LEADER、EXSCEL、REWIND、SUSTAIN 6、PIONEER

第十五章 新型降糖药在心血管-肾脏-代谢综合征分期中的治疗进展

6等CVOT研究结果并没有显示GLP-1RA可以降低T2DM患者的心力衰竭住院风险。此外，有研究显示，GLP-1RA可增加心率，这对心力衰竭可能具有潜在的不良影响。但GLP-1RA CVOT的荟萃分析结果显示，GLP-1RA能使心力衰竭住院风险降低11%。2019年ADA与EASD联合制定的T2DM高血糖管理共识推荐，T2DM合并心力衰竭患者在不能使用SGLT2i的情况下可以优先使用有心血管获益证据的GLP-1RA。

动物研究发现，GLP-1RA对心力衰竭具有保护作用，其能够增加心肌葡萄糖代谢、抑制心肌细胞凋亡。在HFpEF中，GLP-1RA可减轻心房增大，减少心外膜脂肪储存。在HFrEF中，GLP-1RA能够抑制左心室重塑和心脏炎症。近期的STEP-HFpEF和STEP-HFpEF DM研究提示，与安慰剂相比，司美格鲁肽（2.4 mg）可显著改善伴或不伴T2DM的HFpEF合并肥胖患者的心力衰竭症状、体力活动和运动功能，还可以改善HFpEF患者NYHA心功能分级，20周NYHA改善比值比为1.79，50周NYHA改善比值比为2.20。多项研究事后汇总分析显示，司美格鲁肽可降低HFpEF患者心血管死亡或心力衰竭恶化事件复合终点风险达31%。SUMMIT研究结果显示，与安慰剂相比，替尔泊肽使HFpEF伴肥胖的患者因心血管原因死亡或心力衰竭恶化的复合风险降低了38%，因心力衰竭住院风险降低了56%。越来越多NuSH受体激动剂相关心力衰竭的研究为该类药物对心力衰竭获益提供更多证据。

5. **肾衰竭** GLP-1RA在严重CKD（CKD4～5期、未透析）患者中的应用经验较多。考虑GLP-1RA在eGFR中重度下降患者中的安全性和有效性，推荐分层管理：SGLT2i优先用于早期CKD，GLP-1RA过渡到晚期CKD。对于eGFR＜30 ml/（min·1.73m^2）或失代偿性心力衰竭无法使用二甲双胍和SGLT2i加强血糖控制的糖尿病患者，GLP-1RA可有效降低血糖，不会明显受肾功能恶化的影响，通常被认为对晚期CKD患者是安全的。

（祝英娜 袁明霞）

参 考 文 献

[1] GRIBBLE F M, REIMANN F. Metabolic Messengers: glucagon-like peptide 1 [J]. Nat Metab, 2021, 3 (2): 142-148.

[2] NAUCK M A, MEIER J J. GIP and GLP-1: Stepsiblings Rather Than Monozygotic Twins Within the Incretin Family [J]. Diabetes, 2019, 68(5): 897-900.

[3] VAROL C, ZVIBEL I, SPEKTOR L, et al. Long-acting glucose-dependent insulinotropic polypeptide ameliorates obesity-induced adipose tissue inflammation [J]. J Immunol, 2014, 193 (8): 4002-4009.

[4] DEL PRATO S, GALLWITZ B, HOLST J J, et al. The incretin/glucagon system as a target for pharmacotherapy of obesity [J]. Obes Rev, 2022, 23 (2): e13372.

[5] 中华医学会内分泌学分会，中华医学会糖尿病学分会. 胰高糖素样肽-1（GLP-1）受体激动剂用于治疗2型糖尿病的临床专家共识 [J]. 中华内科杂志，2020，59（11）：836-846.

[6] JASTREBOFF A M, KAPLAN L M, FRIAS J P, et al. Triple-Hormone-Receptor Agonist Retatrutide for Obesity - A Phase 2 Trial [J]. N Engl J Med, 2023, 389 (6): 514-526.

[7] 中华医学会糖尿病学分会. 中国2型糖尿病防治指南（2017年版）[J]. 中华糖尿病杂志，2018，10（1）：4-67.

[8] 纪立农. 胰高血糖素样肽1受体激动剂周制剂中国证据与专家指导建议 [J]. 中国糖尿病杂志，2022，30（6）：405-411.

[9] SHI L X, LIU X M, SHI Y Q, et al. Efficacy and safety of dulaglutide monotherapy compared with glimepiride in Chinese patients with type 2 diabetes: Post-hoc analyses of a randomized, double-blind, phase Ⅲ study [J]. J Diabetes Investig, 2020, 11 (1): 142-150.

[10] MIN T, BAIN S C. The Role of Tirzepatide, Dual GIP and GLP-1 Receptor Agonist, in the Management of Type 2 Diabetes: The SURPASS Clinical Trials [J]. Diabetes Ther, 2021, 12 (1): 143-157.

[11] AMERICAN DIABETES ASSOCIATION PROFESSIONAL PRACTICE

C. 9. Pharmacologic Approaches to Glycemic Treatment: Standards of Care in Diabetes-2024. Diabetes Care, 2024, 47 (Suppl 1): S158-S178.

[12] MARSO S P, DANIELS G H, BROWN-FRANDSEN K, et al. Liraglutide and Cardiovascular Outcomes in Type 2 Diabetes [J]. N Engl J Med, 2016, 375 (4): 311-322.

[13] GERSTEIN H C, COLHOUN H M, DAGENAIS G R, et al. Dulaglutide and cardiovascular outcomes in type 2 diabetes (REWIND): a double-blind, randomised placebo-controlled trial [J]. Lancet, 2019, 394 (10193): 121-130.

[14] MARSO S P, BAIN S C, CONSOLI A, et al. Semaglutide and Cardiovascular Outcomes in Patients with Type 2 Diabetes [J]. N Engl J Med, 2016, 375 (19): 1834-1844.

[15] PERKOVIC V, TUTTLE K R, ROSSING P, et al. Effects of Semaglutide on Chronic Kidney Disease in Patients with Type 2 Diabetes [J]. N Engl J Med, 2024, 391 (2): 109-121.

[16] LEVIN A, AHMED S B, CARRERO J J, et al. Executive summary of the KDIGO 2024 Clinical Practice Guideline for the Evaluation and Management of Chronic Kidney Disease: known knowns and known unknowns [J]. Kidney Int, 2024, 105 (4): 684-701.

[17] LINCOFF A M, BROWN-FRANDSEN K, COLHOUN H M, et al. Semaglutide and Cardiovascular Outcomes in Obesity without Diabetes [J]. N Engl J Med, 2023, 389 (24): 2221-2232.

[18] PFEFFER M A, CLAGGETT B, DIAZ R et al. Lixisenatide in Patients with Type 2 Diabetes and Acute Coronary Syndrome [J]. N Engl J Med, 2015, 373 (23): 2247-2257.

[19] GERSTEIN H C, COLHOUN H M, DAGENAIS G R, et al. Design and baseline characteristics of participants in the Researching cardiovascular Events with a Weekly INcretin in Diabetes (REWIND) trial on the cardiovascular effects of dulaglutide [J]. Diabetes Obes Metab, 2018, 20 (1): 42-49.

[20] HOLMAN R R, BETHEL M A, MENTZ R J, et al. Effects of Once-Weekly Exenatide on Cardiovascular Outcomes in Type 2 Diabetes [J].

N Engl J Med, 2017, 377 (13): 1228-1239.

[21] 中华医学会糖尿病学分会. 中国2型糖尿病防治指南（2020年版）. 中华糖尿病杂志, 2021, 13 (4): 315-409.

[22] MARX N, FEDERICI M, SCHUTT K, et al. 2023 ESC Guidelines for the management of cardiovascular disease in patients with diabetes [J]. Eur Heart J, 2023, 44 (39): 4043-4140.

[23] RANGASWAMI J, BHALLA V, DE BOER I H, et al. Cardiorenal Protection With the Newer Antidiabetic Agents in Patients With Diabetes and Chronic Kidney Disease: A Scientific Statement From the American Heart Association [J]. Circulation, 2020, 142 (17): e265-e286.

[24] HUSAIN M, BIRKENFELD A L, DONSMARK M, et al. Oral Semaglutide and Cardiovascular Outcomes in Patients with Type 2 Diabetes [J]. N Engl J Med, 2019, 381 (9): 841-851.

[25] SATTAR N, LEE M M Y, KRISTENSEN S L, et al. Cardiovascular, mortality, and kidney outcomes with GLP-1 receptor agonists in patients with type 2 diabetes: a systematic review and meta-analysis of randomised trials [J]. Lancet Diabetes Endocrinol, 2021, 9 (10): 653-662.

[26] SEFEROVIC P M, COATS A J S, PONIKOWSKI P, et al. European Society of Cardiology/Heart Failure Association position paper on the role and safety of new glucose-lowering drugs in patients with heart failure [J]. Eur J Heart Fail, 2020, 22 (2): 196-213.

[27] BUSE J B, WEXLER D J, TSAPAS A, et al. 2019 Update to: Management of Hyperglycemia in Type 2 Diabetes, 2018. A Consensus Report by the American Diabetes Association (ADA) and the European Association for the Study of Diabetes (EASD) [J]. Diabetes Care, 2020, 43 (2): 487-493.

[28] USSHER J R, DRUCKER D J. Glucagon-like peptide 1 receptor agonists: cardiovascular benefits and mechanisms of action [J]. Nat Rev Cardiol, 2023, 20 (7): 463-474.

[29] KOSIBOROD M N, ABILDSTROM S Z, BORLAUG B A, et al. Semaglutide in Patients with Heart Failure with Preserved Ejection Fraction and Obesity [J]. N Engl J Med, 2023, 389 (12): 1069-1084.

[30] KOSIBOROD M N, PETRIE M C, BORLAUG B A, et al. Semaglutide

in Patients with Obesity-Related Heart Failure and Type 2 Diabetes［J］. N Engl J Med，2024，390（15）：1394-1407.

［31］SCHOU M，PETRIE M C，BORLAUG B A，et al. Semaglutide and NYHA Functional Class in Obesity-Related Heart Failure With Preserved Ejection Fraction：The STEP-HFpEF Program［J］. J Am Coll Cardiol，2024，84（3）：247-257.

［32］KOSIBOROD M N，DEANFIELD J，PRATLEY R，et al. Semaglutide versus placebo in patients with heart failure and mildly reduced or preserved ejection fraction：a pooled analysis of the SELECT，FLOW，STEP-HFpEF，and STEP-HFpEF DM randomised trials［J］. Lancet，2024，404（10456）：949-961.

［33］PACKER M，ZILE M R，KRAMER C M，et al. Tirzepatide for Heart Failure with Preserved Ejection Fraction and Obesity［J］. N Engl J Med，2024.

［34］NDUMELE C E，RANGASWAMI J，CHOW S L，et al. Cardiovascular-Kidney-Metabolic Health：A Presidential Advisory From the American Heart Association［J］. Circulation，2023，148（20）：1606-1635.

［35］TUTTLE K R，LAKSHMANAN M C，RAYNER B，et al. Dulaglutide versus insulin glargine in patients with type 2 diabetes and moderate-to-severe chronic kidney disease（AWARD-7）：a multicentre，open-label，randomised trial［J］. Lancet Diabetes Endocrinol，2018，6（8）：605-617.

第二节 钠-葡萄糖共转运蛋白2抑制剂在心血管-肾脏-代谢综合征分期中的治疗进展

SGLT2i是近年来受到高度重视的一类新型口服降糖药，通过抑制肾脏近端小管对葡萄糖的重吸收，增加葡萄糖从尿液中排出，以降低血糖。同时，SGLT2i能够促进尿钠排泄，兼有降血压和减轻心脏负荷的作用。目前,我国临床应用的SGLT2i药物主要包括达格列净、恩格列净、卡格列净、艾托格列净及恒格列净。

一、钠-葡萄糖共转运蛋白2抑制剂的作用机制

在健康人体中,肾小球每天滤过160～180 g葡萄糖,之后被肾小管上皮细胞重吸收入血,几乎没有尿糖排出体外。在糖尿病患者中,由于血糖高于肾糖阈,会出现尿糖排泄,且尿糖排泄量随血糖升高而增加。SGLT2是主要存在于肾小管近端上皮细胞表面的膜蛋白,通过主动转运完成对大部分葡萄糖(>90%)的重吸收,被吸收的葡萄糖通过SGLT2进入肾间质,再回流入血。

SGLT2i进入人体后,在小管液中与肾小管近端上皮细胞的SGLT2相结合,抑制葡萄糖的重吸收,促进尿糖排泄。这是SGLT2i降低血糖的主要机制。除具有降血糖的作用外,以下机制提示SGLT2i可能具有心肾保护作用:①对于体重、血压和细胞外液的积极影响:由于葡萄糖的排泄,SGLT2i的应用可以使尿液中每天排出200～250 kcal的能量,同时观察到体重下降,体重下降可能与脂肪组织的减少和细胞外液的丢失相关;细胞外液的减少可引起血压下降,SGLT2i可使收缩压降低3～6 mmHg,舒张压降低1～2 mmHg;此外,肾脏近端小管的葡萄糖和钠的重吸收是耦合的,SGLT2i具有排钠、排水作用,SGLT2i的应用与减少水钠潴留和循环血容量相关。②SGLT2i可以减少尿白蛋白,延缓微量白蛋白尿进展至大量白蛋白尿,降低ESRD的发生风险。③SGLT2i可以减少葡萄糖氧化,增加脂肪氧化,并轻度增加血浆酮体浓度。酮体代谢的这一过程被认为是SGLT2i产生心血管获益的重要机制。此外,SGLT2i能够降低血尿酸水平,改善血管内皮功能及阻力,降低肾小球毛细血管高压力和高滤过,减少内脏及心脏周围脂肪组织的沉积及炎症,减少氧化应激和抑制晚期糖基化终产物介导的损伤,对心肾保护具有潜在益处。

二、不良反应及注意事项

SGLT2i 的常见不良反应为泌尿系统和生殖系统感染，以及血容量不足相关不良反应。用药期间患者应注意个人卫生、多饮水，警惕泌尿系统感染，并对患者的血容量及血压进行评估。

DKA 是 SGLT2i 的罕见不良反应，严重时可致命。SGLT2i 相关 DKA 可发生在血糖轻度升高或正常时，大多同时存在 DKA 诱发因素。这可能与 SGLT2i 促进酮体产生及改善血糖导致的胰岛素需求下降相关。建议用药前评估患者 DKA 的发生风险，对于 DKA 高风险患者应谨慎使用。如果怀疑患者已发生 DKA，应停止使用 SGLT2i 并及时进行治疗。

应用 SGLT2i 的治疗过程中还应警惕 AKI。SGLT2i 应用早期对血流动力学的影响可导致 eGFR 的下降，但早期 eGFR 下降通常不会增加不良预后风险。从用药安全性考虑，建议在 SGLT2i 开始治疗 2~4 周检测肾功能，对 eGFR 下降幅度小于基线值 30% 的患者不建议停药，但仍需监测 eGFR 的变化；对于 eGFR 下降幅度大于等于基线值 30% 的患者建议停药，同时积极寻找可能原因，并给予纠正。

三、不同 CKM 综合征分期中的应用

（一）心血管-肾脏-代谢综合征 2 期

1. 糖尿病　SGLT2i 可单药或联合其他降糖药物治疗成人 T2DM。SGLT2i 单药治疗能使 HbA_{1c} 降低 0.5%~1.2%，与二甲双胍联合治疗可使 HbA_{1c} 降低 0.4%~0.8%。对于接受胰岛素治疗的 T2DM 患者，联合 SGLT2i 治疗可减少每天胰岛素的剂量，并有效改善血糖。

基于SGLT2i在一系列大型心血管及肾脏结局的研究中显示了心血管及肾脏获益，ADA发布的《糖尿病诊疗标准（2024版）》建议，对于合并心力衰竭、CKD、ASCVD或多种ASCVD危险因素的T2DM患者，SGLT2i作为一线治疗药物可以降低心肾疾病风险。KDIGO发布的《慢性肾脏病评估与管理临床实践指南（2024版）》推荐，SGLT2i可作为CKD合并T2DM患者的一线降糖药物。

在口服降糖药物基础上开始胰岛素治疗时，对于合并ASCVD或心血管风险高危、心力衰竭、CKD的T2DM患者，如果无禁忌证，建议使用SGLT2i治疗或保留原方案中的SGLT2i；对于无心肾疾病风险，但血糖控制不达标、超重或肥胖、有减少胰岛素剂量需求的患者，如果无禁忌证，建议起始或保留SGLT2i。

2. CKD　CREDENCE研究结果显示，SGLT2i对于CKD合并T2DM患者具有肾脏及心血管获益。DAPA-CKD研究纳入4304例合并或不合并T2DM的CKD患者，eGFR为25～75 ml/（min·1.73m^2）、UACR为200～5000 mg/g。随访2.4年的结果显示，达格列净降低了39%主要结局风险，降低了44%肾脏复合结局风险，同时减少了心血管死亡和因心力衰竭而住院的风险。EMPA-KIDNEY研究将纳入CKD（合并或不合并T2DM）人群的基线eGFR进一步放宽。该研究结果显示，即使在eGFR为20～45 ml/（min·1.73m^2）或45～90 ml/（min·1.73m^2）合并UACR≥200 mg/g的人群中，恩格列净也可降低肾脏疾病进展或心血管原因死亡的风险。

（二）心血管-肾脏-代谢综合征3期

CKM综合征3期患者包括亚临床心力衰竭、极高危CKD、亚临床ASCVD和高风险CVD。EMPEROR-Preserved研究表明，对于HFpEF患者，恩格列净在减少心力衰竭恶化方面存在获益，同时这类获益在左心室射血分数为40%～50%，50%～60%和≥60%的人群中是相似的。DELIVER研究纳入了6263例左心室射血分数＞40%的心力衰竭患者。该研究结果表明，达格列净明

第十五章 新型降糖药在心血管-肾脏-代谢综合征分期中的治疗进展

显降低了心力衰竭恶化或心血管死亡的风险,而心血管获益在左心室射血分数≥60%和左心室射血分数为40%～60%人群是一致的,且在合并或不合并糖尿病的人群中也是相似的。

极高危CKD患者包括eGFR＜30 ml/（min·1.73m^2）（CKD 4～5期），或者eGFR在30～44 ml/（min·1.73m^2）（CKD 3b期）且合并UACR≥30 mg/g，或者eGFR在45～59 ml/（min·1.73m^2）（CKD3a期）且合并UACR≥300 mg/g的人群。DAPA-CKD研究表明,对于eGFR 25～75 ml/（min·1.73m^2）且UACR为200～5000 mg/g的CKD患者,达格列净能明显降低肾脏复合结局和因心力衰竭而住院的风险。EMPA-KIDNEY研究进一步证明,恩格列净可为eGFR 20～45 ml/（min·1.73m^2）CKD患者带来心肾获益。目前,临床试验正在探索SGLT2i对于肾衰竭患者的心脏获益和安全性。

亚临床ASCVD和高风险CVD在合并糖尿病时均可以考虑使用SGLT2i,以减少患者发生心血管和肾脏事件的风险。

（三）心血管-肾脏-代谢综合征4期

CKM综合征4期是指出现了临床CVD,包括缺血性心脏病、脑血管疾病和外周动脉疾病、心律失常（心房颤动）和心力衰竭等,其中对于合并肾衰竭的临床CVD（CKM综合征4b期）存在临床管理上的特殊性。DAPA-HF研究发现,对于左心室射血分数降低（≤40%）的临床心力衰竭患者,达格列净能明显减少患者因心力衰竭而住院和心血管死亡的风险。除在心血管方面的获益外,EMPERIAL-Reduced研究表明,SGLT2i可以延缓eGFR下降,降低严重肾脏不良事件风险。DETERMINE-Reduced研究表明,达格列净可以改善左心室射血分数降低（≤40%）心力衰竭患者的生活质量和症状评分。欧洲心脏病学会2021年及美国心脏病学会/美国心脏协会/美国心力衰竭学会2022年指南将SGLT2i列为心力衰竭治疗的一线药物。

（程嘉渝　袁明霞）

参 考 文 献

[1] COWIE M R, FISHER M. SGLT2 inhibitors: mechanisms of cardiovascular benefit beyond glycaemic control [J]. Nat Rev Cardiol, 2020, 17 (12): 761-772.

[2] GHEZZI C, HIRAYAMA B A, GORRAITZ E, et al. SGLT2 inhibitors act from the extracellular surface of the cell membrane [J]. Physiol Rep, 2014, 2 (6): e12058.

[3] DHARIA A, KHAN A, SRIDHAR V S, et al. SGLT2 Inhibitors: The Sweet Success for Kidneys [J]. Annu Rev Med, 2023, 74: 369-384.

[4] BAE J H, PARK E G, KIM S, et al. Effects of Sodium-Glucose Cotransporter 2 Inhibitors on Renal Outcomes in Patients with Type 2 Diabetes: A Systematic Review and Meta-Analysis of Randomized Controlled Trials [J]. Sci Rep, 2019, 9 (1): 13009.

[5] FERRANNINI E, MUSCELLI E, FRASCERRA S, et al. Metabolic response to sodium-glucose cotransporter 2 inhibition in type 2 diabetic patients [J]. J Clin Invest, 2014, 124 (2): 499-508.

[6] FERRANNINI E, BALDI S, FRASCERRA S, et al. Shift to Fatty Substrate Utilization in Response to Sodium-Glucose Cotransporter 2 Inhibition in Subjects Without Diabetes and Patients With Type 2 Diabetes [J]. Diabetes, 2016, 65 (5): 1190-1195.

[7] FERRANNINI E, MARK M, MAYOUX E. CV Protection in the EMPA-REG OUTCOME Trial: A "Thrifty Substrate" Hypothesis [J]. Diabetes Care, 2016, 39 (7): 1108-1114.

[8] VALLON V, VERMA S. Effects of SGLT2 Inhibitors on Kidney and Cardiovascular Function [J]. Annu Rev Physiol, 2021, 83: 503-528.

[9] PUCKRIN R, SALTIEL M P, REYNIER P, et al. SGLT-2 inhibitors and the risk of infections: a systematic review and meta-analysis of randomized controlled trials [J]. Acta Diabetol, 2018, 55 (5): 503-514.

[10] LEGA I C, BRONSKILL S E, CAMPITELLI M A, et al. Sodium glucose cotransporter 2 inhibitors and risk of genital mycotic and urinary

tract infection: A population-based study of older women and men with diabetes [J]. Diabetes Obes Metab, 2019, 21 (11): 2394-2404.

[11] BARSKI L, ESHKOLI T, BRANDSTAETTER E, et al. Euglycemic diabetic ketoacidosis [J]. Eur J Intern Med, 2019, 63: 9-14.

[12] ZINMAN B, WANNER C, LACHIN J M, et al. Empagliflozin, Cardiovascular Outcomes, and Mortality in Type 2 Diabetes [J]. N Engl J Med, 2015, 373 (22): 2117-2128.

[13] WANNER C, INZUCCHI S E, LACHIN J M, et al. Empagliflozin and Progression of Kidney Disease in Type 2 Diabetes [J]. N Engl J Med, 2016, 375 (4): 323-334.

[14] NEAL B, PERKOVIC V, MAHAFFEY K W, et al. Canagliflozin and Cardiovascular and Renal Events in Type 2 Diabetes [J]. N Engl J Med, 2017, 377 (7): 644-657.

[15] PERKOVIC V, DE ZEEUW D, MAHAFFEY K W, et al. Canagliflozin and renal outcomes in type 2 diabetes: results from the CANVAS Program randomised clinical trials [J]. Lancet Diabetes Endocrinol, 2018, 6 (9): 691-704.

[16] WIVIOTT S D, RAZ I, BONACA M P, et al. Dapagliflozin and Cardiovascular Outcomes in Type 2 Diabetes [J]. N Engl J Med, 2019, 380 (4): 347-357.

[17] PERKOVIC V, JARDINE M J, NEAL B, et al. Canagliflozin and Renal Outcomes in Type 2 Diabetes and Nephropathy [J]. N Engl J Med, 2019, 380 (24): 2295-2306.

[18] MCMURRAY J J V, SOLOMON S D, INZUCCHI S E, et al. Dapagliflozin in Patients with Heart Failure and Reduced Ejection Fraction [J]. N Engl J Med, 2019, 381 (21): 1995-2008.

[19] THE E-K C G, HERRINGTON W G, STAPLIN N, et al. Empagliflozin in Patients with Chronic Kidney Disease[J]. N Engl J Med, 2023, 388(2): 117-127.

[20] TAYLOR S I, BLAU J E, ROTHER K I, et al. SGLT2 inhibitors as adjunctive therapy for type 1 diabetes: balancing benefits and risks [J]. Lancet Diabetes Endocrinol, 2019, 7 (12): 949-958.

[21] ANSON M, ZHAO S S, AUSTIN P, et al. SGLT2i and GLP-1 RA

[22] HEERSPINK H J L, STEFANSSON B V, CORREA-ROTTER R, et al. Dapagliflozin in Patients with Chronic Kidney Disease [J]. N Engl J Med, 2020, 383 (15): 1436-1446.

[23] SOLOMON S D, MCMURRAY J J V, CLAGGETT B, et al. Dapagliflozin in Heart Failure with Mildly Reduced or Preserved Ejection Fraction [J]. N Engl J Med, 2022, 387 (12): 1089-1098.

[24] ANKER S D, BUTLER J, FILIPPATOS G, et al. Empagliflozin in Heart Failure with a Preserved Ejection Fraction [J]. N Engl J Med, 2021, 385 (16): 1451-1461.

[25] PACKER M, ANKER S D, BUTLER J, et al. Cardiovascular and Renal Outcomes with Empagliflozin in Heart Failure [J]. N Engl J Med, 2020, 383 (15): 1413-1424.

[26] MCMURRAY J J V, DOCHERTY K F, DE BOER R A, et al. Effect of Dapagliflozin Versus Placebo on Symptoms and 6-Minute Walk Distance in Patients With Heart Failure: The DETERMINE Randomized Clinical Trials [J]. Circulation, 2024, 149 (11): 825-838.

第十六章

心血管-肾脏-代谢综合征相关脑血管病预防策略

第一节 代谢性疾病对脑血管病的影响

脑卒中已成为我国重大残疾和死亡的第一大原因。脑卒中是临床常见的脑血管病，分为缺血性脑卒中和出血性脑卒中，其中缺血性脑卒中占70%～80%。大量证据表明，脑血管病的发生、发展与代谢综合征（metabolic syndrome，MetS）密切相关，MetS可明显升高脑卒中的发病率和死亡率。

一、代谢性疾病增加脑卒中的发病风险

MetS是一种相互影响的多种代谢危险因素异常聚集为特征的临床综合征，主要包括肥胖、高血糖（糖尿病、胰岛素抵抗或葡萄糖不耐受）、高血压、血脂异常、高尿酸等。多项研究显示，MetS可以增加CVD的发生风险，包括冠心病和脑卒中，并可导致死亡率升高。

MetS是一种血栓前状态，MetS与脑卒中风险密切正相关。与无MetS的患者相比，合并MetS的患者发生缺血性卒中的风险明显更高，随着危险因素的增加，脑卒中发病风险增大。此外，

人群中血压升高或空腹血糖升高的MetS患者发生脑卒中的风险最高。一项对无CVD患者参与的16项前瞻性队列研究荟萃分析表明,有MetS的人群发生脑卒中的风险增加（ RR 1.70, 95%CI 1.49～1.95),且女性发生缺血性脑卒中的风险比出血性脑卒中的风险更加显著。一项针对中国急性缺血性脑卒中患者的调查结果显示,61.2%脑卒中患者存在MetS,而同期神经科就诊非脑卒中患者MetS发生率为18.1%,这提示MetS在人群中的发生率较高,且与缺血性脑卒中高度相关。

MetS的严重程度评分与脑卒中风险呈线性关系,MetS的严重程度的评分越高,发生脑卒中的风险越高,且缺血性脑卒中的发生风险随MetS严重程度增加而增加。具有5个MetS成分患者发生脑卒中的风险比无MetS对照组患者约高5倍；在具有4个MetS成分的患者中,伴有血压升高和血糖升高的患者发生缺血性脑卒中的风险是无MetS组患者的4倍,而血压升高或血糖升高的MetS患者发生缺血性脑卒中的风险是无MetS对照组患者的3倍。这提示了MetS发展过程的潜在病因风险,建议MetS严重程度评分升高的患者改变生活方式,以降低缺血性脑卒中风险。

二、代谢综合征与脑卒中预后

有研究证实,MetS不仅使脑卒中风险及再发率升高,且MetS中糖尿病及高血脂等危险因素与脑卒中不良预后密切相关。目前,MetS与脑卒中预后的相关性尚无一致结论。多数关于MetS与CVD的研究仅限于脑卒中预防而非预后。

据报道,MetS是急性缺血性卒中患者功能预后不良、静脉溶栓治疗抵抗的独立预测因子,可导致神经功能恢复差、症状性脑出血发生率较高,以及梗死体积增加。MetS还与接受血管内再通治疗患者的不良预后显著相关。有研究表明,急性脑梗死合并MetS的患者发生早期神经功能损伤的风险明显高于无MetS组

第十六章 心血管-肾脏-代谢综合征相关脑血管病预防策略

(OR 2.25，95%CI 1.71～4.86)。伴有MetS脑卒中患者静脉溶栓再通率明显降低，且随着MetS危险因素增多对静脉溶栓的耐药性越大，3个月的神经功能恢复情况较不伴MetS患者更差。此外，有研究表明，高血糖可能会增加不良脑卒中结局的发生，包括死亡、神经功能缺损、高血压和感染并发症，同时对血运重建治疗后的神经功能预后存在不利影响。

三、代谢综合征对脑卒中的可能作用机制

MetS可导致脑卒中的风险增加，但其与脑卒中相关机制尚不清楚。目前提出可能的病理生理机制是MetS通过多种途径导致动脉粥样硬化，包括高血压、血脂异常、胰岛素抵抗、炎症和氧化应激。

MetS各组分，如高血压、高血脂、高血糖等是脑血管疾病的独立危险因素，且与其密切相关的高同型半胱氨酸及尿酸等均与脑卒中的发生相关。MetS各组分相互作用，促进体内代谢紊乱进展，不但造成脑动脉粥样硬化病变，还可改变微血管结构，损害脑血管调节功能，进一步促进了脑卒中的发生、发展。

胰岛素抵抗在脑卒中的发病中起重要作用。胰岛素抵抗造成高血糖、高血脂、高血压、高胰岛素血症等代谢紊乱，可以直接作用于内皮细胞及巨噬细胞等促炎细胞因子，损害血管舒缩功能、促进动脉粥样硬化进展及粥样硬化斑块破裂，从而导致脑卒中的发生。

既往的研究发现，MetS中过多的活性氧会导致氧化应激，改变脂蛋白，形成氧化低密度脂蛋白，从而损害内皮细胞并促进动脉斑块形成。此外，MetS的慢性轻度炎症反应，不但加重了胰岛素抵抗及各项代谢紊乱，还使得血管内皮功能障碍、血管舒张受损和动脉僵硬度增加，进一步加剧动脉粥样硬化，并增加脑血管疾病事件的风险。合并MetS脑卒中患者IL-6和TNF-α等促炎细胞因子水平升高，也提示代谢综合征中的炎性反应对脑卒中发生起

一定作用。

有研究表明，MetS各项代谢紊乱及炎性反应，促进体内血清抗氧化剂浓度降低，C反应蛋白、纤维蛋白原和纤溶酶原激活剂抑制剂-1浓度升高，纤溶酶活性降低，导致血液高凝状态，并促进红细胞聚集和血小板活化及血栓形成，从而导致脑卒中的发生。

此外，MetS患者血清抗氧化剂浓度降低，C反应蛋白、纤维蛋白原和纤溶酶原激活剂抑制剂-1浓度升高，与高凝状态相关，增加了血栓形成的可能性，从而导致脑卒中的发生。

此外，长期超重和肥胖会导致交感神经系统过度激活，导致血管功能、心脏功能和代谢平衡异常。在这种情况下，大脑可能会因供血不足而出现缺氧和代谢异常，进一步增加脑血管疾病的风险。

（黄小钦）

参 考 文 献

［1］OH M Y, KO S B, LEE S H, et al. Association between metabolic syndrome and functional outcome in patients with acute ischaemic stroke［J］. Eur J Neurol, 2014, 21（1）: 177-179.

［2］LI X L, LI X L, LIN H L, et al. Metabolic syndrome and stroke: a meta-analysis of prospective cohort studies［J］. J Clin Neurosci, 2017, 40: 34-38.

［3］Jang Y N, Lee J H, Moon J S, et al. Metabolic syndrome severity score for predicting cardiovascular events: a nationwide population-based study from Korea［J］. Diabetes Metab J, 2021, 45（4）: 569-577.

［4］Laura Dorado, Juan F Arenillas, Elena López-Cancio, et al. Metabolic Syndrome Predicts Refractoriness to Intravenous Thrombolysis in Acute Ischemic Stroke［J］. J Stroke Cerebrovasc Dis, 2015, 24（11）: 2605-12.

［5］MOGHADAM-AHMADI A, SOLTANI N, AYOOBI F S N, et al. Association between metabolic syndrome and stroke: a population based cohort study［J］. BMC Endocr Disord, 2023, 23: 131.

[6] LIU L, ZHAN L X, WANG Y S, et al. Metabolic syndrome and the short-term prognosis of acute ischemic stroke: a hospital-based retrospective study [J]. Lipids Health Dis, 2015, 14: 76.
[7] CHEN Z L, SU M X, LI Z K, et al. Metabolic syndrome predicts poor outcome in acute ischemic stroke patients after endovascular thrombectomy [J]. Neuropsychiatr Dis Treat, 2020, 16: 2045-2052.
[8] TSIVGOULIS G, KATSANOS A H, MAVRIDIS D, et al. Association of baseline hyperglycemia with outcomes of patients with and without diabetes with acute ischemic stroke treated with intravenous thrombolysis: a propensity score-matched analysis from the sits-istr registry [J]. Diabetes, 2019, 68: 1861-1869.
[9] VAN ROOY MJ, PRETORIUS E. Metabolic syndrome, platelet activation and the development of transient ischemic attack or thromboembolic stroke [J]. Thromb Res, 2015, 135 (3): 434-442.

第二节　肾脏功能紊乱与脑血管病的多重联系

脑血管病有致残率及致死率高的特点。CKD是脑血管疾病的重要危险因素。CKD患者脑卒中的发病率较高，预后较差，是CKD患者重要死亡原因之一。而脑卒中会损害其他重要器官，特别是肾脏，可引起新发的肾功能不全，表现为AKI或CKD。CKD与脑卒中之间相互影响，关系较为复杂。

一、慢性肾脏病患者发生脑卒中的风险及预后

由于肾脏和大脑解剖学具有相似性，CKD患者脑卒中发生风险高，与脑卒中相关残疾、脑卒中复发及再入院率升高有关，从

而使短期和长期死亡率升高，是CKD患者主要死亡原因之一。

2024年，KDIGO发布的《慢性肾脏病评估与管理临床实践指南》将GFR下降定义为GFR＜60 ml/（min·1.73 m²）（GFR类别G3a～G5），该指南根据肾脏损伤程度或GFR下降将CKD分为1～5阶段。

CKD患者发生脑卒中的风险比正常人高，在CKD的各个阶段均常见，即使是轻度肾功能不全也会导致缺血性卒中或短暂性脑缺血发作（transient ischemic attack，TIA）的风险增加，且缺血性卒中比出血性卒中更常见。研究表明，脑卒中风险随着GFR下降和蛋白尿增加而增大，GFR下降使脑卒中发生率升高了43%，ESRD患者脑卒中的发生率是正常人的近3倍，与正常人相比较，ESRD患者因缺血性和出血性脑卒中住院的风险高出10倍。

一项纳入56个研究的荟萃分析表明，任何程度的蛋白尿可使全因脑卒中的风险增加68%（RR 1.68，95%CI 1.54～1.84），GFR每下降10 ml/（min·1.73 m²），脑卒中风险就会增加7%，蛋白尿每增加25 mg/mmol，脑卒中风险就会增加10%，UACR在30～300 mg/g的患者发生脑卒中风险比正常者高近2倍，即使尿白蛋白处于正常水平，脑卒中的风险似乎也会增加。此外，蛋白尿被证明与脑卒中后死亡率具有强正相关性。

随着肾功能下降，全因脑卒中的风险进一步增加。不同研究中，脑卒中风险并没有因任何脑卒中亚型、严重程度及是否发生或复发而有所不同。

GFR降低程度及蛋白尿严重程度与脑卒中严重程度及死亡率相关。CKD合并脑卒中的患者死亡率、复发率均较无CKD患者高，功能障碍也更严重。脑卒中风险随CKD的进展而逐渐增加，这也加剧了脑卒中后脑损伤、神经功能恶化，以及CKD脑卒中患者死亡率升高。大多数CKD患者死因与CKD诱发的CVD相关，包括脑卒中，而非终末期CKD。CHOICE队列研究发现，透析患者发生脑卒中有35%是致命性的，只有56%的脑卒中患者能够出院回

第十六章　心血管-肾脏-代谢综合征相关脑血管病预防策略

家或需要急性期康复。

二、慢性肾脏病患者发生脑卒中的病理生理学机制

目前，CKD发生脑卒中的危险因素及相关机制尚不清楚，可能是传统血管危险因素和肾功能障碍引起的非传统危险因素所致。脑和肾的微血管调节是相似的，均具有高血流速度和局部自动调节，故容易受到类似的血管危险因素的影响。传统危险因素和血管危险因素造成动脉硬化伴自身调节受损是脑和肾的共同损伤机制。

CKD会引发多种致病机制，如尿毒症毒素积累、贫血、肾素-血管紧张素系统激活、胰岛素抵抗和血脂异常、全身性疾病等引起慢性炎症、氧化应激等。尿白蛋白排泄增加是血管功能障碍的标志，不仅反映了涉及脑血管系统的广泛血管过程受累，还反映了其他微炎症，如内皮功能障碍、氧化应激和主动脉压升高等广泛功能紊乱。由于内皮细胞黏附因子及炎症因子的表达，促炎和促血栓微环境的变化损害内皮功能障碍、平滑肌细胞增殖迁移、血管壁损伤和斑块的形成、破裂，促进动脉粥样硬化的进展。此外，受损的内皮会导致异常的血栓形成和释放抗血栓介质，如组织因子、纤维蛋白原、循环凝血因子Ⅷ和vWF、血栓调节蛋白、内皮蛋白C受体、蛋白酶激活受体型受体等，从而改变血液成分和流变特性，导致血栓形成前状态。血流动力学变化随肾功能不全的严重程度而恶化，并促进血栓形成、脑出血等脑卒中事件发生。导致动脉粥样硬化斑块破裂可使血小板活化、异常聚集，形成血栓。此外，CKD可以通过肾素-血管紧张素激活改变心输出量、平均动脉血压、血管神经耦联、脑灌注血流，导致脑缺血损伤。

传统心脑血管疾病危险因素除高龄、吸烟外，高血压、糖尿病、高脂血症等代谢性因素在CKD患者中的发生率较高，CKD本身也可能加重传统CVD危险因素对血管的损伤。CKD诱发血管危险因素，导致动脉粥样硬化、高血压、心房颤动和糖尿病。糖尿

病和高血压等代谢性并发症经常与CKD病因和机制重叠出现。交感神经激活在CKD相关高血压的发病机制中发挥至关重要的作用。CKD中的胰岛素抵抗和肾素-血管紧张素激活诱导的交感神经激活是影响外周和脑钠葡萄糖处理的关键机制。CKD进展引起钠-葡萄糖重吸收和水潴留异常，从而导致顽固性高血压和葡萄糖代谢受损。最近研究发现，SGLT2i恩格列净具有控制糖尿病、心脏病和脑卒中等效果。同时，由于多系统疾病病理学因素，心脑血管-肾脏-代谢性共病患者的治疗期间更容易发生药物相互作用，因此，识别脑肾共病机制对于对抗CKD/脑卒中患者的脑损伤具有重要意义。

三、脑卒中对慢性肾脏病的影响

CKD不仅是脑血管疾病的重要危险因素，脑卒中常可以造成其他重要器官损害，特别是肾脏，可引起新发肾功能障碍，表现为AKI或CKD。越来越多的临床和基础研究证据表明，脑卒中后存在脑-肾双向交互作用，通过特定机制和途径促成脑卒中相关肾功能障碍发生。

一项包含12项研究的荟萃分析发现，脑卒中后AKI的患病率高于缺血性脑卒中后AKI，分别为19.0%和12.9%，但仅有AKI是缺血性卒中后死亡的独立危险因素，但出血性脑卒中后AKI对死亡结局的影响不显著。临床研究表明，脑卒中后蛋白尿与AKI相关，蛋白尿会加剧继发性AKI，有蛋白尿的患者发生对比剂诱导AKI的风险更高并可使接受脑血管造影的脑卒中患者的一年死亡率升高。研究表明，溶栓治疗、脑卒中后相关血管造影和血管内治疗无关均不会加剧AKI的进展。目前，尚不清楚AKI是否由脑卒中发作或持续性CKD恶化所致，但是未治疗的AKI可能会逐渐进展为CKD，甚至早期肾衰竭。脑卒中后CKD预示着局部脑损伤增加、体内水和电解质平衡紊乱，严重时会导致尿毒症等终末期

第十六章　心血管-肾脏-代谢综合征相关脑血管病预防策略

器官衰竭。脑卒中患者常因压力升高而出现高血压，这进一步减少了肾脏的血液供应，一旦超过肾脏的代偿能力，会导致肾功能障碍，如eGFR降低、蛋白尿和少尿。

总之，脑卒中与CKD联系紧密，肾功能不全使脑卒中风险升高，同时又限制其治疗。CKD和脑卒中可以通过代谢性血管病危险因素和CKD继发因素相互影响彼此的发病和进展，通过复杂的脑-肾机制使大脑受到缺血性损伤，并影响肾脏功能。深入了解脑卒中与CKD相互作用、发病机制对于预防和治疗这类患者至关重要。

（黄小钦）

参 考 文 献

［1］CHWOJNICKI K, KRÓL E, WIERUCKI Ł, et al. Renal dysfunction in post-stroke patients［J］. PloS One, 2016, 11（8）: e0159775-e0159775.

［2］DE BOER IH, KHUNTI K, SADUSKY T, et al. Diabetes management in chronic kidney disease: a consensus report by the American Diabetes Association（ADA）and Kidney Disease: Improving Global Outcomes（KDIGO）［J］. Diabetes Care, 2022, 45（12）: 3075-3090.

［3］GHOSHAL S, FREEDMAN B I. Mechanisms of Stroke in Patients with Chronic Kidney Disease［J］. Am J Nephrol, 2019, 50（4）: 229-239.

［4］MASSON P, WEBSTER A C, HONG M, et al. Chronic kidney disease and the risk of stroke: a systematic review and meta-analysis［J］. Nephrology Dialysis Transplantation, 2015, 30（7）: 1162-1169.

［5］DANIEL E WEINER, TAIMUR DAD. Stroke and Chronic Kidney Disease: Epidemiology, Pathogenesis, and Management Across Kidney Disease Stages［J］. Semin Nephrol, 2015, 35（4）: 311-322.

［6］Sozio SM, Armstrong PA, Coresh J, et al. Cerebrovascular disease incidence, characteristics, and outcomes in patients initiating dialysis: the choices for healthy outcomes in caring for ESRD（CHOICE）study［J］. Am J Kidney Dis, 2009, 54: 468-77.

［7］ZORRILLA-VACA A, ZIAI W, CONNOLLY ES JR, et al. Acute

kidney injury following acute ischemic stroke and intracerebral hemorrhage: a meta-analysis of prevalence rate and mortality risk [J]. Cerebrovasc Dis, 2018, 45: 1-9.
[8] YUJI, SHIMIZU. Reduced Renal Function and Stroke Subtypes. J Atheroscler Thromb, 2020, 28 (9): 926-927.
[9] BHARATH CHELLUBOINA, RAGHU VEMUGANTI. Chronic kidney disease in the pathogenesis of acute ischemic stroke [J]. J Cereb Blood Flow Metab, 2019, 39 (10): 1893-1905.
[10] XICHEN, DONG XIAOYANG, HENGZHAO, et al. Stroke-Induced Renal Dysfunction: Underlying Mechanisms and Challenges of the Brain-Kidney Axis [J]. CNS Neurosci Ther, 2024, 30 (11): e70114.

第三节　心血管-肾脏-代谢综合征中脑血管疾病的诊断和治疗

在CKM综合征的复杂病理生理背景下，代谢危险因素与CKD通过多种直接及间接机制促进心脑血管疾病的发生。脑血管病是指由多种原因导致的单个或多个脑血管的结构或功能异常，从而引发短暂性或持续性脑功能障碍的一类疾病。本节将详细阐述CKM综合征常见的脑血管疾病的诊断和治疗要点。

一、缺血性脑血管病

（一）短暂性脑缺血发作

1. 诊断要点

（1）脑、脊髓或视网膜局灶性缺血、不伴急性梗死的短暂性神经功能障碍突发局灶性脑或视网膜功能障碍，符合颈动脉或

第十六章　心血管-肾脏-代谢综合征相关脑血管病预防策略

椎-基底动脉系统缺血表现，可反复发作。

（2）头颅MRI弥散加权成像（diffusion weighted imaging，DWI）未发现相应急性脑梗死证据，为影像学确诊的TIA；无条件行DWI检查时，头部CT或MRI常规序列未发现相应梗死灶，可作为临床诊断依据；无法得到影像学责任病灶证据时，仍以症状/体征持续时间不超过24 h为时间界限。

（3）排除非缺血性病因。

2. 治疗要点

（1）药物治疗

1）抗血小板聚集药物：对非心源性TIA患者，建议给予抗血小板聚集治疗。抗血小板一线药物主要包括阿司匹林和氯吡格雷。对于发病24 h内且ABCD2评分（age，blood pressure，clinical features，duration of symptoms，diabetes）≥4分的非心源性TIA患者，可给予阿司匹林联合氯吡格雷的双联抗血小板聚集治疗，持续时间不应超过3周。

2）抗凝治疗：在未明确病因的情况下，通常不推荐将抗凝治疗作为TIA患者的常规治疗方法。然而，对于某些特定的TIA患者，如伴有瓣膜性心房颤动（包括阵发性）、风湿性二尖瓣病变及人工机械瓣膜的患者（感染性心内膜炎患者除外），则建议采用口服华法林进行抗凝治疗。在治疗过程中，需要通过监测国际标准化比值（international normalized ratio，INR）调整华法林的剂量，目标是将INR维持在2.0～3.0的范围内，以确保抗凝治疗的安全性和有效性。这种个体化的治疗方案有助于预防血栓形成，降低脑卒中等心血管事件的风险。

（2）病因治疗：合并CKM的TIA患者常存在高危脑血管病危险因素，在TIA的治疗管理环节中，应综合管理代谢性疾病及其并发症或伴发危险因素。相关的治疗要点如下。

1）CKM患者建议使用抗高血压药物，特别是对于有蛋白尿的糖尿病患者和CKD患者，ACEI/ARB是首选治疗。

2）对于T2DM患者，SGLT2i可以预防肾衰竭，具有心脏保护作用，降低心力衰竭相关住院率和CVD死亡率。

3）对于心力衰竭患者，SGLT2i适用于所有患者，无论患者射血分数如何，以及是否患有糖尿病。

4）对于心力衰竭和CKD患者，可能会考虑使用MRA（如非奈利酮）减少不良心血管和肾脏事件。

（二）急性缺血性脑卒中（脑梗死）

1. 诊断要点　急性发病的局灶性神经功能缺失，少数可为全面性神经功能缺失；头颅CT/MRI证实脑部出现相应梗死灶，或者症状体征持续24 h以上；排除非缺血性病因；头颅CT/MRI排除脑出血。

（1）一般类型的脑梗死：按照TOAST（The Trial of Org 10172 in Acute Stroke Treatment），脑梗死可以分为动脉粥样硬化性、心源性栓塞性、小动脉闭塞性等病因学亚型，其临床和影像学表现如下。

1）动脉粥样硬化性脑梗死：①可有动脉粥样硬化危险因素或系统性动脉粥样硬化证据；②表现为急性局灶性或全面性神经功能缺失；③头颅CT/MRI显示脑梗死灶直径＞1.5 cm，脑动脉成像显示有相应脑动脉有粥样硬化易损斑块或狭窄＞50%；或者头颅CT/MRI显示穿支动脉供血区孤立梗死灶，高分辨MRI显示供血动脉有粥样硬化斑块堵塞穿支动脉开口。

2）心源性栓塞性脑梗死：①多在活动中急骤发病，神经功能缺失立即达高峰；②头颅CT/MRI显示单个或多个累及大脑皮质的分散病灶，常超过单条血管支配区，易发生出血转化；③可发现心脏栓子来源的证据，或者合并其他脏器栓塞。

3）小动脉闭塞性脑梗死：①常表现为腔隙综合征，无意识障碍或大脑皮质受累表现；②头颅CT/MRI证实有相应的腔隙梗死灶，多数病灶直径≤1.5 cm，主要位于脑深部白质、基底

第十六章　心血管-肾脏-代谢综合征相关脑血管病预防策略

节、丘脑或脑桥等；③脑动脉成像相应脑动脉无明显狭窄，或者高分辨MRI显示供血动脉穿支动脉开口处无明确粥样硬化斑块堵塞。

（2）特殊类型脑梗死

1）脑分水岭梗死：①在脑部大动脉粥样硬化或炎症等疾病导致严重狭窄基础上，存在低血压或低血容量等诱因时发生，是血流动力学机制导致的一类特殊部位脑梗死；②表现为皮质或皮质下受损症状或体征；③头颅CT/MRI显示梗死病灶仅在脑动脉供血分水岭区；④脑动脉成像显示相应的颅内或颅外动脉狭窄通常>70%，可有低灌注或侧支代偿不足的证据。

2）出血性脑梗死：①梗死灶内继发性出血，多见于脑梗死急性期恢复血流灌注后；②原有神经功能缺失可无变化或加重；③头颅CT/MRI检查显示，梗死灶边缘小点状出血或梗死区内片状出血，出血本身无占位效应。

2. 治疗要点

（1）一般处理

1）呼吸与吸氧：无低氧血症的患者不需常规吸氧，必要时维持氧饱和度>94%。

2）心脏监测与心脏病变处理：脑梗死后24 h内应常规进行心电图检查，并根据病情进行持续心电监护，以便早期发现心脏病变。

3）体温控制：对体温升高的患者应寻找和处理发热原因，如存在感染应给予抗感染治疗。

4）血压控制：对于不符合静脉溶栓或血管内机械取栓适应证且无禁忌证的缺血性卒中患者，应在发病后尽早给予阿司匹林口服，150～300 mg/d。

（2）静脉溶栓治疗：对于发病3 h内的急性缺血性脑卒中患者，推荐给予重组组织型纤溶酶原激活剂（recombinant tissue-type plasminogen activator，rt-PA）静脉溶栓治疗。对于发病3.0～4.5 h

的患者，仍推荐给予rt-PA静脉溶栓治疗。

（3）血管内介入治疗：即血管内机械取栓，对于前循环大动脉闭塞患者，发病6 h内可考虑行血管内治疗。

（4）抗血小板治疗：对于未接受静脉溶栓治疗的轻型脑卒中患者［美国国立卫生研究院卒中量表（National Institute of Health Stroke Scale，NIHSS）评分≤3分］，在发病24 h内应尽早启动双重抗血小板治疗（阿司匹林和氯吡格雷）并维持21天。

（5）营养支持：应尽早启动肠内营养治疗，一般在发病后24～48 h开始，争取在48～72 h后达到能量及蛋白质需求目标。

（6）水电解质平衡：维持水电解质平衡，对于脑卒中后患者，推荐使用等渗液体维持血钠、血钾在正常范围内。

（7）降压治疗：对于接受静脉溶栓治疗的患者，血压控制目标较一致，推荐静脉溶栓前应控制血压≤185/110 mmHg，溶栓后24 h内应保持血压＜180/105 mmHg。

（三）脑动脉盗血综合征

1. 诊断要点

（1）锁骨下动脉盗血综合征

1）发作性椎-基底动脉系统缺血或上肢缺血症状。

2）患侧上肢动脉搏动减弱或消失，收缩压比健侧低20 mmHg以上，或者锁骨上窝可闻及动脉杂音。

3）如果血管成像检查显示锁骨下动脉近端严重狭窄或闭塞，证实椎-基底动脉血液反流至患侧锁骨下动脉。

（2）颈动脉盗血综合征

1）发作性健侧颈内动脉系统椎-基底动脉供血不足症状。

2）如果血管成像检查显示发现一侧颈内动脉严重狭窄或闭塞，证实健侧颈内动脉血流经前交通动脉或椎-基底动脉血流经后交通动脉反流至患侧颈内动脉远端。

（3）椎-基底动脉盗血综合征

第十六章　心血管-肾脏-代谢综合征相关脑血管病预防策略

1）发作性颈内动脉系统缺血症状。

2）血管成像检查显示椎-基底动脉严重狭窄或闭塞，证实颈内动脉系统血流经后交通动脉反流至椎-基底动脉系统。

2. 治疗要点

（1）内科非手术治疗：目的是减轻脑缺血的症状，降低脑卒中的危险，控制导致脑卒中的各项危险因素，包括高血压、吸烟、高脂血症、糖尿病、高同型半胱氨酸血症、肥胖/代谢综合征等。必要时可进行药物治疗，并建议每年复查1次，以监测病情的变化。

（2）手术治疗：对于有严重脑缺血症状的患者，可以进行手术治疗。手术方式包括动脉内膜剥除术、经主动脉或颈动脉建立分流通道或结扎患侧椎动脉、血管内支架或血管重建术等。

（3）血管内介入治疗：对于症状性锁骨下动脉狭窄≥50%的患者，血管内支架治疗是首选治疗方法。此外，还包括经皮腔内血管成形术合并支架术，以及血管旁路重建术等。

（4）药物治疗：脑动脉盗血综合征患者不宜使用扩血管和降血压药物，以免加重症状。

（四）慢性脑缺血

1. 诊断要点

（1）多见于中老年，起病隐匿，病程较长（时间≥3个月），症状呈波动性慢性进展。

（2）有脑血管病危险因素和引起脑动脉硬化等结构性血管病变及慢性血流动力学障碍的旁证。

（3）有慢性、持续性头晕，头胀痛，记忆力减退（以近期记忆力减退明显），反应迟钝，注意力不集中，情绪不稳定，工作能力减退，睡眠障碍，行走不稳，流涎及吞咽障碍等症状，程度为轻度至中度，症状具有波动性，时轻时重。

（4）体检无脑部局灶性神经损害阳性体征。

（5）排除其他可导致发生上述症状的相关疾病。

2. 治疗要点

（1）对因治疗：防治脑血管病的危险因素，包括动脉硬化、高血压、糖尿病、高脂血症等。合理控制高血压是重要环节，建议将血压降至140/90 mmHg以下，可使用长效药物，如氨氯地平、厄贝沙坦或缬沙坦等进行治疗。

（2）内科药物治疗：对于慢性脑缺血患者，可酌情给予抗血小板药物、抗凝药物及改善循环和脑代谢的药物。

（3）改善微循环：丁苯酞注射液或丁苯酞软胶囊在改善慢性头晕、认知障碍等症状方面具有良好的安全性和耐受性。

（4）手术或血管内治疗：对于动脉狭窄（狭窄超过70%）的患者，若药物治疗无效且符合手术适应证，可以考虑进行颈动脉内膜剥除术、球囊扩张术或脑动脉支架置入术等。

（5）中医药治疗：原则为活血化瘀、益气通络。常用的中成药包括银杏叶制剂等具有抗氧化和清除自由基作用的药物。

（6）对症处理：针对失眠患者，可以使用非苯二氮䓬类药物，如唑吡坦、右佐匹克隆、佐匹克隆等进行治疗。对于认知功能明显下降的患者，可能考虑使用美金刚或多奈哌齐等药物。

二、出血性脑血管病

（一）脑出血

1. 诊断要点

（1）急性起病。

（2）局灶神经功能缺损症状，常伴有头痛、呕吐、血压升高及不同程度意识障碍。

（3）头颅CT/MRI显示存在出血灶。

第十六章 心血管-肾脏-代谢综合征相关脑血管病预防策略

（4）排除其他病因导致的继发性或外伤性脑出血。

2. 治疗要点

（1）血压管理：建议将收缩压为150～220 mmHg，无急性降压治疗禁忌证的脑出血患者的收缩压降至140 mm Hg，并维持在130～150 mm Hg，以改善患者的功能预后。

（2）当患者收缩压＞220 mmHg时，应给予持续血压监测并积极降压，避免血压波动幅度过大。

（3）血糖管理：应当密切监测血糖水平并给予相应处理，避免发生高血糖和低血糖，血糖管理的目标是患者血糖水平维持在正常范围内。

（4）体温管理：对脑出血后发热给予降温对症治疗。

（5）一般止血治疗：对脑出血急性期凝血功能正常的患者常规应用止血药物，以抑制血肿扩大，但对预后的影响尚不明确。

（6）抗栓药物相关脑出血的止血治疗：使用抗栓药物发生脑出血时，应立即停药。

（7）颅高压的监测和处理：当患者格拉斯哥昏迷量表（Glasgow coma scale，GCS）≤8分时可考虑给予颅内压监测，通过使用渗透性药物、抬高头位及过度通气等方式，维持颅内压＜20 mmHg，脑灌注压在50～70 mmHg。

（8）继发性癫痫：应给予癫痫发作的患者抗癫痫药物治疗。不推荐预防性应用抗癫痫药物。

（9）心血管并发症：脑出血后进行心电图及心肌酶谱检查，以筛查心血管并发症。

（10）肺部感染及预防：经口进食前对患者进行吞咽筛查，以降低肺炎风险。

（11）深静脉血栓形成的筛查及预防：对于不能活动的脑出血患者，推荐从诊断当日开始血栓泵治疗，以预防深静脉血栓形成和肺栓塞。

(二)蛛网膜下腔出血

1. 诊断要点

(1)突发剧烈头痛,可伴有恶心、呕吐、意识障碍、局灶性神经功能缺损、癫痫发作和脑膜刺激征。

(2)头颅CT显示蛛网膜下腔高密度影或腰椎穿刺可证实蛛网膜下腔有血性脑脊液。

(3)临床或辅助检查显示有与本次出血相关的病因或原因不明,需排除其他病因导致的继发性或外伤性蛛网膜下腔出血。

2. 治疗要点

(1)一般治疗措施:患者需卧床休息,控制血压,防止再次出血,维持收缩压低于160 mmHg是合理的治疗目标。明显头痛患者可使用吗啡、布桂嗪等镇痛药物,烦躁不安的患者可适当给予镇静剂。

(2)抗纤溶药物:早期、短疗程抗纤溶药物,如氨基己酸或氨甲环酸治疗可减少再次出血。

(3)手术治疗:尽早对动脉瘤性蛛网膜下腔出血患者进行病因学治疗。血管内治疗和夹闭术治疗均可降低动脉瘤再破裂出血风险。若栓塞治疗和夹闭术均可治疗动脉瘤首选栓塞治疗,以改善患者长期功能预后。

(4)神经重症监护治疗:使用尼莫地平以改善蛛网膜下腔出血的预后。维持体液平衡和正常循环血容量,以预防迟发性脑缺血。

三、头颈部动脉粥样硬化、狭窄或闭塞(未导致脑梗死)

1. 诊断要点

(1)无局灶性神经功能缺失,可有头晕、头痛或认知障碍等

第十六章 心血管-肾脏-代谢综合征相关脑血管病预防策略

症状。

（2）头颅CT/MRI未见相应梗死灶。

（3）血管影像学检查证实脑动脉粥样硬化、狭窄或闭塞。

2. 治疗要点

（1）生活方式干预和危险因素控制：对于无症状颈动脉狭窄或闭塞的患者，建议控制高血压、糖尿病、血脂异常、吸烟及饮酒等相关危险因素。

（2）药物治疗：无症状颈动脉狭窄患者应给予阿司匹林和他汀类药物治疗，并筛查其他类型脑卒中可干预的危险因素，同时给予药物治疗和生活方式干预。推荐使用阿司匹林（75～150 mg/d）作为抗血小板治疗药物。建议颈动脉狭窄患者使用他汀类药物降脂治疗，控制LDL-C水平低于2.6 mmol/L。

（3）戒烟：吸烟是颈动脉硬化的主要危险因素之一，戒烟是预防和治疗颈动脉狭窄的重要措施。

（4）血压控制：药物治疗应从小剂量开始，优先选择长效制剂，根据患者情况与其他药物联合应用及个体化用药。常用降压药物包括β-受体阻滞剂、钙通道阻滞剂、ACEI、ARB、利尿剂共5类。

（5）糖尿病管理：对于合并糖尿病的颈动脉狭窄患者，必须加强饮食管理。控制血糖目标值，非空腹血糖＜11.1 mmol/L，治疗期间HbA_{1c}应＜7%。

（6）血管内介入治疗和外科治疗：对于有症状颈动脉狭窄，建议参照《中国缺血性脑卒中和短暂性脑缺血发作二级预防指南2022》。对于颈动脉狭窄的颈动脉内膜切除术（carotid endarterectomy，CEA）和支架血管成形术（carotid artery stenting，CAS）的治疗，建议参照《中国缺血性脑血管病血管内介入诊疗指南2015》。

（7）定期随访和监测：应密切随访以便及时发现再狭窄患者，给予抗血小板聚集、降血脂等药物，有糖尿病的患者应严格控制血糖，吸烟者须戒烟。

（李思颉）

参 考 文 献

[1] EASTON J D, SAVER J L, ALBERS G W, et al. Definition and evaluation of transient ischemic attack: a scientific statement for healthcare professionals from the American Heart Association/American Stroke Association Stroke Council; Council on Cardiovascular Surgery and Anesthesia; Council on Cardiovascular Radiology and Intervention; Council on Cardiovascular Nursing; and the Interdisciplinary Council on Peripheral Vascular Disease. The American Academy of Neurology affirms the value of this statement as an educational tool for neurologists [J]. Stroke, 2009, 40（6）: 2276-2293.

[2] 短暂性脑缺血发作中国专家共识组. 短暂性脑缺血发作的中国专家共识更新版（2011年）[J]. 中华内科杂志, 2011, 50（6）: 530-533.

[3] 中华医学会神经病学分会, 中华医学会神经病学分会脑血管病学组. 中国急性缺血性卒中诊治指南2023 [J]. 中华神经科杂志, 2024, 57（6）: 523-59.

[4] ADAMS H P, JR., BENDIXEN B H, KAPPELLE L J, et al. Classification of subtype of acute ischemic stroke. Definitions for use in a multicenter clinical trial. TOAST. Trial of Org 10172 in Acute Stroke Treatment [J]. Stroke, 1993, 24（1）: 35-41.

[5] 中华医学会神经病学分会, 中华医学会神经病学分会脑血管病学组. 中国各类主要脑血管病诊断要点2019 [J]. 中华神经科杂志, 2019, 52（9）: 710-715.

[6] NEUBERGER U, MöHLENBRUCH M A, HERWEH C, et al. Classification of Bleeding Events: Comparison of ECASS Ⅲ（European Cooperative Acute Stroke Study）and the New Heidelberg Bleeding Classification [J]. Stroke, 2017, 48（7）: 1983-985.

[7] 李建章, 张杰文, 刘恒方. 慢性脑缺血临床诊治专家共识 [J]. 中国实用神经疾病杂志, 2022, 25（6）: 661-667.

[8] 中华医学会神经病学分会,中华医学会神经病学分会脑血管病学组.中国脑出血诊治指南(2019)[J].中华神经科杂志,2019,52(12):994-1005.
[9] 张谦,冀瑞俊,赵萌,等.中国脑血管病临床管理指南(第2版)(节选)——第5章 脑出血临床管理[J].中国卒中杂志,2023,18(9):1014-1023.
[10] 中华医学会神经病学分会,中华医学会神经病学分会脑血管病学组,中华医学会神经病学分会神经血管介入协作组.中国蛛网膜下腔出血诊治指南2019[J].中华神经科杂志,2019,52(12):1006-1021.
[11] 中华医学会神经病学分会,中华医学会神经病学分会脑血管病学组.中国头颈部动脉粥样硬化诊治共识[J].中华神经科杂志,2017,50(8):572-578.

第四节 心血管-肾脏-代谢综合征中脑血管疾病的预防

CKM综合征的各类基础疾病和状况与脑卒中的风险因素密切相关。故CKM综合征人群是脑卒中发病的高危人群,但需要研究进一步证实危险程度与CKM不同阶段的相关性。CKM综合征可使脑血管疾病的发生风险显著增加,因此,对CKM综合征进行预防和管理会降低脑卒中的发病率。目前,关于CKM综合征的病理生理学机制、CKM综合征的异质性及竞争风险仍存在许多差异,但CKM综合征的预防及治疗与脑卒中较好预后具有相关性。

CKM综合征中脑血管病预防主要包括脑卒中的三级预防:即改变CKM综合征患者存在的生活方式危险因素及对CKM综合征相关各类慢性疾病进行管控和治疗。除此之外,预防措施还包括对已经发生过脑血管事件的患者进行长期治疗,以及对中度及严重患者进行康复治疗,以预防脑卒中导致的功能残疾。脑卒中的一级预防是指对未发生过脑卒中的危险人群进行积极预防；二级预防是指对已经发生过脑卒中的患者防止其发生复发性脑卒中的保护性管理及治疗；三级预防则包括脑卒中严重发生时其短期并发症的预防及脑卒中后积极的康复治疗以防长期功能的丧失。其中控制危险因素（大部分是CKM综合征的防治，少数为生活因素的改善）贯穿脑卒中三级预防的始终，而药物治疗是卒中二级预防及严重CKM综合征中一级预防的基石策略，CKM综合征及危险因素和疾病进展的长期监测和评估也是一种需要重视的预防策略。

一、筛查与长期监控

首先，最重要的因素是对CKM综合征进行筛查及监控。筛查包括评估超重或肥胖、血压、空腹血脂、血糖和其他代谢生物标志物，以及肾功能的评估以准确判断CKM综合征的分期，阻止其向各类血管性疾病，如脑卒中的进展。SDoH筛查也是预防CKM综合征的一个重要方面，各种非医疗因素也对CKM综合征的进展产生作用，通过对患者进行信息收集干预社会决定因素，从更广泛的角度改善患者的生活质量。

对有脑卒中病史的人群，定期进行必要的检查，包括血液系统检查、心脏彩色多普勒超声、颈部血管B超、经颅多普勒超声、头颅CT、MRI或磁共振血管成像等，以评估确定的病因，这有助于对病因进行识别和长期监控。

二、危险因素及病因处理

对于CKM综合征中的各种治疗方式也在快速进展，在多学科治疗背景下，对肥胖、2型糖尿病、慢性肾脏病、CVD的综合治疗是处理与脑卒中高关联性CKM综合征人群的方式。2023年，

第十六章 心血管-肾脏-代谢综合征相关脑血管病预防策略

《心血管-肾脏-代谢综合征的科学和临床管理证据概要：美国心脏协会科学声明》提出了CKM综合征不同阶段的预防，而对于脑卒中，CKM综合征的预防及治疗属于脑卒中的一级预防，无论是在治疗CKM综合征的各种慢性病还是预防CKM综合征，对几大主要代谢影响因素的调控均极其重要，故建议对高血压、糖尿病和血脂异常进行筛查和早期管理。血压、血糖和血脂异常在CKM综合征患者中常同时存在，并且相互影响，增大了脑血管疾病风险。严格的血压控制对于预防脑血管疾病至关重要。对于CKM综合征患者的血压控制目标较为严格，一般建议血压控制在130/80 mmHg以下。ACEI和ARB类降压药在CKM综合征患者中显示出额外的益处，其不仅可以降低血压，还可以改善胰岛素敏感性并可减轻肾脏损伤。同时，血糖控制也不容忽视，血糖控制（$HbA_{1c}<7\%$）可以减少微血管并发症，且对大血管病变也有一定的保护作用。在血脂管理方面，定期检测血脂，以降低LDL-C为首要目标，同时兼顾甘油三酯和HDL-C的调节。联合使用他汀类药物和其他调脂药物可以更全面地改善血脂，降低脑血管疾病风险。

对于有脑卒中病史的CKM综合征人群，控制危险因素及找到病因并进行个体化治疗对脑卒中的复发有正向作用。尤其是对于颈动脉狭窄的患者，进一步的内膜剥脱或支架植入术也是必要的二级预防方法。

三、生活方式干预

生活方式干预是阻止CKM综合征的进展的重要方法，可以减少超重或功能失调肥胖患者的代谢风险因素。采取健康饮食、增加活动量和规律健身的方式减轻体重对于心血管健康有益。肥胖不仅与代谢综合征有关，还与发病率和死亡率的升高有关。减重与肥胖或超重受试者心血管和肾脏预后的改善有关。肥胖是

CKM综合征的主要驱动因素，因此建议每年进行BMI评估。

减重是改善代谢综合征重要方法，最近的研究发现，当体重减轻≥5%时，临床的显著益处出现，且体重减轻与较低的冠心病事件风险相关。合理规划健康膳食和适度的体育锻炼十分重要。建议减少盐的摄入，每天不超过5～6 g。减少饱和脂肪和胆固醇的摄入。适当的体育锻炼可以提高基础代谢率，有助于控制体重和血糖。而戒烟、限酒是减轻患者CKM综合征及其并发状况的有效干预措施。吸烟是脑血管疾病的独立危险因素，长期吸烟会导致血管内皮细胞损伤，促进血小板聚集和血栓形成。过量饮酒则会导致血压升高，同时会干扰血糖代谢。吸烟者可通过心理辅导、尼古丁替代疗法等方式戒烟，不吸烟者也应避免被动吸烟。饮酒者尽可能减少酒精的摄入量或戒酒。

四、药物干预

选择合适的（在降低特定指标的情况下被证明能长期获益）药物对于CKM综合征患者脑卒中预防较为重要，常规的抗高血压药物及他汀类药物可以改善相应的代谢危险因素，而SGLT2i和GLP-1RA被推荐用于糖尿病患者的心血管保护。

多项研究证据表明，对于既往有脑卒中病史的患者，长期应用抗血小板药物的疗效良好，应基于患者的心血管情况及代谢情况，选择合适的药物。总体而言，抗血小板药物可以减少血栓的形成，并降低脑血管事件发生的风险。对于明确存在心源性栓塞性脑梗死的患者，在经系统评估后，应尽早开始抗凝治疗，如应用华法林、新型口服抗凝剂等。

五、康复治疗

脑卒中患者常伴有不同程度的肢体运动障碍、语言障碍、认知障碍等后遗症，康复治疗旨在降低脑血管病的致残率和死亡率，应尽早介入。康复训练包括物理治疗（如运动疗法、理疗等）、作业治疗（如日常生活能力训练）、言语治疗、认知训练等，康复医师团队可为患者制定个性化的康复方案，并在康复过程中根据患者的恢复情况及时调整。对于长期处于不良健康状况的患者及有脑卒中病史的患者，心理压力、焦虑和抑郁情绪会加速CKM综合征的进展及增加脑卒中的发病风险，因此，建议定期评估患者心理状况及给予积极的心理干预。

（李思颉）

参 考 文 献

［1］FAN J H, LI X G, YU X Y, et al. Global Burden, Risk Factor Analysis, and Prediction Study of Ischemic Stroke, 1990-2030［J］. Neurology, 2023, 101（2）: e137-e150.

［2］KITTELSON K S, JUNIOR A G, FILLMORE N, et al. Cardiovascular-kidney-metabolic syndrome - An integrative review［J］. Progress in Cardiovascular Diseases, 2024, 87: 26-36.

［3］APRIL-SANDERS A K. Integrating Social determinants of health in the management of cardiovascular-kidney-metabolic syndrome［J］. Journal of the American Heart Association, 2024, 13（16）: e036518.

［4］KLEINDORFER D O, TOWFIGHI A, CHATURVEDI S, et al. 2021 Guideline for the Prevention of Stroke in Patients With Stroke and Transient Ischemic Attack: A Guideline From the American Heart Association/American Stroke Association［J］. Stroke, 2021, 52（7）: e364-e467.

［5］NDUMELE C E, NEELAND I J, TUTTLE K R, et al. A Synopsis of the Evidence for the Science and Clinical Management of Cardiovascular-Kidney-Metabolic（CKM）Syndrome: A Scientific Statement From the American Heart Association［J］. Circulation, 2023, 148（20）: 1636-1664.

［6］NABATY N L, MENON T, TRANG G, et al. Global Community

Health Screening and Educational Intervention for Early Detection of Cardiometabolic Renal Disease[J]. Annals of Global Health, 2024, 90(1): 54.

[7] CASES A, BROSETA J J, MARQUéS M, et al. Cardiovascular-kidney-metabolic syndrome definition and its role in the prevention, risk staging, and treatment. An opportunity for the Nephrology [J]. Nefrologia, 2024, 44 (6): 771-783.

[8] SEBASTIAN S A, PADDA I, JOHAL G. Cardiovascular-Kidney-Metabolic (CKM) syndrome: a state-of-the-art review [J]. Current Problems in Cardiology, 2024, 49 (2): 102344.

第十七章

心血管-肾脏-代谢综合征的生活方式医学管理

第一节 生活方式医学对心血管-肾脏-代谢综合征的影响

随着社会经济的不断发展,人们的生活方式发生了显著变化。久坐不动、饮食不规律、睡眠质量差等不健康的生活方式可导致疾病的发生。CKM综合征是一种复杂的临床综合征,涉及CVD、CKD及代谢紊乱(如糖尿病、肥胖等)三者间的相互作用,其病因与不良生活方式密切相关,包括不健康的饮食习惯、缺乏运动、心理压力过大、睡眠障碍及吸烟等。随着CKM综合征发病率的逐年上升,传统药物治疗在改善症状的同时无法全面遏制病情进展。近年来,生活方式医学通过改善日常生活方式,干预CKM综合征的整体病程从而受到关注。生活方式医学作为一种新兴的医学领域,强调通过改善个体的生活方式,尤其是运动、营养、心理、睡眠及戒烟等方面预防和治疗CKM综合征。生活方式医学通过调整和优化患者的生活方式成为预防和管理CKM的重要策略。

一、运动对心血管-肾脏-代谢综合征的影响

运动干预在改善CKM综合征的各方面病理机制中具有核心作用，通过改善代谢参数、减轻慢性炎症及增强心肾功能显著降低CKM综合征风险。规律的有氧运动和抗阻训练能够通过以下3个方面改善代谢功能和心肾健康。

（一）运动对心血管健康的作用

运动在改善心血管健康方面的作用已经得到大量研究结果的支持。规律的有氧运动能够改善心脏功能，增强血管弹性，降低血压，从而减少心脏病发生的风险。每周进行150 min以上中等强度有氧运动可显著降低血压和改善心肺功能，并可降低全因死亡的风险。

（二）增强心肾功能

有氧运动与抗阻训练结合已被证实能够降低CKD合并CVD患者的心血管事件风险。研究表明，运动可以通过降低炎症因子（如IL-6、C反应蛋白）的表达，帮助降低体内的炎症标志物和氧化应激水平，有助于减缓肾脏的损伤过程。

（三）运动对代谢的调节

运动在调节血糖水平、增强胰岛素敏感性方面具有重要作用。长期坚持运动的人群胰岛素敏感性通常较好，患糖尿病的风险较低。尤其是结合抗阻力量训练的有氧运动能有效控制体重，预防肥胖相关的T2DM。同时，运动能够显著降低胰岛素抵抗，减少血糖波动，防止糖尿病进一步损害心肾功能。此外，运动结合饮食疗法能够降低甘油三酯水平，增加高密度脂蛋白胆固醇，有助于改善血脂异常，减缓动脉粥样硬化的进程。

第十七章　心血管-肾脏-代谢综合征的生活方式医学管理

二、营养对心血管-肾脏-代谢综合征的影响

科学的营养干预在控制代谢紊乱、保护肾功能及预防心血管事件方面同样不可或缺。《2020年美国心脏协会战略计划》提出了一种倡导满足能量平衡的全面健康膳食模式，以降低CVD的风险。包括但不限于下列条目：水果和蔬菜≥4.5杯/天（1杯约240 ml）；每周摄入鱼肉≥2次，每次1份，即约100 g（推荐富含油脂鱼类）；每10 g全谷物含有≥1.1 g膳食纤维（每天3次，约85 g/d）；钠＜1500 mg/d；含糖饮料摄入量每周≤450 kcal（约1000 ml）。

近年来发布的相关建议和指南均指出，营养干预在预防心血管及代谢疾病方面至关重要，但在实际生活中能够遵循指南的患者并不多。据统计，能够有效控制血压的DASH饮食（终止高血压饮食疗法，Dietary Approaches to Stop Hypertension，DASH）在高血压患者中使用率不到20%。因此，如何提高人们对全面健康膳食模式的依从性与参与度仍是亟须解决的问题。

（一）地中海饮食模式

健康的饮食习惯对心血管健康至关重要。地中海饮食模式作为一种典型的健康饮食模式，强调高纤维食物（如全麦面包、谷物、水果、当地时令蔬菜）、优质脂肪（如橄榄油、坚果）和蛋白质（如鱼肉、鸡肉、豆类、蛋类）、避免红肉、允许适量低脂乳制品。以鱼和植物来源的omega-3多不饱和脂肪酸摄入量高及omega-6：omega-3比例低为特点。研究表明，地中海饮食模式能够显著降低CVD和CKD的风险，改善血脂水平，减轻炎症反应。

（二）DASH饮食模式

20世纪90年代，DASH饮食模式首次被提出，其是一种能够帮助降低高血压和CVD发病率的饮食模式。DASH饮食倡导以蔬

菜、水果、低脂乳制品、全谷物、鸡肉、鱼和坚果为特色，减少脂肪、红肉、甜食和软饮料的摄入。相比于其他饮食模式，DASH饮食模式有助于调控血压水平。

（三）合理的膳食脂肪对血脂的调控

合理的膳食脂肪摄入量，尤其是优质脂肪（如橄榄油、鱼油中的omega-3脂肪酸等），能够有效改善血脂水平，减少低密度脂蛋白（low density lipoprotein，LDL）的积聚，降低CVD的风险。与不健康的饱和脂肪和反式脂肪相比，单不饱和脂肪和多不饱和脂肪能够提供抗氧化作用，降低炎症水平，减轻动脉硬化。

（四）高纤维饮食的益处

高纤维饮食，尤其是富含水溶性纤维的食物，如燕麦、豆类、蔬菜和水果，能够帮助调节血糖、降低胆固醇，改善肠道健康。纤维摄入量的增加能够降低T2DM、心血管病和肥胖的风险。一项研究结果显示，3 g来自燕麦的可溶性纤维（3份燕麦片，每份28 g）可以帮助减少约0.13 mmol/L的总胆固醇和LDL-C。

（五）限制高糖和高盐摄入

高糖和高盐的饮食习惯是心血管代谢疾病的主要诱因。高糖饮食会增加肥胖的风险，诱发T2DM。应控制精制糖和含糖饮料的摄入，避免血糖快速波动，减轻胰岛素的负担；而高盐摄入会导致高血压，增加心脏病和脑卒中的风险。因此，生活方式医学管理提倡减少精制糖和高盐食物的摄入，选择天然食物和低盐饮食。减少钠盐的摄入（＜5 g/d）可以显著降低高血压患者的心血管事件风险，并减轻肾脏负担。

三、心理健康对心血管-肾脏-代谢综合征的影响

（一）情绪与心血管-肾脏-代谢综合征的关系

长期的心理压力、焦虑和抑郁情绪与心血管代谢疾病的发生密切相关。高水平的压力通过激活交感神经系统，促使体内应激激素（如皮质醇）的分泌增加，从而引发血压升高、血糖波动及脂质代谢异常。压力还可能导致不健康的应对行为，如暴饮暴食、吸烟和缺乏运动，从而加重心血管代谢疾病的负担。

（二）情绪管理与疾病预防

CKM综合征患者通常有较高的心理负担，如焦虑、抑郁和慢性压力，这又进一步加重CKM综合征的发生和发展。生活方式医学强调通过心理干预和情绪管理减轻压力和负面情绪的影响。冥想、瑜伽、深呼吸等放松技巧能够有效降低压力水平，改善患者心理健康。心理干预，例如，如认知行为疗法（cognitive-behavioral therapy，CBT）有助于缓解焦虑和抑郁，帮助缓解心理应激，降低交感神经活性，减轻对心血管系统的负面影响。心理健康状况的改善可显著提高患者对运动、饮食和药物治疗综合疗法的依从性，从而间接改善临床结局。此外，心理干预也有助于降低应激相关激素（如皮质醇）的水平，改善代谢功能。

（三）社会支持的重要性

社会支持在心理健康管理中起着至关重要的作用。研究表明，良好的社会支持系统能够帮助个体应对生活中的压力，减少负面情绪，进而减少心血管代谢疾病的发生。家庭成员和朋友的支持、社会互动及参与社区活动均有助于提高个体的心理韧性，促进身心健康。

四、睡眠对心血管-肾脏-代谢综合征的影响

睡眠障碍是CKM综合征的常见伴随症状,包括睡眠不足、OSAHS等。睡眠管理对于优化代谢和心肾功能至关重要。

(一)睡眠质量与心血管健康的关系

睡眠质量直接影响心血管健康。研究发现,长期睡眠不足或睡眠质量差的个体,患高血压、冠心病、脑卒中等CVD的风险明显增大。睡眠不足会导致交感神经过度活跃,使血压升高和心率加快,长此以往可导致心脏负担过重,诱发心血管事件。

(二)睡眠对糖代谢的影响

睡眠不足与T2DM的发生密切相关。研究表明,睡眠不足会导致胰岛素抵抗,进而引发糖代谢异常。长期睡眠不足还会引起体重增加和脂肪积累,进一步加重肥胖和糖尿病的风险。

(三)睡眠的生理作用

良好的睡眠能够恢复体内的生理功能,促进细胞修复和代谢调节。研究指出,深度睡眠有助于降低体内炎症水平,改善免疫功能,从而增强对心血管代谢疾病的抵抗力。

(四)睡眠管理

1. 保持规律的作息时间　建立固定的入睡和起床时间,有助于维持生物钟的稳定,提升睡眠质量。

(1)固定睡眠时间:每天固定时间上床和起床,保持规律的作息习惯。

(2)避免长时间昼寝:如需午休,时间应控制在20～30 min,避免影响夜间睡眠。

第十七章　心血管-肾脏-代谢综合征的生活方式医学管理

（3）建立睡前仪式：如泡温水澡、阅读使人轻松的书籍，有助于身心放松，准备入睡。

2. 优化睡眠环境　营造舒适的睡眠环境，有助于提高睡眠质量，促进身体恢复和代谢平衡。

（1）安静舒适：保持卧室安静、黑暗和适宜的温度，使用舒适的床具和枕头。

（2）减少干扰：避免在卧室内使用电子设备，如手机、电脑和电视，减少蓝光干扰。

（3）保持整洁：保持卧室整洁有序，有助于营造放松的氛围。

3. 养成良好的睡前习惯　良好的睡前习惯有助于放松身心，促进更快入睡和更深的睡眠。

（1）避免刺激性饮料：睡前避免摄入咖啡因和含糖饮料，以减少对睡眠的干扰。

（2）进行放松活动：如阅读、听轻音乐或进行简单的伸展运动，帮助身心放松。

（冯　雪　吴　昊）

参 考 文 献

[1] NDUMELE C E, NEELAND I J, TUTTLE K R, et al. A synopsis of the evidence for the science and clinical management of Cardiovascular-Kidney-Metabolic（CKM）syndrome: a scientific statement from the American Heart Association [J]. Circulation, 2023, 148（20）: 1636-1664.

[2] NDUMELE C E, RANGASWAMI J, CHOW S L, et al. Cardiovascular-Kidney-Metabolic Health: a presidential advisory from the American Heart Association [J]. Circulation, 2023, 148（20）: 1606-1635.

[3] BULL F C, AL-ANSARI S S, BIDDLE S, et al. World Health Organization 2020 guidelines on physical activity and sedentary behaviour [J]. Br J Sports Med, 2020, 54（24）: 1451-1462.

[4] UCHIYAMA K, ADACHI K, MURAOKA K, et al. Home-based aerobic exercise and resistance training for severe chronic kidney disease: a randomized controlled trial [J]. J Cachexia Sarcopenia Muscle, 2021, 12 (6): 1789-1802.

[5] ZOU Q P, SU C, DU W W, et al. Longitudinal association between physical activity, blood lipids, and risk of dyslipidemia among chinese adults: findings from the china health and nutrition surveys in 2009 and 2015 [J]. Nutrients, 2023, 15 (2): 341.

[6] PÉREZ-MARTÍNEZ P, MIKHAILIDIS D P, ATHYROS V G, et al. Lifestyle recommendations for the prevention and management of metabolic syndrome: an international panel recommendation [J]. Nutr Rev, 2017, 75 (5): 307-326.

[7] GE L, SADEGHIRAD B, BALL G D C, et al. Comparison of dietary macronutrient patterns of 14 popular named dietary programmes for weight and cardiovascular risk factor reduction in adults: systematic review and network meta-analysis of randomised trials [J]. BMJ, 2020, 369: m696.

[8] GRIMALDI M, BACARO V, NATALE V, et al. The longitudinal interplay between sleep, anthropometric indices, eating behaviors, and nutritional aspects: a systematic review and meta-analysis [J]. Nutrients, 2023, 15 (14): 3179..

[9] SCHMID S M, HALLSCHMID M, SCHULTES B. The metabolic burden of sleep loss [J]. Lancet Diabetes Endocrinol, 2015, 3 (1): 52-62.

第二节 合并肥胖的心血管-肾脏-代谢综合征患者的生活方式干预建议

CKM综合征通常与肥胖、高血压、糖尿病、血脂异常等代谢紊乱因素紧密相关。肥胖是心血管病和CKM综合征的独立危险因素，且这2种疾病在肥胖个体中常同时存在，这又进一步加重了

第十七章 心血管-肾脏-代谢综合征的生活方式医学管理

患者的健康负担。WHO将肥胖定义为"存在健康风险的异常或过量脂肪堆积",一般将BMI$\geqslant 25$ kg/m^{2}定义为超重,$\geqslant 30$ kg/m^{2}为肥胖。不健康的饮食习惯和久坐等加剧了人口肥胖率的升高。生活方式干预,尤其是饮食控制、运动及心理干预,是管理CKM综合征患者的重要手段。本节将重点介绍合并肥胖的CKM综合征患者的生活方式干预策略,包括饮食管理、运动干预、心理支持与行为改变等方面的具体建议。

一、饮食管理

肥胖是心肾代谢综合征的核心症状之一,体重管理的成功与否直接影响心肾疾病的进展。研究表明,改变生活方式,使体重减少3%～5%即可在临床上有健康获益,体重减少5%～10%即可明显减少心血管危险因素。在预防和治疗肥胖方面,饮食管理方案需提供必要的营养素,以维持最佳的营养状态,同时通过创造热量赤字达到适当的减重目标。AHA建议肥胖患者的减重目标为每周减少0.5～1 kg的体重,为长期维持体重减轻,建议每天减少500～750 kcal的能量摄入。热量限制可根据患者的体重、基础代谢率和活动水平进行个性化调整。

(一)限制热量摄入

对于肥胖患者,减重是主要目标。根据相关营养指南,肥胖营养干预的总原则是维持能量负平衡,这可以通过减少膳食能量摄入来实现。在确保基本营养需求的前提下,建议通过减少高热量、高脂肪、高糖的食物摄入降低体脂百分比,尤其要避免摄入精制糖、含糖饮料及高热量的零食。此外,在限制热量的基础上,调整常量营养素的占比,实现减重目标并改善心血管代谢因素,例如,高蛋白饮食(即通常超过总能量的20%但低于30%的蛋白质)可以改善肥胖和心脏代谢危险因素,包括葡萄糖稳态和脂质代谢；采用DASH饮食可有效控制血压；地中海饮食在改善心血管危险因素方面可能优于低脂饮食。需要注意的是，若存在CKD或计划长期进行高蛋白饮食，建议在医疗专业人员的监督和营养师的指导下进行。

（二）控制糖分摄入

肥胖患者常伴随胰岛素抵抗和糖代谢异常，因此，糖类的合理控制对于管理代谢综合征至关重要。高糖饮食会导致胰岛素水平升高，加剧脂肪积累并影响心肾功能。建议减少精制糖和GI食物的摄入，如白粥、炸薯条和高糖零食等。同时，建议减少能量饮料或将其从饮食中完全剔除。相反，应增加低GI食物的摄入，如全谷物、豆类、蔬菜等可以改善胰岛素敏感性。低GI饮食不仅能有效控制血糖，还能帮助减重并改善心血管健康。

（三）脂肪摄入管理

高脂肪饮食是肥胖和CVD的主要诱因。研究发现，大量的饱和脂肪酸和反式脂肪会加剧代谢综合征的症状。因此，患者应减少红肉和加工肉制品的摄入，建议选择单不饱和脂肪酸（如橄榄油、坚果等）和多不饱和脂肪酸（如深海鱼油、亚麻籽油等），有助于降低胆固醇水平、减轻炎症反应。

二、运动干预

运动是提高心血管健康、改善胰岛素敏感性和增强肾脏功能的有效手段。对于合并肥胖的CKM综合征患者，合理的运动干预能够改善机体代谢状况、控制体重并增强体质。运动通常不作为独立的减重干预计划，通常与饮食疗法等相结合实施。临床实践中，应根据患者的具体情况制定个性化且安全有效的运动方案。

第十七章　心血管-肾脏-代谢综合征的生活方式医学管理

（一）运动强度和形式

1. 有氧运动　运动是管理肥胖和代谢综合征的关键措施，尤其有氧运动（如快走、跑步、游泳、骑行）对改善心血管健康、减轻体重和提高胰岛素敏感性有显著效果。研究表明，每周至少进行150 min中等强度有氧运动，或者75 min高强度有氧运动，能有效减少身体脂肪含量，改善血糖、血脂和血压水平。研究表明，与未进行训练的人群相比，各种运动方式均可提高超重或肥胖个体的最大摄氧量（maximal oxygen uptake，VO_{2max}），其中，高强度间歇运动和有氧运动在增强心肺耐力方面更有效。建议合并肥胖的患者在减重过程中每周进行225～420 min中等强度运动，体重达到理想目标且稳定后，建议每周200～300 min中等强度运动。

CKM综合征患者应根据个体的体能状况逐步增加运动强度和持续时间。开始时可以从低强度运动逐步过渡到中高强度运动。

2. 抗阻运动　力量训练对于增强肌肉量、提高基础代谢率及改善代谢健康非常重要。每周2～3次的力量训练（如举重、抗阻训练等）可以帮助患者增加肌肉质量，降低肌细胞脂肪与胰岛素抵抗的风险，同时进行有氧运动还有助于减少内脏脂肪。

3. 日常活动　非结构化体力活动（nonexercise activity thermogenesis，NEAT）是指在非睡眠、进食及结构化运动情况下的能量消耗，是肥胖干预方案中的关键部分。常见方法包括使用计步器，建议患者增加步行步数提升日常活动量。研究显示，每天额外增加2100步能够使BMI下降0.38 kg/m^2，相当于体重减轻2.0～3.0 kg。

4. 运动量的个体化调整　运动方案应根据患者的年龄、健康状况及运动耐受性个性化制定。例如，对于肾功能受损的患者，应避免高强度、高冲击的运动，优先选择低冲击的有氧运动，必要时在医师指导下进行低强度运动。

(二) 运动风险控制

1. 评估风险 运动前应评估心血管和肾功能，避免过度运动诱发心力衰竭或加重肾损伤。

2. 监测状态 运动过程中应密切监测血压、心率及疲劳状态，必要时中断运动。

三、心理支持

合并肥胖的CKM综合征患者可能伴有抑郁、焦虑等心理问题。压力可以激活下丘脑-垂体-肾上腺轴，导致皮质醇水平升高，从而可能导致体重持续增加，尤其是腹部区域，并加重心血管负担。心理支持有助于改善患者的整体健康状况，并有助于提高患者的生活质量和治疗依从性。

(一) 情绪管理

肥胖常与抑郁情绪并存，可能归因于共同的分子机制，如下丘脑-垂体-肾上腺轴信号通路的异常、氧化应激的增加及全身炎症反应的增强。研究发现，心理干预，如CBT，对肥胖患者的体重管理及心理健康具有积极作用。因此，合并肥胖的CKM综合征患者应考虑定期进行心理评估，针对性地提供心理咨询或治疗，帮助患者应对体重管理过程中可能遇到的情绪障碍、饮食失调和应激反应，以帮助患者建立健康的生活态度。

(二) 压力管理

持续的慢性压力会促使皮质醇、儿茶酚胺和胰岛素等激素水平上升，导致胰岛素抵抗。同时长期处于慢性压力下的个体瘦素分泌增加，食欲也随之增强，可能导致瘦素抵抗和脂肪组织功能

第十七章 心血管-肾脏-代谢综合征的生活方式医学管理

障碍。压力管理策略,如正念、瑜伽等能够有效减轻身体的应激反应,降低血压、减少炎症和脂肪因子标志物水平。

(三)睡眠管理

良好的睡眠对于调节代谢、提高免疫功能和维护心血管健康至关重要。睡眠剥夺使循环中的胃促生长素水平升高和瘦素水平降低,成年人睡眠时间不足常伴肥胖,特别是内脏脂肪的增加。OSAHS在肥胖人群中极为常见,且显著影响睡眠质量。纵向研究结果显示,体重增加10%可使OSAHS的风险增加6倍。合并肥胖的CKM患者应保持规律的作息时间,避免熬夜,并确保每晚获得$7 \sim 9\,h$的高质量睡眠。

四、行为干预

行为干预旨在帮助患者培养长期健康的生活习惯,避免不良行为模式对疾病管理的干扰。长期的生活方式改变不仅是短期内的饮食和运动调整,更是对个人行为习惯的长期塑造。通过CBT和自我监控技术,患者能够更清楚地意识到自己的饮食和活动模式,并能采取有效的策略干预。行为改变需要患者建立健康的生活目标、培养自我效能感,并在日常生活中逐步落实。

(一)健康教育

通过健康教育提高患者对CKM综合征及肥胖危害的认识,增强其主动性和责任感。

(二)设定可实现目标

根据患者的实际情况,制定分阶段干预目标(如每个月体重减少$1 \sim 2\,kg$),避免目标过高导致挫败感。

(三)日常生活习惯的调整

1. 规律作息　保持充足睡眠,避免熬夜和睡眠不足。

2. 减少久坐　鼓励患者增加日常活动量,如上下班步行、使用楼梯等。

3. 饮食记录与反馈　记录饮食和运动情况可以帮助患者了解进展并及时调整计划。

五、小结

生活方式干预是管理合并肥胖的CKM综合征患者的关键措施。通过综合实施饮食、运动、心理支持及行为干预,不仅有助于控制体重和改善代谢状态,还能有效延缓心肾损伤的进展。需要强调的是,干预方案应充分个性化,并通过长期随访和科学评估确保其可持续性和有效性,从而最大程度改善患者的生活质量和预后。

(冯　雪　吴　昊)

参 考 文 献

[1] ZHANG Y, YANG J N, HOU W, et al. Obesity trends and associations with types of physical activity and sedentary behavior in us adults: national health and nutrition examination survey, 2007—2016 [J]. Obesity (Silver Spring), 2021, 29 (1): 240-250.

[2] XIAO N, DING Y, CUI B, et al. Navigating obesity: a comprehensive review of epidemiology, pathophysiology, complications and management strategies [J]. The Innovation Medicine, 2024, 2 (3): 100090.

[3] JENSEN M D, RYAN D H, APOVIAN C M, et al. 2013 AHA/ACC/TOS guideline for the management of overweight and obesity in adults: a report of the American College of Cardiology/American Heart

Association Task Force on Practice Guidelines and The Obesity Society [J]. Circulation, 2014, 129 (25 Suppl 2): S102-S138.

[4] TOMIYAMA A J. Stress and obesity [J]. Annu Rev Psychol, 2019, 70: 703-718.

[5] CRAMER H, THOMS M S, ANHEYER D, et al. Yoga in women with abdominal obesitya randomized controlled trial [J]. Dtsch Arztebl Int, 2016, 113 (39): 645-652.

[6] O'REILLY G A, COOK L, SPRUIJT-METZ D, et al. Mindfulness-based interventions for obesity-related eating behaviours: a literature review [J]. Obes Rev, 2014, 15 (6): 453-461.

[7] KUCHARSKA A, GAJEWSKA D, KIEDROWSKI M, et al. The impact of individualised nutritional therapy according to DASH diet on blood pressure, body mass, and selected biochemical parameters in overweight/obese patients with primary arterial hypertension: a prospective randomised study [J]. Kardiol Pol, 2018, 76 (1): 158-165.

[8] TRICÒ D, MORICONI D, BERTA R, et al. Effects of low-carbohydrate versus mediterranean diets on weight loss, glucose metabolism, insulin kinetics and β-cell function in morbidly obese individuals [J]. Nutrients, 2021, 13 (4): 1345.

[9] BULL F C, AL-ANSARI S S, BIDDLE S, et al. World Health Organization 2020 guidelines on physical activity and sedentary behaviour [J]. Br J Sports Med, 2020, 54 (24): 1451-1462.

[10] GE L, SADEGHIRAD B, BALL G D C, et al. Comparison of dietary macronutrient patterns of 14 popular named dietary programmes for weight and cardiovascular risk factor reduction in adults: systematic review and network meta-analysis of randomised trials [J]. BMJ, 2020, 369: m696.

[11] ELMALEH-SACHS A, SCHWARTZ J L, BRAMANTE C T, et al. Obesity management in adults: a review [J]. Jama, 2023, 330 (20): 2000-2015.

[12] BELLICHA A, VAN BAAK M A, BATTISTA F, et al. Effect of exercise training on weight loss, body composition changes, and weight maintenance in adults with overweight or obesity: An overview of 12

systematic reviews and 149 studies[J]. Obes Rev,2021,22 Suppl 4(Suppl 4):e13256.

[13] LAVIE C J, OZEMEK C, CARBONE S, et al. Sedentary behavior, exercise, and cardiovascular health [J]. Circ Res, 2019, 124(5):799-815.

[14] DI MEO S, IOSSA S, VENDITTI P. Improvement of obesity-linked skeletal muscle insulin resistance by strength and endurance training [J]. J Endocrinol, 2017, 234(3):R159-R181.

[15] DI MEO S, IOSSA S, VENDITTI P. Skeletal muscle insulin resistance: role of mitochondria and other ROS sources [J]. J Endocrinol, 2017, 233(1):R15-R42.

[16] JELALIAN E, JANDASEK B, WOLFF J C, et al. Cognitive-behavioral therapy plus healthy lifestyle enhancement for depressed, overweight/obese adolescents: results of a pilot trial [J]. J Clin Child Adolesc Psychol, 2019, 48(sup1):S24-S33.

[17] CHAO A M, JASTREBOFF A M, WHITE M A, et al. Stress, cortisol, and other appetite-related hormones: Prospective prediction of 6-month changes in food cravings and weight [J]. Obesity (Silver Spring), 2017, 25(4):713-720.

第三节 合并代谢危险因素的心血管-肾脏-代谢综合征患者的生活方式干预建议

CKM综合征的发生与代谢危险因素（高甘油三酯血症、高血压、T2DM、代谢综合征等）高度相关，代谢性疾病，如糖尿病和高脂血症，不仅直接影响肾脏和心脏的健康，还可能通过一系列代谢途径促进心肾功能的恶化。这种多系统交互的病理状态在全球范围内的患病率逐年上升，严重威胁公众健康。生活方式干预作为一种低成本、可操作的管理手段，在CKM综合征患者的预防和治疗中具有重要作用。本节针对CKM综合征患者的主要代谢危险因素，提出科学合理的生活方式干预建议。

一、生活方式干预的核心目标

（一）改善体重管理

通过控制体重，尤其是减少腹部脂肪，有效降低代谢综合征的相关风险。

（二）改善饮食结构

科学合理的饮食不仅可以控制体重，还能改善血糖、血脂和血压等代谢指标。

（三）定期体育锻炼

定期体育锻炼有助于减重，改善胰岛素敏感性，降低血糖和血脂水平，增强心血管健康。

（四）戒烟限酒

烟草和酒精是引发心肾疾病的两大危险因素，戒烟、限酒是改善健康的基础。

（五）压力管理

长期的心理压力对CKM综合征患者的健康有害，通过放松技术、冥想等方式管理压力，有助于控制血压、血糖等。

二、饮食干预

饮食在CKM综合征患者的治疗中扮演着至关重要的角色。

合理的饮食干预有助于控制体重、调节代谢指标、改善血糖和血脂水平，减轻心肾负担。采取健康的饮食模式可以有效控制和降低血压，如北欧饮食模式、地中海饮食和DASH饮食，上述饮食模式的原则是摄入丰富的水果、蔬菜、全谷类、豆类、种子、坚果、鱼类、奶制品及少量肉类、甜食和酒精，此外，需要降低心血管及代谢风险因素的人群也能通过上述饮食模式获益。

（一）钾与钠的摄入

高血压被视为CVD的独立危险因素。当血压水平高于115/75 mmHg时，舒张压每升高10 mmHg或收缩压每升高20 mmHg，CVD的风险将增加2倍。高盐饮食是高血压和CVD的主要危险因素之一。研究表明，减少钠盐的摄入量有助于降低血压，并减轻心脏负担。建议高血压患者将食盐摄入量控制在每天5 g以下，AHA/ACC《生活方式管理指南》建议，成人钠的摄入量为2.3 g/d以下。钠钾平衡是维持人体内环境稳态的关键。当血钾水平降低时，为了维持体液的渗透压，血钠水平会随之升高；相反，血钾水平的升高则促进肾脏排出更多钠和相关利尿物质（如尿钠）。临床试验已证实，增加膳食中钾的摄入对血压具有显著的调节作用：在高血压患者中，每天摄入1.3～4.7 g钾可使收缩压降低2.4～4.4 mmHg，舒张压降低1.5～2.5 mmHg。DASH饮食模式推荐每天通过食物摄入约4.7 g钾。需要注意的是，对于患有肾脏疾病或正在使用减少钾排泄的药物（如ACEI等）的患者，应当减少每天钾的摄入量，以避免发生高钾血症。具体措施如下。

1. 减少加工食品　加工食品如罐头、腌制品和速食食品通常含盐量较高，应尽量避免。
2. 使用替代调味品　如香草、香料、柠檬汁等，在增加食物风味的同时减少了盐分的摄入。
3. 自制食物　自行烹饪可以更好地控制盐的用量。
4. 适当补充富含钾的食物　如菠菜、牛油果、香蕉等。

第十七章 心血管-肾脏-代谢综合征的生活方式医学管理

（二）控制糖分摄入

全球范围内，糖尿病是常见的慢性疾病之一。2010年，约有2.85亿成年人（占全球成年人口的6.4%）受到糖尿病的影响。相比于非糖尿病人群，糖尿病患者发生心血管事件的风险增加了2～8倍。糖尿病和代谢综合征的一个重要因素是过量摄入糖分，特别是精制糖。高糖饮食会导致血糖波动，加重胰岛素抵抗，增加了糖尿病和肥胖的风险。控制糖类摄入的具体建议如下。

1. 选择低GI食物 如全谷物（如糙米、燕麦）、豆类、蔬菜和部分水果，有助于稳定血糖。

2. 限制甜点和糖果的摄入 减少高糖零食的摄入，选择健康零食如坚果、水果等。

3. 饮料的选择 避免含糖饮料，选择无糖饮品或自制低糖饮料。

4. 用代糖替换白砂糖 目前，非营养性甜味剂被营养与饮食学会认可，可作为代糖帮助患者减少能量摄入。此外，代糖也可以帮助满足身体对甜味的需求。赤藓糖醇、罗汉果、甜叶菊、木糖醇均是较好的选择。

（三）增加膳食纤维

膳食纤维不仅有助于控制体重，还有助于维持饱腹感、改善肠道健康、调节血糖和血脂水平。具体建议如下。

1. 多食用全谷物，如燕麦、全麦面包、糙米等。

2. 增加蔬菜和水果的摄入，尤其是蔬菜，如菠菜、甘蓝、胡萝卜等。

3. 选择豆类食品，如黑豆、红豆、鹰嘴豆等，既富含膳食纤维又能提供优质蛋白。

(四)科学摄入脂肪

控制饱和脂肪和反式脂肪的摄入量,优先选择健康的单不饱和脂肪和多不饱和脂肪;饱和脂肪供能需限制在7%以下,反式脂肪供能限制在1%以下,胆固醇摄入量低于300 mg,有助于降低血脂水平,减轻CVD的风险。有研究证明,含有omega-3脂肪酸的膳食补充剂能够帮助降低TG、非HDL-C。具体建议如下。

1. 选择健康脂肪,如橄榄油、鱼油、坚果和种子中的单不饱和脂肪和多不饱和脂肪。

2. 限制红肉和高脂乳制品,选择瘦肉、去皮禽类和低脂或脱脂乳制品。

3. 避免反式脂肪,减少摄入含有部分氢化植物油的食品,如部分糕点、快餐和零食。

三、体力活动与运动干预

适量运动能够显著改善CKM综合征患者的代谢紊乱、心血管功能及肾功能。研究表明,75%的高血压患者进行有规律的体力活动可有效降低血压。

(一)运动类型

1. 有氧运动 有氧运动,如步行、跑步、游泳、骑行等能够增强心肺功能,提高血液循环,降低血糖、血脂和血压水平。每周至少150 min的中等强度有氧运动或75 min的高强度有氧运动是理想的运动量。可将运动时间分配到每周的不同日子,如每次运动至少30 min,每周至少5天。

2. 力量训练 力量训练有助于增加肌肉量,提高基础代谢率,改善胰岛素敏感性、降低血压。建议每周进行2～3次力量训练,重点锻炼大肌群(如腿部、背部和胸部肌肉)。

3. 柔韧性训练与放松运动　柔韧性训练如拉伸、瑜伽等，有助于提高身体柔韧性，改善平衡能力，减轻压力。对于CKM综合征患者，适当的放松运动可以改善睡眠质量，减轻焦虑和抑郁症状。每周至少2～3次，每次30 min左右；静态拉伸一般10～30 s，每个动作重复2～4次。结合呼吸练习，如深呼吸、冥想等，可增强放松效果。

（二）注意事项

1. 强度适中，以"感觉稍微喘但仍能交谈"为最佳。对于伴有心脏或肾脏并发症的患者，应在专业指导下选择安全的运动计划。

2. CKM综合征患者常伴有血压、血糖波动，运动前需监测相关指标，避免低血糖或运动诱发心血管事件。

3. 运动量应逐渐增加，避免过度疲劳导致心肾负担加重。

四、体重管理

超重与多种不良健康结果相关联，包括血脂异常和代谢综合征的所有风险因素，这进一步增加了T2DM及冠心病的发病风险。因此，减重被视为合并代谢危险因素的CKM综合征治疗的核心，尤其是腹部脂肪的管理。根据高血压相关指南建议，超重人群可通过减重帮助血压达到理想范围。

（一）减少腹部脂肪

腹部肥胖与胰岛素抵抗、炎症反应和心肾疾病风险密切相关。合理饮食和运动，可减少内脏脂肪，控制体脂率，并有效降低CKM综合征的发病风险。具体措施如下。

1. 监测腰围　我国成人男性腰围≥90 cm，女性腰围≥85 cm或男性腰臀比（腰围与臀围的比值）＞0.9，女性腰臀比＞0.85，提示腹型肥胖。

2. 结合有氧与力量训练　综合性运动有助于全面减脂，尤其是腹部脂肪。

3. 控制总热量摄入　通过减少热量摄入和增加热量消耗，达到减重目的。

（二）设定合理的体重目标

建议CKM综合征患者将体重管理目标设定为逐步减重，理想减重速度为每周0.5～1.0 kg。快速减重可能导致代谢紊乱和肌肉流失。BMI≥30 kg/m²的患者逐步减重的策略如下。

1. 制订个性化减重计划　根据个人身体状况和生活习惯，制订切实可行的减重计划。

2. 设定短期和长期目标　设定短期目标，如每月减重2 kg；设定长期目标，如达到理想体重或维持现有体重。

3. 避免过快减重　由于快速减重可能导致代谢紊乱和肌肉流失，应通过健康方式逐步减重。

五、睡眠与压力管理

睡眠不足和慢性压力是CKM综合征患者的重要代谢危险因素。长期的心理压力与CKM综合征的发生、发展密切相关。情绪问题，如焦虑、抑郁等会增加心血管和代谢风险，影响对病情的控制。有研究表明，冥想、太极、气功等方法可有助于降低甘油三酯和血压。代谢调节受睡眠影响，睡眠时间、睡眠质量和睡眠周期，能够调节下丘脑功能、皮质醇分泌、甲状腺功能、肝脏的葡萄糖产生、棕色脂肪的活化及胰岛素抵抗等多种生理机制。

（一）放松技术

冥想、深呼吸、气功、瑜伽等放松技术有助于缓解压力，改善自主神经功能，降低血压。

1. 练习放松技巧　每天安排固定时间进行放松练习，如早晨起床后或睡前。

2. 参加放松相关课程　如瑜伽、冥想，提高放松技巧的有效性。

3. 应用放松工具　使用放松应用程序或音频，辅助放松技术的练习。

（二）规律作息

保持规律的作息时间，保证每晚 7～9 h 的优质睡眠有助于恢复身体的自我调节能力，并减少内分泌紊乱。通过睡前放松技术（如冥想、瑜伽）练习或调整睡眠环境（如减少光线和噪声）提高睡眠质量。

1. 制定固定的睡眠时间表　每天同一时间上床和起床，形成生物钟。

2. 优化睡眠环境　保持卧室安静、黑暗和适宜的温度，使用舒适的床具。

3. 避免睡前刺激　睡前减少电子设备的使用，避免摄入咖啡因和大量进食。

六、戒烟限酒

（一）戒烟

吸烟通过增加血管的收缩和氧化应激，对血管内皮造成直接损伤，且与蛋白尿和肾功能恶化相关。CKM 综合征患者应戒烟，减少二手烟暴露。建议患者通过尼古丁替代疗法或戒烟咨询实现戒烟目标。

1. 制订戒烟计划　设定戒烟日期，逐步减少吸烟量。

2. 寻求专业帮助　如药物治疗、戒烟咨询等,提高戒烟成功率。

3. 使用替代疗法　尼古丁贴片、口香糖等可以帮助缓解戒烟过程中出现的戒断症状。

4. 建立支持系统　与家人、朋友分享戒烟的决心,获得其支持和鼓励。

(二)适度饮酒

过量饮酒会引发许多健康问题,甚至威胁生命安全。而适量饮酒,尤其是葡萄酒,已被证明有助于改善胰岛素抵抗、优化胆固醇水平及降低全身炎症因子,同时可能有助于脂肪组织功能的提升。摄入少量酒精对血压影响不大,但每天大量摄入酒精会升高血压。根据《中国居民膳食指南(2016)》建议,男性每天酒精的摄入量不超过25 g,女性不超过15 g。

1. 避免空腹饮酒　饭后饮酒有助于减缓酒精吸收,降低对身体的损害。

2. 选择低度酒　如啤酒、葡萄酒等,减少酒精总摄入量。

七、综合管理与个性化干预

(一)个性化治疗方案

由于CKM综合征患者的病情和生活方式不同,个性化的治疗方案能更有效控制代谢危险因素。

1. 全面评估　通过体检和实验室检查全面评估患者的心血管、肾脏和代谢状态。

2. 制订个性化计划　根据评估结果,制订适合患者的饮食、运动和生活方式干预计划。

3. 动态调整　根据患者的反馈和病情变化,及时调整干预措施，确保治疗效果。

（二）多学科诊疗

CKM综合征的管理需要MDT的协作，包括心血管科、肾内科、内分泌科、营养科、运动指导科和心理科等。具体措施如下：

1. 定期会诊　通过多学科会诊，综合评估和制定治疗方案。

2. 信息共享　各科室之间及时共享患者信息，确保治疗的连续性和协调性。

3. 团队合作　各专业人员密切合作，提供全面的护理和支持。

（三）健康教育与自我管理

健康教育和自我管理是CKM综合征患者长期控制疾病的关键。

1. 健康知识普及　通过讲座、宣传册、网络资源等方式，普及CKM综合征相关知识。

2. 自我监测　教会患者监测血压、血糖和体重的方法，及时发现异常情况。

3. 行为改变　通过行为干预，帮助患者养成健康的生活习惯，如合理饮食、规律运动等。

（四）药物治疗与生活方式干预相结合

生活方式干预在CKM管理中至关重要，但药物治疗也是不可或缺的部分。

1. 遵医嘱用药　严格按照医师的指导服用抗高血压药、降糖药、调血脂药等，确保药物的疗效。

2. 药物与生活方式结合　通过生活方式干预增强药物治疗的效果，减少药物不良反应。

3. 定期评估　定期评估药物治疗效果和不良反应，必要时调整治疗方案。

八、小结

CKM综合征是一种由多种代谢危险因素交织引发的复杂疾病，涉及心血管、肾脏和代谢系统等多方面损害。生活方式干预作为CKM综合征管理的核心组成部分，通过合理饮食、规律运动、有效的体重管理、戒烟限酒及压力管理，能够显著改善患者的代谢指标，降低心血管和肾脏并发症的风险，提升生活质量。

（冯 雪 吴 昊）

参 考 文 献

[1] SCHMID S M, HALLSCHMID M, SCHULTES B. The metabolic burden of sleep loss [J]. Lancet Diabetes Endocrinol, 2015, 3（1）: 52-62.

[2] NDANUKO R N, TAPSELL L C, CHARLTON K E, et al. Dietary patterns and blood pressure in adults: a systematic review and meta-analysis of randomized controlled trials [J]. Adv Nutr, 2016, 7（1）: 76-89.

[3] MORA M R, DANDO R. The sensory properties and metabolic impact of natural and synthetic sweeteners [J]. Compr Rev Food Sci Food Saf, 2021, 20（2）: 1554-1583.

[4] WANG T J, ZHANG X, ZHOU N, et al. Association between omega-3 fatty acid intake and dyslipidemia: a continuous dose-response meta-analysis of randomized controlled trials [J]. J Am Heart Assoc, 2023, 12（11）: e029512.

[5] BAYLES M P. ACSM's exercise testing and prescription [M]. Lippincott Williams & Wilkins, 2023.

[6] ARNETT D K, BLUMENTHAL R S, ALBERT M A, et al. 2019 ACC/AHA guideline on the primary prevention of cardiovascular disease: a report of the American college of cardiology/American Heart Association task

force on clinical practice guidelines [J]. Circulation, 2019, 140 (11): e596-e646.
[7] AUNE D, SCHLESINGER S, NORAT T, et al. Body mass index, abdominal fatness, and the risk of sudden cardiac death: a systematic review and dose-response meta-analysis of prospective studies [J]. Eur J Epidemiol, 2018, 33 (8): 711-722.
[8] REES K, TAKEDA A, COURT R, et al. Meditation for the primary and secondary prevention of cardiovascular disease [J]. Cochrane Database Syst Rev, 2024, 2 (2): Cd013358.

第四节 合并慢性肾脏病的心血管-肾脏-代谢综合征患者的生活方式干预建议

合并CKD的CKM综合征患者面临着严峻的健康挑战。CKD不仅加重了CVD的风险，还通过多种机制加速代谢异常的进展。因此，对于合并CKD的CKM综合征患者，制定科学合理的生活方式干预策略尤为重要。这些干预措施旨在减缓疾病进展，改善患者的生活质量，降低心血管事件和肾衰竭的风险。

一、合并慢性肾脏病的心血管-肾脏-代谢综合征患者面临的特殊挑战

合并CKD的CKM综合征患者在生活方式干预中需要考虑以下特殊因素。

1. 蛋白质摄入的限制　肾功能受损时，过量蛋白质摄入会增加肾脏负担，导致蛋白尿加重和肾功能进一步下降。

2. 电解质平衡的维持　钾、磷、钠等电解质的摄入需要严格控制，防止高钾血症、高磷血症和高血压等并发症。

3. 液体摄入的控制　部分CKD患者需要限制每天液体摄入量，防止水肿和高血压。

4. 药物与饮食的相互作用　某些药物（如抗高血压药物、降糖药物）与饮食中的成分可能存在相互作用，需加以注意。

5. 营养不良的预防　由于饮食限制，CKD患者易出现营养不良，需平衡营养的摄入，避免过度限制饮食导致的营养缺乏。

因此，针对合并CKD的CKM综合征患者，生活方式干预需更加个性化和全面，既要控制代谢危险因素，又要维护肾脏功能。

二、生活方式干预的核心目标

针对合并CKD的CKM综合征患者，生活方式干预的核心目标如下。

1. 控制体重，减轻肾脏和心血管负担。
2. 优化饮食结构，控制蛋白质、钠、钾、磷等营养素的摄入。
3. 增加适度的身体活动，改善心肺功能和代谢指标。
4. 戒烟限酒，减少心肾损害。
5. 管理心理压力，提升生活质量。
6. 保证充足且高质量的睡眠。

三、具体生活方式干预建议

（一）饮食干预

饮食管理是合并CKD的CKM综合征患者生活方式干预的重中之重。合理的饮食结构不仅能控制体重、调节代谢指标，还能减轻肾脏负担，延缓肾功能的恶化。根据国家卫生健康委员会发布的《成人慢性肾脏病食养指南》（2024年版），建议合并CKD的

第十七章　心血管-肾脏-代谢综合征的生活方式医学管理

CKM综合征人群饮食遵循以下原则。

1. 饮食原则

（1）CKD 1～2期患者：以植物性食物为核心，主食应选择谷薯类及水生蔬菜等。确保每餐都包含蔬菜，且每天摄入量应达到300～500 g，其中，深色蔬菜占比超过50%。水果应适量食用。日常饮食中应常摄入乳制品及豆制品，并适度食用鱼类、禽类、蛋类和畜肉。尽量避免烟熏、烧烤、腌制等高度加工的食品。同时，应控制盐、油、糖及各类调味品的使用量。

（2）CKD 3～5期患者：植物性食物为主的低蛋白饮食模式，蛋白质摄入总量为每天每千克理想体重［理想体重（kg）＝身高（cm）-105］0.6 g。主食选择淀粉含量高、蛋白质含量低的食物，如红薯、土豆、莲藕、山药或全谷物食物，避免米面食物；每餐含蔬菜和适量水果；常摄入豆制品，适量摄入鱼、禽、蛋、奶，避免食用过度加工的食品，并控制盐、油、糖和调味品的使用量。CKD 5期透析阶段的患者仍建议多食植物性膳食，依情况适当调整动物性食物、豆类、蔬菜和水果摄入量。

2. 饮食措施

（1）控制蛋白质摄入：过量蛋白质摄入会增加肾脏的负担，加速肾功能下降。CKD患者食用优质蛋白应占蛋白质总量的50%以上，优质蛋白通常富含于大豆和动物性食物中，如白肉类食物（鱼、禽类）。一般每周1～2次，每次不超过50 g。鸡蛋每天不超过1个，奶类不超过300 ml/d。建议CKD患者根据肾功能分期，合理控制蛋白质摄入量。

1）CKD 1～2期：蛋白质摄入量控制在1.3 g/（kg·d）以下，若合并T2DM，推荐量为0.8 g/（kg·d）。

2）CKD 3～5期：在专业营养师指导下，进一步减少蛋白质摄入量至0.6 g/（kg·d）或0.3 g/（kg·d）联合酮酸制剂。

（2）限制钠盐摄入：高钠饮食是导致高血压和水肿的主要原因，对CKD患者尤为不利。减少钠盐摄入有助于控制血压，减轻心脏和肾脏的负担。

1）钠盐摄入量：CKD 1~2期推荐钠的摄入量限制在2.3 g/d（食盐6 g/d），CKD 3~5期钠的摄入量＜2.3 g/d。

2）加工食品和快餐：这类食品通常含钠量较高，尽量少食用。

3）使用低钠调味品：香草、香料、柠檬汁等可替代部分盐分。

4）自制食物：自行烹饪能更好地控制盐的用量。

（3）控制钾摄入：高钾血症是CKD患者常见的并发症，严重时可引发心律失常等危及生命的情况。因此，控制膳食中钾的摄入量至关重要。

1）钾的摄入量：不超过2000~3000 mg/d，血钾维持在3.5~5.5mmol/L。

2）限制高钾食物摄入：如香蕉、橙子、番茄、土豆、菠菜、坚果等，应适量摄入或避免摄入。

3）食物处理方法：如食物烹调前浸泡、煮沸可减少部分钾含量，避免摄入浓肉汤、老火汤、菜汤。

（4）限制磷摄入：高磷血症会导致钙磷代谢紊乱，进而引发骨病和动脉硬化。控制磷的摄入有助于维护骨骼健康，降低心血管风险。

1）磷摄入量：一般建议不超过800~1000 mg/d。

2）限制高磷食物的摄入：如奶制品、豆类、内脏、加工食品等应适量摄入。

3）选择低磷食品：如新鲜水果和蔬菜、精制谷物等。

（5）维持适当的热量摄入：摄入适当的热量有助于控制体重，避免过度减重或肥胖，对改善代谢综合征和肾功能均有益处。

1）热量需求评估：根据患者的基础代谢率和活动水平，制订个性化的热量摄入计划。建议热量摄入为30~35 kcal/（kg·d）。

2）避免高热量、高脂肪食物：如油炸食品、甜点等。应选择低热量、高营养密度的食物。

（6）补充必要的维生素和矿物质：CKD患者因饮食限制，容

第十七章 心血管-肾脏-代谢综合征的生活方式医学管理

易出现维生素和矿物质缺乏,需在医师指导下适当补充。

1)维生素D:有助于钙磷代谢,预防骨病。

2)B族维生素:支持能量代谢和神经功能。

3)铁:预防贫血。

(7)液体摄入控制:部分CKD患者需严格限制液体的摄入量,以防止水潴留和高血压的发生。

1)液体摄入量:根据肾功能和尿量,个性化制定每天的液体摄入量。

2)饮水频率:少量多次饮水,避免一次性大量饮水。

(二)运动疗法

适度的身体活动对合并CKD的CKM综合征患者具有多重益处,包括改善心肺功能、控制体重、增强肌肉力量、提高生活质量等。然而,运动干预需根据患者的肾功能和体力状况进行个性化调整,以确保安全和有效。

1. 有氧运动 有氧运动能够增强心肺功能,促进脂肪燃烧,改善血糖和血脂水平。

(1)运动类型:步行、慢跑、游泳、骑自行车等。

(2)运动频率和强度:建议每周至少150 min的中等强度有氧运动,或者每周运动3~5天,每次20~60 min。

(3)渐进增加:根据患者的体力状况,逐步增加运动强度和持续时间,避免过度负荷。

2. 力量训练 力量训练有助于增加肌肉量,提高基础代谢率,增强胰岛素敏感性,从而有助于控制血糖和体重。若患者手臂有永久性血管通路,应避免将重量或压力放在此部位。

(1)训练频率:每周进行2~3次力量训练,重点锻炼大肌群,如腿部、背部和胸部。

(2)训练方式:使用哑铃、阻力带、自身体重(如俯卧撑、深蹲)等进行力量训练。

（3）安全性考虑：应在专业人员指导下进行，避免过度训练和运动损伤。

3. 柔韧性与平衡训练　柔韧性和平衡性训练有助于提升身体的柔韧性和协调性，减少运动伤害的风险，同时有助于缓解压力。

（1）训练类型：瑜伽、太极、拉伸练习等。

（2）训练频率：每周至少2次，每次30 min左右。

（3）结合呼吸练习：通过深呼吸和冥想，增强放松效果，提升整体健康。

4. 注意事项　若患者不能完成连续运动，可以进行3 min运动、3 min休息的间歇运动。逐渐耐受运动量后，可以增加运动时间，减少休息时间。开始时可以进行15 min的运动，之后运动时间可以增加至20～60 min。此外，患者若需要进行透析，透析当日不建议运动。

（三）体重管理

肥胖会加速CKM综合征和心脏代谢性风险的进展。CKM综合征生活方式医学干预计划的一个关键要素是减重。控制体重对于合并CKD的CKM综合征患者尤为重要，过度肥胖会增加心脏和肾脏的负担，促进代谢异常的进展。

1. 设定合理的体重目标　根据患者的身高、体重和体脂率，设定合理的减重目标，避免过快减重导致的肌肉流失和代谢紊乱。

2. 减少腹部脂肪　腹部脂肪与胰岛素抵抗、炎症反应和CVD风险密切相关。

3. 维持健康体重　减重后，通过持续的饮食控制和运动维持健康体重，避免反弹。建议将健康饮食和规律运动作为生活方式的一部分，长期保持健康的生活习惯。定期称重和测量身体指标，及时调整饮食和运动计划。可通过家庭支持、小组活动或专业辅导，增强体重管理的持续性和有效性。

第十七章 心血管-肾脏-代谢综合征的生活方式医学管理

四、综合管理与个性化干预

合并CKD的CKM综合征患者的生活方式干预需要综合性的管理策略，并根据个体的具体情况进行个性化调整，以达到最佳的干预效果。

（一）个性化治疗方案

由于每例CKM综合征患者的病情和生活方式不同，个性化的治疗方案更能有效控制代谢危险因素和保护肾功能。

（二）定期健康监测

通过定期监测健康指标，及时发现和调整代谢异常，预防疾病进展。

1. 血糖、血脂和血压监测　定期监测血糖、血脂和血压水平，评估代谢状态。
2. 肾功能监测　定期检测GFR、尿蛋白等指标，评估肾功能。
3. 体重和体脂测量　定期测量体重和体脂率，监控体重管理效果。
4. 健康检查　定期进行全面的健康检查，评估器官功能和整体健康状况。
5. 监测频率　根据病情严重程度，制定合理的监测频率，如每月一次或每季度一次。

五、小结

合并CKD的CKM综合征患者面临着复杂的健康挑战，需通过科学合理的生活方式干预控制代谢危险因素，保护肾功能，改善心血管健康。饮食调整、规律运动、体重管理、戒烟限酒、压力管理和睡眠优化等多方面的干预措施，能够显著改善患者的健康状况，降低并发症风险及提升生活质量。

（冯 雪 吴 昊）

参 考 文 献

［1］MIHARA Y, KADO H, YOKOTA I, et al. Rapid weight loss with dietary salt restriction in hospitalized patients with chronic kidney disease［J］. Sci Rep, 2019, 9（1）：8787.

［2］LIGUORI G, MEDICINE A C O S. ACSM's guidelines for exercise testing and prescription［M］. Lippincott Williams & Wilkins, 2020.

［3］HEIWE S, JACOBSON S H. Exercise training in adults with CKD：a systematic review and meta-analysis［J］. Am J Kidney Dis, 2014, 64（3）：383-393.

［4］SEBASTIAN S A, PADDA I, JOHAL G. Cardiovascular-Kidney-Metabolic（CKM）syndrome：a state-of-the-art review［J］. Curr Probl Cardiol, 2024, 49（2）：102344.

［5］谭荣韶，于康，窦攀，等. 成人慢性肾脏病食养指南（2024年版）［J］. 卫生研究，2024，53（3）：357-362.

［6］中国医师协会肾脏内科医师分会，中国中西医结合学会肾脏疾病专业委员会营养治疗指南专家协作组. 中国慢性肾脏病营养治疗临床实践指南（2021版）［J］. 中华医学杂志，2021，101（8）：539-559.

第五节 合并心血管疾病的心血管-肾脏-代谢综合征患者的生活方式干预建议

CKM综合征患者常合并冠心病、心力衰竭、心房颤动、脑卒中及外周动脉病变等多种CVD，显著增加了疾病负担和死亡风

第十七章 心血管-肾脏-代谢综合征的生活方式医学管理

险。生活方式干预作为非药物治疗的重要手段，在CKM综合征患者的综合管理中发挥不可替代的作用。本节将详细探讨合并CVD的CKM综合征患者生活方式干预建议。

一、健康饮食

（一）均衡营养

均衡饮食应包含丰富的蔬菜、水果、全谷物、瘦肉、鱼类和豆制品，限制饱和脂肪、反式脂肪及胆固醇的摄入。膳食纤维有助于降低血脂和血糖水平，对心血管健康有益。地中海饮食模式因其在降低心血管事件风险方面具有优势，被广泛推荐。地中海饮食提倡食用水果、蔬菜、全谷物、富含脂肪的鱼类、葡萄酒及大量橄榄油。研究显示，遵循地中海饮食的国家拥有世界最低的CVD死亡率。

（二）控制钠的摄入

高钠饮食是高血压和CVD的重要危险因素。对于CKM综合征患者，肾功能异常导致钠排泄受限，摄入过量钠进一步加重高血压和水肿，因此建议钠摄入量控制在2.4 g/d以下。具体措施包括减少加工食品的摄入，使用草药和香料替代盐调味，以及阅读食品标签以监控钠含量。

（三）限制高糖饮食

高糖饮食与肥胖、糖尿病及CVD的风险增加相关。CKM综合征患者常伴有代谢紊乱，高糖饮食会加重肾脏和心脏负担。因此，建议减少含糖饮料、甜点及精制谷物的摄入，选择低GI食物以稳定血糖水平。

(四)适量饮酒

过量饮酒与高血压、心律失常和心力衰竭的风险增加相关。根据WHO的声明,对于饮酒者,男性每天不超过2标准杯(1标准杯含14 g纯酒精),女性不超过1标准杯。应避免酗酒,以减少心血管事件的发生。

二、规律运动

CVD的心脏康复中,运动起着至关重要的作用,具有多重、显著益处。适度的运动能增强心脏的泵血功能、改善血液循环、优化血管内皮功能,从而促进心脏健康、减少心血管事件复发的风险,并帮助患者恢复日常活动的能力,改善生活质量。合并CVD的CKM综合征患者,建议在心血管事件后首次运动前需进行综合评估,排除运动禁忌证,并在医务人员指导下进行运动。

心脏康复禁忌证如下:①不稳定型心绞痛发作时;②患者安静状态下心电图上可以观察到新的缺血证据;③静息心率>120次/分,呼吸频率>30次/分,血氧饱和度≤90%;④未控制的高血压(安静状态下收缩压>180 mmHg和/或舒张压>110 mmHg);⑤直立后血压下降超过20 mmHg并伴有症状者;⑥未控制的导致血流动力学不稳定的恶性心律失常;⑦重度瓣膜病变手术前或心肌性心脏病心力衰竭急性期;⑧新近形成的栓塞(肺循环或体循环)或急性血栓性静脉炎;⑨确诊或疑似的假性动脉瘤、动脉夹层术前;⑩感染性休克及脓毒血症;⑪随机血糖>18 mmol/L;⑫72 h内体重变化±1.8 kg以上;⑬临床医师认为运动可导致恶化的神经系统、运动系统疾病或风湿性疾病;⑭其他代谢异常,如急性甲状腺炎、低血钾、高钾血症或血容量不足(未得到适当处理前);⑮患者不能或不愿配合。

（一）有氧运动

快走、慢跑、游泳和骑自行车等，每周至少3～5天的中等强度运动，每天时长20～60 min，可以帮助改善心肺功能，降低血压和血脂水平。对于CKM综合征患者，适度的有氧运动有助于改善代谢状态，延缓疾病进展。患者有氧运动的强度建议以主观疲劳程度量表评分在11～14分（评分范围6～20分）为佳。

（二）力量训练

每周2～3次的力量训练有助于增强肌肉力量，提高基础代谢率。力量训练可以改善骨密度和肌肉质量，预防肌肉萎缩。力量训练时，注意调整呼吸节律，用力时呼气，切勿憋气或进行瓦尔萨尔瓦动作。对于心肌梗死或心脏手术后患者，建议术后至少6～10周，并连续参加4周监督下的心脏康复耐力训练，才可进行力量训练。

（三）柔韧性和平衡训练

灵活性和平衡训练，如瑜伽和太极，有助于预防跌倒和改善关节灵活性，尤其对于中老年患者。这些训练形式对心血管健康有积极影响，通过减轻压力和提高心理健康促进整体健康。建议每周至少训练2～3天，若能坚持每天进行，效果更佳。

（四）个体化运动计划

根据患者的具体病情和身体状况，制定个性化的运动方案至关重要。发生心血管事件后的首次运动，建议通过专业医护人员综合评估并根据患者情况，开具运动处方后再进行。

三、戒烟限酒

（一）戒烟

吸烟是冠心病、脑卒中和外周动脉疾病的重要危险因素。戒烟可以显著降低心血管事件的发生率，例如，冠心病患者戒烟后个体全因病死率可降低36%。建议采用药物治疗（如尼古丁替代疗法）和行为疗法相结合的戒烟策略。

（二）限酒

过量饮酒会增加高血压、心律失常和心力衰竭的风险。严格控制酒精摄入量，避免酗酒，是预防心血管事件的重要措施。

四、体重管理

（一）保持适宜体重

通过合理饮食和规律运动，维持体重在健康范围内（BMI维持在$18.5 \sim 24.9 \ kg/m^2$）。超重或肥胖会增加心脏和肾脏负担，恶化心力衰竭和冠心病。对于CKM综合征患者，体重管理有助于改善代谢状态，减轻器官负担，延缓疾病进展。

（二）减少腰围

腰围过大与CVD密切相关。男性腰围应控制在85 cm以下，女性在80 cm以下。减少腹部脂肪有助于降低血压、改善血脂水平，减少心血管事件的风险。

第十七章　心血管-肾脏-代谢综合征的生活方式医学管理

五、压力管理

（一）心理健康

长期压力、焦虑和抑郁会加重CVD。建议通过心理咨询、CBT等方式缓解心理压力，提高患者心理健康水平。

（二）放松技巧

冥想、瑜伽、深呼吸练习等放松技巧有助于降低压力，改善心脏健康。这些技巧可以通过日常练习融入生活，提升患者整体健康。

（三）社交支持

建立良好的社交网络，寻求家人和朋友的支持，有助于情绪稳定和疾病管理。社会支持对提高生活质量和促进康复具有重要作用。

六、充足睡眠

充足的睡眠对于CKM综合征患者尤为重要。研究表明，每晚保持7～8 h的高质量睡眠能够有效预防心律失常和高血压，降低CVD的风险。睡眠不足不仅会导致血压升高，还会引发交感神经系统过度活跃，增加心脏负担，进而促使心律失常的发生。

1. 优化睡眠环境　确保卧室安静、黑暗、凉爽，使用舒适的床垫和枕头，减少噪声和光线干扰。

2. 睡前放松　进行冥想、深呼吸或轻度伸展运动，帮助身心放松，促进入睡。

3. 限制咖啡因和酒精摄入　避免在睡前4～6 h内摄入咖啡

因和酒精,以免干扰睡眠质量。

4. 电子设备管理 减少睡前使用电子设备,如手机、电脑和电视,避免蓝光干扰睡眠激素的分泌。

5. 规律的睡眠习惯 每天固定时间上床和起床,即使在周末也尽量保持一致,有助于维持生物钟的稳定。

七、综合管理与多学科合作

(一)多学科诊疗合作

心内科、肾脏科、营养科、康复科、心理科等多学科诊疗为患者提供全方位的管理。多学科诊疗模式有助于综合评估患者状况,制定个性化治疗方案,提高治疗效果。

(二)患者教育

加强健康教育,提高患者自我管理能力,增强疾病认知,促进患者积极配合治疗。患者教育包括疾病知识、药物管理、生活方式调整等方面。

(三)家庭支持

家庭成员应积极参与患者的生活方式改变,提供必要的支持和帮助,营造良好的生活环境。家庭成员的支持有助于提高患者的依从性和生活质量。

八、小结

对于合并多种CVD的CKM综合征患者,生活方式干预是治疗的重要组成部分。通过科学合理饮食、规律运动、戒烟限酒、体重管理、压力调控等措施,有效控制疾病进展,减少心血管事

第十七章　心血管-肾脏-代谢综合征的生活方式医学管理

件的发生，显著提高患者的生活质量。同时，定期监测和多学科合作管理也是确保干预措施有效实施的关键。患者应在专业医护人员的指导下，积极践行健康生活方式，全面改善心肾代谢健康状况。

（冯　雪　吴　昊）

参 考 文 献

[1] GE L, SADEGHIRAD B, BALL G D C, et al. Comparison of dietary macronutrient patterns of 14 popular named dietary programmes for weight and cardiovascular risk factor reduction in adults: systematic review and network meta-analysis of randomised trials [J]. BMJ, 2020, 369: m696.

[2] LIGUORI G, MEDICINE A C O S. ACSM's guidelines for exercise testing and prescription [M]. Lippincott Williams & Wilkins, 2020.

[3] WIDMER R J, FLAMMER A J, LERMAN L O, et al. The Mediterranean diet, its components, and cardiovascular disease [J]. Am J Med, 2015, 128 (3): 229-238.

[4] CARDIOVASCULAR A A O, REHABILITATION P. Guidelines for Cardiac Rehabilitation Programs [M]. Human Kinetics, 2021.

[5] LAVIE C J, MENEZES A R, DE SCHUTTER A, et al. Impact of Cardiac Rehabilitation and Exercise Training on Psychological Risk Factors and Subsequent Prognosis in Patients With Cardiovascular Disease [J]. Can J Cardiol, 2016, 32 (10 Suppl 2): S365-S373.

[6] WILLIAMSON T M, ROULEAU C R, AGGARWAL S G, et al. The impact of patient education on knowledge, attitudes, and cardiac rehabilitation attendance among patients with coronary artery disease [J]. Patient Educ Couns, 2021, 104 (12): 2969-2978

第十八章

心血管-肾脏-代谢综合征相关临床实践指南汇总要点

第一节 临床实践指南的形成

一、指南形成的背景

2023年10月,美国心脏协会(AHA)发布关于CKM综合征健康的主席建议,提出CKM综合征的概念,旨在强调CVD、肾脏疾病、糖尿病和肥胖及相关代谢疾病之间不可分割的关系及其相互作用的重要性。由于全球心、肾和代谢性疾病的共病发生率不断升高,其病理生理学机制交互重叠,传统的单一学科管理实践建议已经无法满足复杂疾病的综合性管理需求。为了更好地管理糖尿病、心脏、肾脏和/或代谢性疾病的复杂情况,跨学科的实践建议显得尤为重要。由心内科、内分泌科和肾内科等相关专业人员跨学科合作共同制定CKM综合征相关临床实践指南,期望能有效地帮助医务人员管理CKM综合征患者。

二、主要指南制定

目前，临床应用最广的CKM综合征临床实践指南和指导建议主要包括AHA于2023年发布的主席建议与科学声明，以及由多学科专家组成的国际志愿者工作组开发的糖尿病、心肾和代谢性疾病（diabetes, cardiorenal, and metabolic, DCRM）管理的多学科实践建议（以下简称"《DCRM实践建议》"）。以上指南均由多学科专家团队合作共同制定，为CKM综合征规范化管理、实践提供了指导建议。每部指南的形成过程各有特点。

（一）AHA"主席建议"与"科学声明"

2023年，AHA发布的主席建议与科学声明是由ACC发起，组织儿科学、初级医疗、肾脏病学、内分泌学、心脏病学、神经病学、护理学和药学等领域的专家组成科学咨询小组。小组成员具备基础研究、临床研究和流行病学研究的专业能力。科学咨询小组通过广泛审查文献和对比主要临床指南，总结了有关CKM综合征的筛查、预防和管理的证据及存在的问题，并在小组内部达成共识后，向多学科专家小组展示并进一步完善，最终形成了主席建议与科学声明。主席建议和科学声明强调CKM综合征需个体化管理，对CKM综合征进行风险分层，并搭建了CKM综合征管理的框架，但具体的临床实践建议仍需参考各相关专业领域权威指南。

（二）《DCRM实践建议》

《DCRM实践建议》最早于2021年由来自美国的心脏病学、肾脏病学、内分泌学和初级医疗学领域的志愿者工作组提出。2024年6月，工作组发布了《DCRM实践建议》的更新和扩展版本，即《DCRM2.0实践建议》，此版本由北美洲和欧洲的DCRM

专家组成的国际共识小组共同制定，基于最新证据和专家共识提出了可以直接应用于初级医疗或专科实践中复杂个体患者管理的综合建议，旨在为临床医师提供全面的管理策略，以改善患有心脏、肾脏和代谢性风险因素及疾病的个体健康。

第二节 筛查建议

一、概述

CKM综合征筛查的核心目的是早期识别和评估个体的心血管、肾脏和代谢健康状况。通过实施科学有效的预防措施，降低相关疾病的发生率和减缓进展速度，从而减轻社会医疗负担，提高人群整体健康水平。AHA主席建议和《DCRM2.0实践建议》均强调，采用综合性筛查策略应对多个系统的问题，包括心血管、肾脏、糖尿病和相关代谢性疾病。

二、《DCRM2.0实践建议》中的心血管-肾脏-代谢综合征相关筛查策略

《DCRM2.0实践建议》强调，在筛查过程中采取"医患共同决策"模式，确保患者充分了解筛查的目的和意义。除血压、血糖和血脂等基础检测项目外，还需依据患者的具体情况实施个性化评估，重点关注以下4个方面。

（一）关于动脉粥样硬化性心血管疾病的筛查建议

主要措施包括：①推荐患者每年进行一次心电图检查，以筛查房颤、心脏传导异常和结构异常；②除常规血脂检查外，指南

还建议每年检测载脂蛋白B和非HDL-C水平,以更全面评估患者的心血管风险;③冠状动脉钙化评分可作为衡量冠状动脉内动脉粥样硬化斑块负荷的替代指标,被推荐用于ASCVD风险分层,冠状动脉钙化评分正常的患者建议每隔5年复查1次;④不建议将颈动脉内膜中层厚度、心脏压力测试、6分钟步行试验及ABI作为ASCVD的常规筛查项目。

(二)关于慢性肾脏病的筛查建议

2024版KDIGO《慢性肾脏病评估与管理临床实践指南》建议,推荐有糖尿病、CKD风险或已诊断为CKD的患者每年检测尿蛋白和GFR。专家组建议不再将尿蛋白水平细分为微量蛋白尿和大量蛋白尿。

(三)关于糖尿病的筛查建议

遵循ADA发布的2024版《美国糖尿病学会:糖尿病诊疗标准》[以下简称"ADA糖尿病诊疗标准(2024版)"]建议,推荐每1~2年评估眼底,每年检测尿白蛋白和GFR,并进行全面的足部检查。对于已经发生糖尿病并发症的患者应根据临床医师建议增加复查频次。

(四)关于认知功能障碍的筛查建议

ADA糖尿病诊疗标准(2024版)强调了对患者进行认知功能障碍筛查的重要性,并建议采用简易精神状态检查量表、蒙特利尔认知评估量表及画钟测试筛查认知障碍和痴呆。

三、科学声明和主席建议中心血管-肾脏-代谢综合征相关筛查策略

AHA在科学声明和主席建议中提出,CKM综合征筛查的核

心目标是早期识别无症状或处于亚临床阶段的心血管风险因素患者，具体筛查策略着重于以下4个关键部分。

（一）明确筛查内容

CKM综合征的筛查聚焦于当前临床可检测的风险因素，主要涵盖生物学因素和影响SDoH两大核心部分。

1. 生物学因素筛查　应选取临床上适用性广、操作简便且适宜大规模人群普查的指标，包括肥胖、血糖、血压、血脂等常见CVD风险因素。在CKM综合征的筛查中，对肥胖的评估尤为关键，涉及BMI、腰围、腰臀比等多个维度。肾脏筛查应包括肾功能指标及UACR等；同时，对亚临床CVD相关风险因素的筛查也至关重要，必要时可采用冠状动脉造影或CCTA进行深入检查。

2. SDoH筛查　SDoH筛查在CKM综合征健康管理中发挥着关键作用。将SDoH纳入CKM综合征的风险预测及临床管理流程，不仅能够提升治疗策略的效果，还能促进医疗资源的公平分配。SDoH主要通过问卷调查形式评估患者个体化生活习惯对疾病的影响，筛查内容涵盖对CKM综合征有显著影响的因素，包括社会经济状态、社会背景及经济条件等。

（二）分期管理

主席建议中强调CKM综合征是一个进行性的病理生理学过程。并将CKM综合征分为5个阶段（详见第五章心血管-肾脏-代谢综合征的分期和特征）。

1. 0期　不存在CKM综合征危险因素。

2. 1期　存在过度肥胖、功能障碍性肥胖或两者兼而有之，其中，功能障碍性肥胖定义为高血糖或糖尿病前期。

3. 2期　存在代谢危险因素和/或中度至高度风险的CKD。

4. 3期　亚临床CVD与CKM综合征危险因素重叠，或者存在极高危CKD或CVD高预测风险。

5. 4期　临床CVD与CKM综合征危险因素重叠，进一步可分为4a期（无肾衰竭）和4b期（伴有肾衰竭）。

通过筛查风险因素，可以对CKM综合征患者进行全面评估，从而精确分期并制定个体化治疗方案。

（三）全生命周期管理

强调全生命周期管理策略在CKM综合征管理中的重要性。该策略的基本原则是早期发现无症状个体并给予有效预防措施，同时建议以21岁为节点进行筛查（详见第六章）。

（四）风险预测方程的应用

基于超过660万成人数据开发的PREVENT方程具有性别特异性且不分种族，适用于30～79岁的人群进行CVD（包括ASCVD和心力衰竭）10年和30年的风险评估。该模型在纳入传统危险因素的基础上，首次引入GFR作为预测因子，并允许额外纳入与CKM综合征密切相关的临床变量和SDoH评分。PREVENT方程有助于个性化评估CVD风险，并指导医师与患者就ASCVD的一级预防进行讨论。

第三节　防治建议

一、概述

CKM综合征概念的提出不仅为疾病管理提供了更全面的新视角，还为患者带来了早期、个性化的干预和治疗策略，从而引领了慢性病管理的新范式。目前，针对CKM综合征全方位管理策略仍处于初步探索阶段。2023年，AHA发布的主席建议和科学声明对CKM综合征进行了详尽的风险分层，并搭建了CKM综合征患者个体化管理框架。而2024版《DCRM 2.0实践建议》更注重细化相关疾病管理的具体内容，能够切实指导医师在临床实践中应用这些策略。

二、《DCRM2.0实践建议》中的心血管-肾脏-代谢综合征相关防治策略要点

（一）一般治疗

1. 生活方式干预及患者教育　对营养、运动、睡眠、吸烟、饮酒及心理健康6个关键方面提供了详尽的干预指导建议。《DCRM 2.0实践建议》强调，良好的心理健康是健康生活方式的基石，应积极解决患者的情绪障碍、药物滥用及社会心理障碍等问题。同时，鼓励患者通过自我教育增加其对心血管、肾脏、糖尿病和肥胖等代谢性疾病知识的理解。临床医师则需不断重复并加强健康教育，并经过医患共同决策制定个性化的诊疗方案。

2. 疫苗接种　《DCRM2.0实践建议》汇总了患者的疫苗接种方案。推荐糖尿病、心血管、肾脏和其他慢性代谢性疾病的患者优先接种疫苗，所有患者应接种流行性感冒疫苗、新型冠状病毒疫苗、乙肝疫苗，而年龄大于50岁的成人还应接种带状疱疹疫苗等。

3. 技术与数字化诊治照护　积极鼓励CKM综合征患者利用经过验证的应用程序或可穿戴设备监测体重、热量摄入、运动、血压、心率、睡眠质量等指标。同时，《DCRM2.0实践建议》还强调CGM在糖尿病常规管理中的重要价值，并提出根据糖尿病患者不同治疗阶段和人群特点制定的针对性CGM应用建议，有助于治疗方案的精准调整和优化。

第十八章　心血管-肾脏-代谢综合征相关临床实践指南汇总要点

（二）心血管、肾脏危险因素及代谢并发症的管理

基于最新指南、专家共识及临床试验证据，《DCRM 2.0实践建议》针对心血管和肾脏疾病的危险因素，包括肥胖、糖尿病前期、脂质紊乱、高血压、炎症、T2DM和低血糖及相关并发症等提供了全面的指导建议。这些建议涵盖了治疗原则、治疗目标及药物选择等方面。值得注意的是，《DCRM2.0实践建议》在危险因素管理部分新增了针对肥胖和炎症的管理内容，并在并发症管理中增加了肺部疾病管理的相关内容。同时，将非酒精性脂肪性肝病更名为"代谢相关脂肪性肝病"，充分体现了代谢异常在CKM综合征管理中的重要性。

《DCRM 2.0实践建议》明确指出，肥胖是一种异质性的慢性病，可引发全身性病变，因此应尽早管理体重。临床获益通常与体重减轻的百分比直接相关。该指南强调医患共同决策，对肥胖患者进行全面的临床评估，以确定治疗目标，并结合SDoH因素制定个性化治疗方案。GLP-1RA类药物能够显著减轻体重并减少ASCVD事件，但使用时需考虑患者的适应证和经济情况。

此外，《DCRM 2.0实践建议》还强调炎症是CKM综合征发生和发展的重要因素之一。当高敏C反应蛋白（high-sensitivity C-reactive protein，hsCRP）水平超过2.0 mg/L时，需评估ASCVD风险。建议通过生活方式干预控制体重。他汀类、依折麦布、GLP-1RA、吡格列酮等药物可以间接降低炎症反应。

在药物治疗方面，《DCRM 2.0实践建议》根据治疗目标对药物进行了分类汇总，包括减重药、降糖药、抗高血压药、降LDL-C、降甘油三酯及抗炎药物等。同时，分别以表格形式总结了肥胖、T2DM、高脂血症、高血压、心力衰竭、CKD及ASCVD患者的常用药物，涵盖了临床获益、注意事项和禁忌证等内容。医师应根据临床诊断、患者个体需求及相关专业领域指南，与患者共同做出治疗决策。

三、科学声明和主席建议中相关防治策略要点

（一）根据心血管-肾脏-代谢综合征分期的个体化诊疗

AHA发布的科学声明依据病理生理机制、疾病风险和防治的可能性，将CKM综合征分为5期。其中，0期对应健康状态，无各种疾病危险因素，通过维持"生命8要素"（包括健康饮食、体育运动、戒烟、健康睡眠、健康体重、正常血脂、正常血糖、正常血压）预防CKM综合征。2024年11月，AHA针对初级保健措施在实现"生命8要素"中的重要作用发布了最新声明，提供了具体的实施指导意见。CKM综合征1～3期的管理目标为预防CVD，包括减重、降压、调脂、降糖及亚临床CVD和CKD的管理。此阶段患者有可能回到较低的CKM综合征分期。CKM综合征4期患者可能已经发生心肌梗死、心力衰竭、房颤或外周动脉疾病等，此期患者的治疗目标是在控制CKM综合征危险因素的情况下，通过跨学科团队提供更优质的医疗服务。此外，科学声明强调，CKM综合征分层综合管理需结合患者的SDoH因素制定个体化治疗方案。

（二）遵循跨学科管理模式

CKM综合征作为一种全身性疾病，管理需要从整体出发，综合考虑心脏、肾脏和代谢等因素。CKM综合征防治需要以患者为中心的多学科合作，以改善患者整体健康状况。管理团队应包括医师、营养师、临床药剂师、引导员及心脏病学、肾脏病学和内分泌学的专家。同时，需建立信息共享平台，定期组织团队交流及审查患者的经济支付能力等。

第十八章 心血管-肾脏-代谢综合征相关临床实践指南汇总要点

（三）心血管-肾脏-代谢综合征防治面临的挑战

科学声明指出，需要更多高质量的跨学科研究为CKM综合征发病机制、高危人群、预测策略和新的治疗方法提供理论依据。尽管主席建议提出了更公平、更统一的跨学科干预模式，但在临床实践中，由于药物治疗不充分和对疾病干预力度存在差异等因素，尚无统一的治疗方案。CKM综合征规范化管理不仅限于医师、医保、科普、检查与药物可及性等问题，还需要全社会成员的共同参与，从而使更多的患者得到恰当的检查和药物治疗，最终使患者及全社会受益。

（朱晓蓉　袁明霞）

参 考 文 献

[1] NDUMELE C E, RANGASWAMI J, CHOW S L, et al. Cardiovascular-kidney-metabolic health: A presidential advisory from the American heart association [J]. Circulation, 2023, 148（20）: 1606-1635.

[2] NDUMELE C E, NEELAND I J, TUTTLE K R, et al. A synopsis of the evidence for the science and clinical management of cardiovascular-kidney-metabolic (ckm) syndrome: a scientific statement from the American heart association [J]. Circulation, 2023, 148（20）: 1636-1664.

[3] HANDELSMAN Y, ANDERSON J E, BAKRIS G L, et al. Dcrm multispecialty practice recommendations for the management of diabetes, cardiorenal, and metabolic diseases [J]. J Diabetes Complications, 2022, 36（2）: 108101.

[4] HANDELSMAN Y, ANDERSON J E, BAKRIS G L, et al. Dcrm 2. 0: Multispecialty practice recommendations for the management of diabetes, cardiorenal, and metabolic diseases [J]. Metabolism, 2024, 159: 155931.

第十九章

基于多学科诊疗模式的心血管-肾脏-代谢综合征慢性病管理

第一节 多学科诊疗模式的理论基础

一、多学科诊疗的定义与理论

CKM综合征的概念是在多学科基础上发展而来,其综合管理建立在多学科诊疗的基础上。多学科诊疗模式是CKM综合征社区医院综合管理中重要的一环,是以患者为中心,整合不同专业领域专家知识与技能的综合治疗策略,其理论基础涵盖以系统理论和团队理论为基础的诸多理论,具体见表19-1-1。多学科诊疗模式是多学科医师针对同一病例、同一疾病的协同诊疗,一般是常态化的固定时间、固定地点开展,强调跨学科团队成员的沟通与合作,实现比单一学科治疗更优的临床结果,以期达到更全面和有效的疾病管理。

第十九章　基于多学科诊疗模式的心血管-肾脏-代谢综合征慢性病管理

表19-1-1　多学科诊疗模式理论基础

理论名称	内容
系统理论	一个系统是由相互关联和相互依赖的组成部分构成的整体。在多学科诊疗中，每个学科都是一个子系统，它们相互作用，共同构成一个更大的系统，以实现共同的目标
团队理论	探讨了如何通过团队合作提高组织的效率和效能。它强调团队成员之间的互动、协作、角色分配和共同责任
跨专业理论	强调不同专业之间的知识和技能整合，促进了不同专业背景人员之间的理解和合作，以提高对患者综合管理的能力
沟通理论	关注信息传递和共享的过程。有效沟通是确保团队成员理解彼此观点、需求和期望的关键，也是多学科团队和患者共同管理疾病的基础
组织行为学	研究了个体和群体在组织中的行为，它提供了关于如何建立有效的组织结构、文化和流程，以促进多学科诊疗的理论基础
协同效应理论	该理论认为，当不同的元素或个体一起工作时，可以产生比单独工作时更优的效果。在多学科诊疗中，不同专业知识的结合可以产生协同效应，提高解决问题的能力
复杂适应系统理论	该理论认为，系统中的个体（如团队成员）能够根据环境和其他个体的行为进行自我组织和适应，这一理论支持多学科诊疗中的灵活性和适应性
共享决策理论	强调在决策过程中纳入所有相关方的意见和偏好。在多学科诊疗中，共享决策有助于确保团队成员和患者共同参与疾病管理
变革管理理论	探讨了如何引导组织和个人适应变化。在实施多学科诊疗时，变革管理理论可以帮助应对组织结构和流程的调整

二、多学科诊疗模式的医学伦理

在CKM综合征的多学科诊疗模式中，医学伦理是确保患者权益和医疗质量的重要组成部分。MDT必须在尊重患者自主权、保障隐私和数据安全的同时，提供全面、协调的医疗服务。

1. 患者信息的保密性是必须严格遵守的法律要求，MDT在信息共享时必须确保数据的安全性和合规性。

2. 团队成员在决策过程中应遵循"以患者为中心"的原则，确保患者参与决策过程，体现尊重患者自主权的伦理要求。

多学科诊疗模式需要建立明确的伦理指导原则和患者知情同意准则，以处理可能出现的利益冲突、知情同意和隐私保护等问题。

（王　红　李　杰）

参 考 文 献

[1] ROWAN B L, ANJARA S, DE BRUN A, et al. The impact of huddles on a multidisciplinary healthcare teams' work engagement, teamwork and job satisfaction: a systematic review [J]. J Eval Clin Pract, 2022, 28 (3): 382-393.

[2] MCHUGH S K, LAWTON R, O'HARA J K, et al. Does team reflexivity impact teamwork and communication in interprofessional hospital-based healthcare teams? A systematic review and narrative synthesis [J]. BMJ Qual Saf, 2020, 29 (8): 672-683.

[3] ALDAWOOD F, KAZZAZ Y, ALSHEHRI A, et al. Enhancing teamwork communication and patient safety responsiveness in a paediatric intensive care unit using the daily safety huddle tool [J]. BMJ Open Qual, 2020, 9 (1): e000753.

[4] FRANKLIN B J, GANDHI T K, BATES D W, et al. Impact of multidisciplinary team huddles on patient safety: a systematic review and proposed taxonomy [J]. BMJ Qual Saf, 2020, 29 (10): 1-2.

第十九章 基于多学科诊疗模式的心血管-肾脏-代谢综合征慢性病管理

第二节 与传统医疗模式的比较分析

一、传统医疗模式在慢性病管理中的不足

在CKM综合征等慢性病的管理中,传统医疗模式常侧重单一学科的治疗,忽视了慢性病的多因素、多系统特性。例如,CVD的传统治疗仅关注药物治疗和手术干预,而未充分关注患者的整体生活方式和心理状态。这种治疗模式的局限性导致慢性病管理效率低下,使患者疾病复发率和并发症发生率升高。此外,在传统医疗模式下,患者常被动接受治疗,缺乏对自身健康管理的积极参与,这在很大程度上影响了治疗效果和患者满意度。

二、传统医疗模式与多学科诊疗模式的治疗效率对比

传统医疗模式下,患者常在不同专科间辗转就诊,缺乏统一的治疗和管理计划,导致治疗效率低下。研究表明,多学科诊疗模式开展后,糖尿病足患者的膝上截肢率降低了3.63%,每百例糖尿病足患者残疾评分降低了6.12分,平均住院日显著缩短。多学科诊疗模式通过整合心血管、肾脏和代谢学科专家的知识与技能,能够为患者提供更为连贯和全面的治疗方案。在多学科诊疗模式下,患者接受的治疗计划更加个性化,且能够得到跨学科团队的持续关注和及时调整治疗方案,从而提高了治疗效率。一项综合分析结果显示,多学科诊疗模式在CVD管理中的治疗效率比传统模式高出20%~30%,显著降低了心血管事件的发生率和患者的再住院率。此外,多学科诊疗模式还能够通过团队合作,减少重复检查和治疗,节约医疗资源,从而提高了整体医疗服务

质量。

三、多学科诊疗模式在心血管-肾脏-代谢综合征管理中的作用

多学科诊疗模式可以在CKM综合征管理的诊前、诊中和诊后多环节发挥作用，做到全程、全方位管理。通过整合心血管学科、肾脏病学科、代谢学科、医学营养科、运动医学科、精神心理科及药学等关键学科的专业知识与技能，为患者提供全面的健康管理方案，涵盖疾病早期识别、诊断与评估、综合治疗目标共同决策、个性化治疗方案制定、生活方式干预和健康教育等。

（王　红　李　杰）

参 考 文 献

[1] SANGALETI C, SCHVEITZER M C, PEDUZZI M, et al. Experiences and shared meaning of teamwork and interprofessional collaboration among health care professionals in primary health care settings: a systematic review [J]. JBI Database System Rev Implement Rep, 2017, 15（11）: 2723-2788.

[2] HOU M, GONG X, CHANG W, et al. Will multidisciplinary collaboration reduce the disability rate of diabetic foot（2009—2019）?-a study based on the perspective of organizational reform [J]. Front Public Health, 2021, 9: 760440.

[3] RAAT W, SMEETS M, VANDEWAL I, et al. Cardiologists' perceptions on multidisciplinary collaboration in heart failure care-a qualitative study [J]. BMC Health Serv Res, 2021, 21（1）: 170.

[4] MARIJON E, NARAYANAN K, SMITH K, et al. The Lancet Commission to reduce the global burden of sudden cardiac death: a call for multidisciplinary action [J]. Lancet, 2023, 402（10405）: 883-936.

[5] CLAUDEL S E, VERMA A. Cardiovascular-kidney-metabolic syndrome: A step toward multidisciplinary and inclusive care [J]. Cell Metab, 2023,

35(12): 2104-2106.

第三节 多学科诊疗中的关键学科

一、全科医学科在心血管-肾脏-代谢综合征多学科诊疗中的主导作用

全科医学科在CKM综合征的多学科诊疗中具有协调与统筹作用。全科医师作为患者与医疗系统之间的桥梁，能够对患者的整体健康状况进行评估，并根据需要协调其他专科医师参与。全科医师作为"健康守门人"，通过对患者的病史、生活习惯和家庭背景的深入了解，使其能够为患者提供个性化的健康管理方案。在CKM综合征的管理中，全科医师负责预防、日常监测、综合性治疗方案的制定和落实、健康教育和定期随访。

随着"家庭医生签约服务制度"的深入实施，全科医师在CKM综合征患者管理中的作用日益凸显，其职责范围也逐步扩展，覆盖从初级筛查到健康教育和疾病管理等多个环节。全科医师在患者依从性提高、自我管理能力提升、家庭管理支持及社区资源整合等方面发挥了不可替代的作用。在未来的医疗体系中，全科医师的作用将更加突出，成为推动多学科诊疗模式服务质量和效率提升的关键力量。

二、心血管学科在心血管-肾脏-代谢综合征多学科诊疗中的核心作用

心血管学科在CKM综合征多学科诊疗模式中起核心作用。心血管学科的专业知识和技能对于CKM综合征的治疗至关重要，

其针对CVD的防治是降低患者并发症和死亡率的关键。研究表明，心血管相关症状显著影响CKM综合征患者的生活质量，并与急性并发症和死亡率密切相关。CKM综合征患者的心血管相关治疗方案也是综合治疗方案中的核心内容。在多学科诊疗中，心血管医师与其他学科紧密合作，共同制定治疗策略，监测患者的心血管状况，调整治疗方案，确保治疗效果和安全性最大化。

三、肾脏病学科在心血管-肾脏-代谢综合征多学科诊疗中的关键作用

肾脏病学科在多学科诊疗中的关键作用体现在早期识别、个性化治疗方案的制定，以及慢性并发症的防治中。

在早期识别和预防并发症方面，肾脏病学科同样发挥着关键作用。例如，通过早期识别和治疗微量蛋白尿有效延缓肾脏疾病的进展，并减少心血管事件的风险。

在制定个体化治疗方案方面，肾脏病科医师会根据CKM综合征患者的具体情况，如GFR和蛋白尿水平调整药物治疗方案，以减少对肾脏的进一步损害。此外，肾脏病学科还负责对部分CKM综合征患者进行透析治疗的评估和管理，这对于ESRD患者至关重要。

在慢性并发症防治方面，肾脏病学科对于肾功能的长期监测至关重要，其不仅涉及药物治疗，还包括生活方式的调整和营养支持。通过跨学科合作，肾脏科医师能够为CKM综合征患者提供更全面的管理，从而降低疾病对患者生活质量的负面影响。

四、医学营养科和运动医学科

医学营养科能够为患者提供量身定制的饮食建议，从而有效控制体重、血压、血糖和血脂水平。CKM综合征患者的饮食原

第十九章　基于多学科诊疗模式的心血管-肾脏-代谢综合征慢性病管理

则要求较为苛刻，需要注意控制盐分、糖分和脂肪的摄入，限制蛋白质的摄入量，同时保证充足的营养供给。饮食方案对于降低心血管事件的风险、延缓肾功能恶化和改善胰岛素敏感性至关重要。营养师可以通过管理营养影响症状（导致进食减少的症状，包括厌食、恶心、口干和味觉变化）及营养不良导致的症状（包括疲劳、虚弱、活动不耐受、伤口愈合缓慢和情绪低落），提高患者的生活质量，从而在管理CKM综合征方面发挥重要作用。营养科需根据患者的各项指标，制定个体化饮食方案，同时对患者进行营养教育，提高其对健康饮食重要性的认识，增强治疗的依从性。

运动医学科则通过制定个性化的运动方案帮助患者提高身体功能，增强心肺功能，降低并发症风险。由于CKM综合征患者为心血管事件高风险人群，故需要在运动前、中、后进行必要的医学评估和运动风险评估，综合考虑患者的年龄、体能水平、心血管状况、运动获益、运动风险及运动注意事项等。CKM综合征患者的运动处方需要细致规划，包括运动类型、强度、频率及持续时间，以确保安全和有效。科学的运动处方能够帮助患者改善心肺功能、降低心血管事件风险、提高生活质量和改善心理状况等。此外，运动医学科需要针对CKM综合征患者进行必要的运动相关健康教育，确保运动前充分准备，运动中时刻监测及运动后及时恢复，并长期维持良好的运动习惯。

五、精神心理科的作用

CKM综合征患者常面临长期治疗和生活质量下降的双重压力，这不仅影响其生理健康，也对心理健康造成显著影响。精神心理科通过提供心理评估、心理治疗和情绪管理等改善患者的心理状态，从而提高其对治疗的依从性和生活质量。

在多学科诊疗模式下，精神心理科通过及时识别患者精神心理症状，运用专业心理评估工具早期评估，以及制订个性化的心理干预计划。定期的心理支持，如认知行为治疗、健康信念支持、心理暗示等治疗方式有助于缓解患者心理压力，提高患者自我效能感和治疗依从性。此外，部分CKM综合征患者还可通过心理咨询和药物治疗应对可能出现的焦虑、抑郁等情绪问题。

六、药学的作用

药学不仅涉及药物的选择、剂量调整和不良反应管理，还涵盖了患者教育、药物经济学评估及个体化治疗方案的制定。在CKM综合征患者的管理中，药学专家需根据患者的肾功能调整药物剂量，以减少药物对肾脏的潜在损害，还可利用药学的最新进展提供新治疗方案。此外，通过成本效益分析，帮助医疗机构选择性价比最高的治疗方案，从而在保障治疗效果的同时，控制医疗成本。

（王　红　李　杰）

参 考 文 献

[1] RAAT W, TRUYTS P, GAILLAERT J, et al. Community pharmacists' perceptions on multidisciplinary heart failure care: an exploratory qualitative study [J]. BMC Health Serv Res, 2023, 23（1）: 638.

[2] RAAT W, SMEETS M, VANDEWAL I, et al. Cardiologists' perceptions on multidisciplinary collaboration in heart failure care-a qualitative study [J]. BMC Health Serv Res, 2021, 21（1）: 170.

[3] SMEETS M, ZERVAS S, LEBEN H, et al. General practitioners' perceptions about their role in current and future heart failure care: an exploratory qualitative study [J]. BMC Health Serv Res, 2019, 19（1）: 432.

[4] MURPHY E, MURTAGH FEM. Understanding and addressing symptoms

for those with kidney failure managed conservatively, without dialysis: considerations and models of care [J]. Ann Palliat Med, 2024, 13（4）: 991-1001.
[5] DAWSON J, MCLEAN C. Nutrition in conservative kidney management: from evidence to practice [J]. Semin Nephrol, 2023, 43（1）: 151399.

第四节　多学科诊疗模式的实施策略

一、多学科团队组建

应确保心血管病、肾脏病、代谢病等关键学科专家的参与，同时纳入医学营养、运动医学、精神心理、药学等支持学科组建的综合性治疗团队。团队组建流程应遵循明确的步骤，从识别和招募具有互补技能的成员开始，到确立团队的组织结构和沟通机制。建议全科医师发挥协调管理作用，负责监督团队的日常运作和促进成员间的沟通。

二、制定协作机制

团队成员间的定期沟通和协作机制设计是确保多学科诊疗模式有效运行的关键。每个成员的角色和职责需要明确界定，以确保在CKM综合征的诊疗过程中各学科专家能够及时分享病历信息，共同制订和调整治疗计划，全科医师可通过协调多学科讨论启动会、多学科会诊及远程会议等多种形式开展。构建固定时间、固定地点、固定人员的协作体系，建立完善的流程，包括团队启动、病例筛选与提交、讨论发言、病例反馈随访及诊疗方案调整等制度。

三、信息共享与数据管理

通过建立集成的电子健康记录系统实现不同学科间的数据无缝对接,实现患者信息的实时更新和共享,确保所有团队成员均能访问最新的患者数据,以便做出精准的医疗决策,保障患者治疗过程的连贯性和持续性。人工智能辅助决策支持系统可以分析患者数据和预测疾病发展趋势,为临床决策提供科学依据。

四、以患者为中心的服务流程

全科医师通过与患者充分沟通全面评估患者的疾病信息、生活习惯、心理状态和社会支持系统等,协调多学科诊疗模式,及时反馈患者需求,统领协作团队来制定综合管理内容。

五、协作评估

制定详细的评估指标,对多学科诊疗的效果进行监控和评价,确保医疗服务质量持续改进。同时,加强医护人员培训,提升跨学科协作能力,促进各学科间的深度融合。此外,通过患者满意度调查,收集患者反馈,优化服务流程,进一步提升患者就医体验。

六、激励措施

团队绩效评估与激励措施是推动多学科诊疗模式持续改进的重要环节。通过设定可量化的绩效指标,如患者满意度、治疗效果、并发症发生率等,对团队的工作进行评估,并根据评估结果

第十九章　基于多学科诊疗模式的心血管-肾脏-代谢综合征慢性病管理

进行相应的激励,从而保持团队成员的积极性和创造性。

（王　红　李　杰）

参 考 文 献

［1］JEPKOSGEI J, ENGLISH M, ADAM M B, et al. Understanding intra- and interprofessional team and teamwork processes by exploring facility-based neonatal care in kenyan hospitals［J］. BMC Health Serv Res, 2022, 22（1）: 636.

［2］EASTER S R, VALENTE A M, ECONOMY K E. et al. Creating a Multidisciplinary Pregnancy Heart Team［J］. Curr Treat Options Cardiovasc Med, 2020, 22（1）: 3.

［3］DAVISON S, STEINKE V, WASYLYNUK B A, et al. Identification of core components and implementation strategies for a conservative kidney management pathway across a complex, multisector healthcare system in Canada using World Cafés and the Theoretical Domains Framework［J］. BMJ Open, 2022, 12（5）: e054422.

第二十章

心血管-肾脏-代谢综合征预防的公共卫生政策

第一节 中国心血管-肾脏-代谢综合征防控现状

一、总体思想

CKM综合征的预防政策涉及医疗服务、环境支持、生活方式干预及个人自我管理等多个方面,需要政府各部门及全社会的共同参与和协作。我国政府坚持以人民健康为中心,积极推动"将健康融入所有政策"战略,并出台了一系列政策文件以部署慢性病的防控工作,不断创新慢性病管理模式,强化全民健康管理理念,逐步形成了具有中国特色的慢性病防控策略和工作网络。

体重、血糖、血脂和血压均为CKM综合征代谢失调的重要因素,控制这些因素可显著改善心血管健康,降低心血管病、脑卒中及肾病的风险。中共中央重视体重异常、糖尿病和心脑血管疾病的防治工作,并将其纳入《中国防治慢性病中长期规划(2017—2025年)》(国办发〔2017〕12号)《"健康中国2030"规

第二十章 心血管-肾脏-代谢综合征预防的公共卫生政策

划纲要》等重大政策文件。《健康中国行动——糖尿病防治行动实施方案（2024—2030年）》（国卫医急发〔2024〕23号）、《健康中国行动——心脑血管疾病防治行动实施方案（2023—2030年）》（国卫医急发〔2023〕31号）进一步明确了疾病防治的总体目标，提出以下重点任务：①坚持预防为主，聚焦健康全过程，覆盖全人群和全生命周期，推进"以治病为中心"向"以人民健康为中心"转变；②强化疾病风险因素控制，聚焦创新性防治路径，同治同防，综合应对慢性病及其相关风险因素，实现糖尿病、心脑血管疾病等多病种协同防控；③完善责任体系，明确政府、部门、社会及个人的四方责任，建立以政府为主导、部门协作、动员社会和全民参与为基础的综合防控机制；④优化健康支持环境，推动形成有利于慢性病防治的健康生活方式、生态环境和社会环境；⑤提升人民群众的健康素养，通过广泛的健康教育与推广活动，提高公众对慢性病预防的认知水平，促进健康行为的自觉养成。

二、我国体重异常、糖尿病和心血管疾病防控政策

（一）推动政策支持与优化健康环境

1. 倡导健康生活方式　推行食品营养标准的建设，倡导合理膳食，提升公众对适量运动和健康饮食的认知，此外，鼓励减少盐的摄入，推动低盐、低脂饮食文化，提升全民健康意识。实施以合理膳食、适量运动、控烟限酒和心理健康为核心的专项行动，营造有利于健康的支持性环境。通过科学普及健康知识和广泛推广健康技能，引导公众树立健康文明的生活方式，增强个人健康意识与自我管理能力。同时，推动疾病治疗模式向健康管理转变，为全面推进健康中国建设提供坚实保障。

2. 加强控烟措施　通过政策引导，推动无烟环境建设，强

化戒烟服务，持续开展控烟宣传，逐步减少烟草危害。

3. 肥胖防控与体重管理　开发适合居民使用的体重管理工具。加强公众食物营养和饮食文化教育，倡导吃动平衡、"三减三健"（减盐、减油、减糖、健康口腔、健康体重、健康骨骼）等健康理念，指导公众正确认识健康体重。结合体重监测和社区干预，帮助高危人群和患者维持理想体重。

4. 建设支持性健康环境　推广"一秤一尺一日历"（体重秤、腰围尺、体重管理日历），鼓励机构配置体重监测设备。鼓励全民健身活动和开发数字化体重管理工具，如移动应用程序。加强社区和学校的健康教育与干预，鼓励营养指导员在社区和学校开展营养干预，推广个性化营养改善方案。同时，打造健康主题公园，推动全民健身场所的建设与开放，确保公共体育设施低收费或免费开放，促进更多人群参与体育锻炼。全面实施学生体质强健行动，保障学生每天校内、校外各一小时体育活动时间。

（二）提升个人健康责任与定期监测

1. 增强公众自我健康管理意识，倡导每个人都是自己健康的第一责任人。

2. 为高危人群提供必要的健康监测支持，及时发现潜在风险。倡导对特定年龄段人群定期进行健康体检，特别是定期测量体重、血压、血脂和血糖。针对糖尿病高危人群，建议每年至少检测一次空腹血糖，并接受医务人员提供的健康指导；对于糖尿病前期人群，建议每6个月检测一次空腹血糖或餐后2 h血糖，并每年到医疗机构进行一次糖尿病风险评估；同时，提倡年龄≥40岁人群每年至少进行一次空腹血糖检测，以及时了解自身健康状况。开展覆盖年龄＞35岁人群的CVD风险监测。倡导CVD高危人群经常测量血压，每6个月进行一次血脂检测。

3. 将体重管理纳入健康家庭建设内容，做到"三知一管"（知晓健康体重标准、知晓自身体重变化、知晓体重管理方法，科学管理自身体重)。

(三) 重点人群与特殊人群健康管理

1. 老年人群体健康管理　强化老年人群体的健康管理服务,推动健康老龄化。对于65岁以上的老年人群体,积极推动健康管理服务,确保定期检查健康状况,并可获得必要的疾病预防指导。

2. 儿童青少年健康教育　加强学校健康教育,保障中、小学生充足的运动时间,制定儿童青少年营养促进和体育健身健康策略,限制校园内的高糖、高脂食品销售。加强对学生体质健康状况的监测,提升学生健康素养,控制肥胖等相关危险因素。

3. 孕产妇和儿童健康维护　推广妊娠期体重增长管理标准,推动育龄女性的营养干预及儿童的成长监测,预防代际肥胖问题。

4. 特殊场所健康促进　为学校、企业、医疗机构和养老机构等单位制定健康促进方案,开展健康膳食、体育健身、心理减压等健康促进活动。特别注重对工作场所和校园的健康教育与风险防控。

(四) 创新健康科普与健康教育

1. 丰富健康科普资源　医疗机构及医务人员应积极参与健康科普创作,发布体重异常、糖尿病和CVD防治的核心信息和知识要点,包括合理膳食、科学运动、戒烟限酒、心理平衡及中医养生保健等内容。推广中医治未病干预相关的指南,完善健康科普管理机制,鼓励开发适合不同人群的健康教育工具,为科学宣教活动提供支持。

2. 拓展传播渠道与形式　结合人群特点,通过短视频、直播、动漫等新媒体形式开展针对性的健康知识传播。构建完善的全媒体健康科普发布和传播机制。通过广播、电视、互联网等媒介推广优质健康知识,提升居民对肥胖、血糖、血压和血脂异常及不良生活习惯危害的认识。

3. **强化健康知识传播场景化** 推动健康教育向个人、家庭、社区和社会等层面延伸。在地铁、机场、车站、商场和超市、写字楼等人群密集场所设置健康知识宣传设施，积极传播肥胖、糖尿病及CVD防治相关知识。各级工会组织应针对职业人群开展健康教育活动，学校应在大、中、小学生中普及预防慢性病的基本常识。

4. **加强基层与社区培训** 强化对医疗机构和基层社区人员的培训，为社区居民开展广泛的健康宣教活动。完善医疗机构和医务人员健康教育和健康促进的考核机制，激励更多权威健康科普作品的创作与推广。

（谢韵漪）

参考文献

[1] 中国营养学会肥胖防控分会，中国营养学会临床营养分会，中华预防医学会行为健康分会，等．中国居民肥胖防治专家共识[J]．中华流行病学杂志，2022，43（5）：609-626．

[2] 中国高血压防治指南修订委员会，高血压联盟，中国医疗保健国际交流促进会高血压病学分会，等．中国高血压防治指南（2024年修订版）[J]．中华高血压杂志（中英文），2024，32（7）：603-700．

[3] 中华医学会糖尿病学分会．中国2型糖尿病防治指南（2020年版）（上）[J]．中国实用内科杂志，2021，41（8）：668-695．

第二节 美国心血管-肾脏-代谢综合征健康倡导目标

针对目前尚无专门管理CKM综合征的临床实践指南的现状，AHA推出为期4年的"CKM健康计划"。该计划以人为本，旨在

第二十章　心血管-肾脏-代谢综合征预防的公共卫生政策

通过提升公众意识、加强患者教育及优化诊疗实践，全面改进CKM综合征的管理和治疗。

CKM健康计划的核心目标包括覆盖广泛的患者群体，包括全国150家医院和站点，覆盖265 000多例患者。并将CKM综合征相关指标纳入现有的循证指南和门诊数据登记系统，以提升医疗服务质量和数据管理水平。同时，计划建立以患者为中心、具有可扩展性的认证框架，为医疗机构和专业人员提供科学支持，规范和优化CKM综合征的诊疗管理流程。

此外，AHA设立专门的CKM护理认可计划，表彰和激励在CKM综合征管理方面表现卓越的医务工作者及医疗系统。为应对社会健康决定因素的挑战，该计划将强化筛查工作，并将社区健康工作者和社会工作者纳入跨学科医疗团队，以改善社会因素对疾病管理的影响，推动全面护理服务的科学化和同质化发展。

AHA发布了PREVENT™（预测心血管事件风险）风险评估工具，该工具将CKM综合征纳入对心脏病、脑卒中和心力衰竭风险的评估范围。此项新举措旨在大幅提升社会健康驱动因素的系统性筛查力度，并通过增加社区健康工作者和社会工作者的参与，进一步完善跨学科协作机制，以有效应对社会风险因素对健康造成的负面影响。

（谢韵漪）

参 考 文 献

[1] American Heart Association. New opportunity to improve diagnosis, care for people with cardiovascular-kidney-metabolic syndrome [N/OL]. (2024-07-17) [2024-12-12]. https://newsroom.heart.org/news/new-opportunity-to-improve-diagnosis-care-for-people-with-cardiovascular-kidney-metabolic-syndrome.

第二十一章

心血管-肾脏-代谢综合征患者教育

第一节 患者教育途径

CKM综合征是长期慢性病,患者保持健康生活方式和疾病自我管理的能力是影响CKM综合征进展的关键因素之一。

CKM综合征患者教育的目标是使患者充分认识CKM综合征,并掌握CKM综合征的自我管理能力。CKM综合征的自我管理能力包括自我生活方式的管理、用药依从性的提高、个体健康目标的制定和达标、CVD的预警和及时就医及个体心理问题的及时疏导,从而提高患者的疾病控制水平,改善临床结局,提升生活质量。

CKM综合征患者教育的原则如下:①个体化原则。以患者为中心,根据患者的病情、价值观、教育背景、经济基础等制定个体化指导方案。②互动性原则。教育的同时,鼓励患者提问,鼓励患者描述自我对教育课程的理解,发现理解误区和遗漏,并及时纠正和补充。③简洁明了原则。使用简单易懂的语言,尽量避免使用医学术语。④MDT教育原则。CKM综合征涉及多个学科,需要心血管科、内分泌科和肾内科医师、营养师、运动指导师和护理人员等MDT的综合教育管理。⑤合理教育频率和关键时间点教育原则。患者的新诊断疾病、每年健康评估、出现新的并发症等需要提供相关教育，同时需要提供合理的定期教育。⑥效果评价原则。了解CKM综合征人群的教育效果，依据反馈信息及时调整教育内容、教育形式和频率等。

教育的形式是多样的，可以考虑以下教育形式：①应用传统的面对面课堂式教育，如小组教育，组织10～15人面对面授课式教育，针对共性问题进行教育，多见于科室内部对患者的教育，有一定的互动性。此外，健康讲座可以同时为较多患者提供教育，教育内容需简明易懂，适合不同年龄、教育程度和职业背景的听众。②应用移动医疗或远程医疗模式，如应用手机应用程序、电话、短信和互联网平台等的教育，其具有即时性、便捷性和经济性。③进行面对面的小组讨论、场景模拟、角色扮演等互动性更强的教育模式。④通过媒体宣传，如官方健康公众号、电视节目等进行宣传教育。⑤一对一的教育模式，例如，诊室专科医师的教育，在患者就诊过程中专科医师除开具处方外，还会告知患者下次随诊时间、用药和疾病相关注意事项等，此外，营养师、运动康复师等对患者进行一对一的营养、运动等方面的教育。总之，根据患者的需求、教育目标和教育资源条件，采取多种形式教育结合的方式。

教育内容包括CKM综合征的疾病基本概念和自然进程、CKM综合征的早期筛查，个体化健康目标的制定，心血管病的预警和早发现、早治疗以及健康生活方式的管理、减重方式和目标、CKM综合征患者主动获取心理和社会支持等。

（王秀玲）

参 考 文 献

[1] ODENDAAL W A, ANSTEY WATKINS J, LEON N, et al. Health workers' perceptions and experiences of using mHealth technologies to

deliver primary healthcare services: a qualitative evidence synthesis [J]. Cochrane Database Syst Rev, 2020, 3（3）: CD011942.
［2］TAN JP, CHENG KKF, SIAH RC. A systematic review and meta-analysis on the effectiveness of education on medication adherence for patients with hypertension, hyperlipidaemia and diabetes [J]. J Adv Nurs, 2019, 75（11）: 2478-2494.

第二节　患者的早期筛查

研究表明，早期严格控制血压、血糖、血脂和肥胖，与CVD事件的显著降低相关。然而，CKM综合征早期患者起病隐匿，症状不明显，因此，对高危人群进行充分宣教以提高其早期主动筛查CKM综合征的意识。早期筛查、诊断和治疗可使CKM综合征得到良好控制，从而预防严重心血管病事件的发生。

一、早期筛查的优点

1. 及时发现无症状的高血压、糖尿病、高脂血症和CKD。
2. 通过干预，降低CVD和肾脏病等并发症风险，降低严重心血管事件的发生风险。
3. 延缓疾病进展，提高生活质量，降低医疗费用。

二、忽视筛查的风险

1. 延误诊断，导致不可逆的并发症。
2. 发生严重CVD事件的风险升高。
3. 活动能力、生活质量下降，医疗费用升高。

三、早期筛查的方法

1. 家庭自测BMI、血压及血糖。
2. 在辖区基层公共卫生服务中心（社区卫生服务中心/站、乡镇卫生院、村卫生室）建立居民健康档案，接受高血压和糖尿病筛查服务。
3. 定期前往医院或基层公共卫生服务中心筛查高血压、糖尿病、高脂血症、CKD。

（王秀玲）

参 考 文 献

[1] LI C, LUMEY LH. Impact of disease screening on awareness and management of hypertension and diabetes between 2011 and 2015: results from the China health and retirement longitudinal study [J]. BMC Public Health, 2019, 19 (1): 421.

第三节　设立健康目标

CKM综合征患者设定健康目标有诸多益处。目标设定是一种有效的行为改变技术，被视为成功干预的基本组成部分。清晰的目标能够激发患者的内在动机，从而促进其更积极地参与疾病管理。与未设定目标相比，设定具体目标有利于糖尿病前期和T2DM患者达到血糖目标值。此外，移动医疗成为辅助管理血糖和血压的有效工具，而目标设定是移动医疗自我管理的重要干预措施之一。国内外相关指南推荐，将患者个体化健康目标纳入治疗计划，并结合定期随访和健康教育提高管理效果。应针对不同

CKM综合征分期设定具体目标,具体如下。

一、心血管-肾脏-代谢综合征0期

建议CKM综合征0期的患者坚持健康生活方式以预防CKM综合征。

1. 控制总能量摄入。每餐食不过量,保持平衡的膳食营养结构。①谷薯类:每天摄入量为250～400 g;②蔬菜和水果:每天摄入300～500 g新鲜蔬菜和200～350 g新鲜水果;③鱼类:每周摄入量≥300 g;④肉类:每天摄入40～75 g畜禽类,红肉摄入量不宜过多;⑤蛋类:每周食用3～6个鸡蛋;⑥大豆及坚果类:每天食用大豆25 g,每周食用50～70 g坚果类;⑦奶类及乳制品:每天摄入液态奶150～300 g;⑧茶:适量饮茶,绿茶为宜;⑨含糖饮料:不喝或少喝;⑩盐:每天摄入的钠盐应<5 g,少食腌制食品及黄酱、腐乳等;⑪食用油:每天不超过20 g,多种油调换使用。

2. 成人每周进行至少150 min中等强度或至少75 min高强度有氧运动,或者相当量2种强度活动的组合。每周至少进行2天针对所有主要肌肉群增强肌肉型身体活动,如俯卧撑、仰卧起坐、深蹲起立等。应循序渐进地增加运动量。儿童和少年(6～17岁)每天至少进行60 min中等至较大强度的有氧运动,每周至少进行3次较大强度的有氧运动、抗阻练习和健骨活动。

3. 尽量减少久坐的时间。

4. 每天睡眠时间保持在6～8 h。

5. 戒烟。

6. 限制饮酒。每天酒精摄入量:成年男性<25 g,成年女性<15 g;或者每周酒精摄入量≤100 g。

7. 体型管理。控制体重和腰围,维持体重在正常范围,避免超重、肥胖。肥胖的标准:BMI≥28 kg/m^2;腹型肥胖:男性腰围≥90 cm，女性腰围≥85 cm。

二、心血管-肾脏-代谢综合征1期

对于CKM综合征1期的患者，建议有意识地减重。超重/肥胖人群有意识地（主动）减重越多，肥胖相关代谢风险越低。体重减轻≥5%在临床上有显著益处。推荐进行≥6个月的综合生活方式干预，生活方式减重效果不佳的人群，可在医师指导下应用减重药物和实施减重手术。除控制饮食和运动外，推荐CKM综合征1期人群采取与CKM综合征0期同样的健康生活方式。

三、心血管-肾脏-代谢综合征2期

1. 建议坚持健康生活方式，以改善代谢风险，如有超重/肥胖，可适当限制饮食和增加运动量。

2. 降压目标为血压＜130/80 mmHg。对于老年人，强化降压目标为130/80 mmHg同样获益。高龄老人，如不耐受强化降压，可采取相对宽松的降压目标。

3. T2DM成年患者，HbA_{1c}控制目标为＜7%。年轻、病程短、无心血管并发症患者可采取更为严格的HbA_{1c}控制目标，反之，则采取相对宽松的HbA_{1c}控制目标。

4. 建议高甘油三酯血症患者通过改善生活方式和药物治疗将甘油三酯水平降至正常范围。

5. 积极控制CKD患者的血压至130/80 mmHg以下，合并蛋白尿的CKD患者的降压药物优先选择ACEI/ARB。应用调脂药物降低LDL-C至指南推荐的目标水平，降低动脉粥样硬化事件风险。合并糖尿病的患者控制血糖至目标值，优先选择二甲双胍联合SGLT2i、GLP-1RA类降糖药。

四、心血管-肾脏-代谢综合征3期

建议强化健康生活方式的改变,积极控制代谢危险因素。根据医师建议,定期随访心内科、内分泌科、肾内科,早期筛查亚临床动脉粥样硬化性心血管疾病,尽早应用改善预后的药物。

五、心血管-肾脏-代谢综合征4期

1. 建议强化健康生活方式的改变。
2. 积极控制代谢危险因素,控制目标同CKM综合征2期血压、血糖和甘油三酯的控制目标。并建议积极控制LDL-C至指南推荐的目标水平。
3. 建议心血管病患者,在医师指导下,规律应用改善预后的药物,确保患者服药的依从性。建议肥胖合并心血管病的患者有意识地主动减重,可通过改变生活方式(如增加体力活动水平、适当限制饮食)减重,并在医师指导下,应用适合的有心血管病获益的减重药物和减重手术。
4. 建议房颤患者积极地改变生活方式,并在医师指导下,规律应用抗凝药物等。建议超重/肥胖的房颤患者有意识地主动减重、积极锻炼。
5. 肾衰竭患者应规律透析。合并高血压、心血管病的肾衰竭患者应在心内科医师指导下,规律应用改善预后的药物,确保用药的依从性。

(王秀玲)

参考文献

[1] 上海慢性肾脏病早发现及规范化诊治与示范项目专家组. 慢性肾脏病筛

查诊断及防治指南[J]. 中国实用内科杂志, 2017, 37（1）: 28-34.
[2] 王增武, 刘静, 李建军, 等. 中国血脂管理指南（2023年）[J]. 中国循环杂志, 2023, 38（3）: 237-271.
[3] 中国高血压防治指南修订委员会, 高血压联盟, 中国医疗保健国际交流促进会高血压病学分会, 等. 中国高血压防治指南（2024年修订版）[J]. 中华高血压杂志（中英文）, 2024, 32（7）: 603-700.
[4] 中华医学会糖尿病学分会. 中国2型糖尿病防治指南（2020年版）（上）[J]. 中国实用内科杂志, 2021, 41（8）: 668-695.
[5] 顾东风, 翁建平, 鲁向锋, 等. 中国健康生活方式预防心血管代谢疾病指南[J]. 中国循环杂志, 2020, 35（3）: 209-230.

第四节 心血管疾病的早期发现和就诊

对于CKM综合征1～3期的人群，应通过患者教育，提高其对CVD的认识，尤其是识别相关临床症状，促使患者及时就医，早发现、早治疗，避免严重不良事件，改善患者长期预后。

一、心力衰竭的早期症状

活动诱发的呼吸困难；夜间呼吸困难，甚至睡眠时憋醒、夜间频繁咳嗽；端坐呼吸，如平躺时呼吸困难加重，需坐起后才能缓解；全身乏力，活动耐力明显下降；以及下肢（脚踝部）、腹部、背部水肿，特别是晨起时加重；短期内进食量不增加的前提下，体重明显增加；食欲减退、恶心、呕吐、心悸、头晕等症状；尿量明显减少。若怀疑有心力衰竭，应尽早到心内科门诊就诊。

二、冠心病的早期症状

活动时或情绪激动时，诱发的胸骨后疼痛不适或呼吸困难，胸痛常为压迫性、憋闷、紧缩、胸口沉重感或烧灼感，但不是针刺或刀扎样锐痛。疼痛可波及左胸前，范围通常手掌大小，甚至贯穿前胸，界限不清。伴左肩部、左臂、下颌、咽部、颈部的放射性疼痛，疼痛持续数分钟至十余分钟，可在休息后缓解。此外，不明原因的乏力、出汗和头晕、不明原因的腹痛也需警惕冠心病发生的可能。若怀疑为冠心病，应尽早到心内科门诊就诊。

三、心肌梗死的早期症状

胸痛是心肌梗死最典型的表现，尤其是压榨性疼痛，可放射至左臂、下颌、颈部、咽部；伴有冷汗、恶心、呕吐时需警惕。胸痛的持续时间常超过15 min，休息或服用硝酸甘油后症状不能缓解。其他不典型症状如呼吸困难（喘不上气、呼吸急促）、消化不良、恶心呕吐、腹痛、疲劳、冒冷汗及心悸等，也可能提示心肌梗死。若怀疑患者为心肌梗死，应立即拨打医疗急救电话120，并让患者静卧休息，避免情绪激动或剧烈活动。

四、脑卒中的早期症状

患者突然失去平衡或协调能力，行走困难。突发视力改变，视物困难或失明。面部不对称，口角歪斜。手臂突然无力或麻木，通常影响身体一侧。说话含糊、不能理解他人或表达困难。一旦出现上述症状，需立刻拨打医疗急救电话120。

五、心房颤动的早期症状

心悸，自觉心跳异常、不规则、过快或过慢，常伴随胸闷、头晕、乏力等症状，部分患者在剧烈活动或休息时突然出现不适，有时可能伴有呼吸困难，甚至意识丧失。需要注意的是，部分房颤患者的症状不明显，可能是在体检时被偶然发现。

六、外周动脉疾病的早期症状

步行时腿部或臀部出现疼痛、痉挛或疲劳，一般休息后可缓解。腿部发凉或麻木，通常发生在一侧肢体。腿部皮肤苍白、青紫，毛发减少，皮肤变薄。脚或腿部的伤口愈合缓慢，足背或下肢的动脉搏动减弱或消失。若发现这些症状，尽早前往血管外科就诊。

（王秀玲）

参 考 文 献

[1] 王吉耀，葛均波，邹和建，等. 实用内科学［M］. 16版，北京：人民卫生出版社，2022.

第五节 心理与社会支持

CKM综合征是一种慢性病，因其病程长，患者容易出现焦虑、抑郁等心理问题，有可能影响患者的认知功能、自我管理能力，从而影响治疗效果和生活质量。因此，鼓励CKM综合征患者积极获得心理和社会的支持，有利于帮助患者缓解压力，促进患者对疾病的理解，增强自我管理的信心，增强治疗依从性，更好地进行疾病管理。

一、寻求心理健康服务

如果患者出现焦虑、抑郁、因疾病导致心理压力过大等心理问题，建议其寻找心理咨询师的帮助，如医院、心理诊所、心理志愿服务团体等。在心理医师帮助下管理情绪，建立积极应对态度。

二、家庭和社会网络的帮助

CKM综合征是慢性病，需要长期生活方式、服药、疾病监测等的管理，建议CKM综合征患者增强与家人、朋友的沟通，寻求家庭成员和朋友在情感和生活方面的帮助，获得家人、朋友在生活方式和用药依从性方面的监督，如果突发心血管病，家人、朋友可帮助其及早发现并尽早送医。

三、健康教育和活动

参与正规媒体、医院或社区举办的健康讲座和生活方式管理活动，从正规渠道获得健康知识，提高健康素养。避免接触不正规渠道的宣传、盲听盲信。

四、患者支持团体

加入患者互助小组，与其他CKM综合征患者多沟通，彼此提供情感支持和交流健康信息及经验。

五、医疗机构资源

咨询专科医师、护士或社会工作者，获取社会援助资源。例如，肥胖患者可咨询减重门诊、营养科大夫，除能获得专业指导外，还可获得相关患者支持的社会援助信息。社区卫生服务中心能提供相应支持措施和定期咨询。

（王秀玲）

参 考 文 献

［1］NG T P, FENG L, NYUNT M S, et al. Metabolic syndrome and the risk of mild cognitive impairment and progression to dementia: follow-up of the Singapore Longitudinal Ageing Study cohort［J］. JAMA Neurol, 2016, 73（4）: 456-463.

［2］HUANG X H, LIANG J, ZHANG J Y, et al. Association of cardiovascular-kidney-metabolic health and social connection with the risk of depression and anxiety［J］. Psychol Med, 2024, 54（15）: 1-9.

第二十二章

心血管-肾脏-代谢综合征的当前热点与挑战

第一节 肥胖和异位脂肪是心血管-肾脏-代谢综合征管理的关键靶点

据2024年《世界肥胖地图》显示，2020年全球已有42%的成人（约22亿）存在超重/肥胖问题，预计至2035年这一比例将升至54%。截至2018年，我国超重和肥胖的总患病率已达50.7%（超重和肥胖的患病率分别为34.3%和16.4%），是2004年的3倍；预计到2030年，将达到70.5%（约6.1亿）。肥胖人群中脂肪沉积所致的慢性炎症反应会引起一系列代谢损伤。与ASCVD相比，T2DM患者的肥胖与心力衰竭和CKD更具相关性。但肥胖与疾病预后较差的相关性尚存在争议。心力衰竭肥胖患者的全因死亡风险低于正常或低体重患者，即"肥胖悖论"。进一步分析发现，上述研究采用BMI作为定义与诊断肥胖的指标。而多项研究表明，腹型肥胖与临床预后和死亡的关系更为密切，这表明单纯以BMI作为肥胖的评价指标不够全面和客观，制定基于减少体脂含量和内脏脂肪的目标更有意义。异位脂肪分布在整个腹膜，进入肝脏、心脏、骨骼肌和血管周围，引起血脂紊乱，增加了ASCVD

第二十二章　心血管-肾脏-代谢综合征的当前热点与挑战

风险；聚集在胰腺周围，引起胰岛β细胞功能障碍，从而导致T2DM的发生和发展。在确诊的T2DM年轻患者中，肥胖问题尤为突出，这可能与年轻人异位脂肪累积较快有关。值得注意的是，研究表明，越早确诊T2DM患者的预期寿命缩短越多，其中，30%～45%的预期寿命缩短归因于心血管死亡。

肥胖/异位脂肪是糖尿病、CVD和肾脏疾病的共同上游靶点。早期干预肥胖/异位脂肪、积极管理体重及心血管风险因素对于改善患者预后、延长生存时间至关重要。随着药物研发的进展，减重药物的应用已成为长期体重管理领域一个重要的治疗手段。

近年来，新型减重药物，即基于NuSH受体靶点研发的相关药物为减重药物的探索带来曙光，包括GLP-1和GIP等。这类新型减重药物包括：①单靶点激动剂，主要为GLP-1RA，如利拉鲁肽、贝那鲁肽和司美格鲁肽；②双受体激动剂，如新型减重药物GIP/GLP-1双受体激动剂替尔泊肽的减重幅度可达20%以上，且相对单靶点激动剂，其具有更高的减重潜能，此外，GLP-1/GCG双受体激动剂、GLP-1/胰淀素激动剂合剂等也在申请上市或Ⅲ期临床试验中；③三受体激动剂，如GLP-1/GIP/GCG三受体激动剂，其减重潜能可能更大，目前该类药物正在Ⅲ期临床试验中。

SELECT研究结果显示，司美格鲁肽（2.4 mg，每周皮下注射一次）在有效管理体重的同时可以显著降低超重/肥胖合并CVD但不伴T2DM患者的非致死性心肌梗死、非致死性脑卒中及心血管死亡的发生风险达20%。死亡事后分析结果显示，司美格鲁肽组患者的全因死亡、心血管死亡和非心血管死亡风险分别降低了19%、15%和23%；随访4年后，司美格鲁肽组患者的体重、腰围、腰高比显著优于对照组，并显著改善了患者心血管结局。

FLOW研究是首个探索GLP-1RA肾脏获益的肾脏结局试验，该研究结果显示，在应用标准药物的基础上，司美格鲁肽（1.0 mg）仍能为T2DM合并CKD患者带来肾脏获益，其能进一步降低不同基线特征患者的肾脏事件、主要不良心血管事件和全因死亡的风险，延缓eGFR下降。STEP-HFpEF（DM）研究证实，对于肥胖合并HFpEF患者，无论其是否合并T2DM，司美格鲁肽（2.4 mg）均可改善心力衰竭症状和体力活动受限。

肥胖合并代谢应激状态引起的系统性炎症反应是HFpEF主要病理学机制之一，司美格鲁肽可降低hsCRP，但司美格鲁肽在其中的获益机制并不清楚。hsCRP降低幅度与临床终点的关系，降低阈值的选择等也需要进一步的分析和探讨。肥胖是房颤发生的重要危险因素，司美格鲁肽能显著改善房颤患者的心力衰竭症状，减小肥胖相关HFpEF患者的左心房容积及左心室大小，但能否减少或延缓肥胖相关HFpEF患者房颤的发生和进展，还需要进一步的研究来验证。

SGLT2i最初是作为降糖药应用于临床，后续研究发现，SGLT2i不仅可以抑制肥胖，减轻体重，还可以改善患者的心肾预后。EMPEROR-Preserved研究和DELIVER研究结果显示，在指南导向药物治疗基础上应用SGLT2i（达格列净或恩格列净），可以显著降低HFpEF或射血分数轻度降低的心力衰竭患者心血管死亡或心力衰竭住院的主要终点事件风险。SGLT2i在改善T2DM患者心血管不良结局的同时具有肾脏保护作用。DAPA-CKD研究和EMPA-KIDNEY研究结果显示，在标准治疗的基础上，SGLT2i（达格列净或恩格列净）能显著降低主要心肾终点风险或肾脏疾病进展风险。相关荟萃分析显示，无论患者基线BMI如何，SGLT2i可改善HFpEF患者的心血管不良结局并发挥肾脏保护作用。

对于肥胖/超重、T2DM患者，心肾保护是治疗过程中的重中之重，GLP-1RA/SGLT2i类药物兼具心、肾结局获益证据，是目前CKM综合征管理研究的热点。如何制定最佳药物治疗方案，还有赖于新的临床试验，以及临床医师不断更新的临床思维和灵活调整的治疗方案。目前，SURPASS-CVOT、SURMOUNT-MMO、TRUMPH-OUTCOMES等研究正在进行中，相信随着临床研究的开展，更多有效的药物能为CKM综合征管理提供新的治疗策略，助力患者全面改善预后，开启CKM综合征综合管理的新篇章。

（于 君）

参 考 文 献

［1］WANG L M, ZHOU B, ZHAO Z P, et al. Body-mass index and obesity in urban and rural China: findings from consecutive nationally representative surveys during 2004-18［J］. Lancet, 2021, 398（10294）: 53-63.

［2］REINHARDT M, SCHUPP T, ABUMAYYALEH M, et al. Obesity Paradox in Heart Failure with Mildly Reduced Ejection Fraction［J］. Pragmat Obs Res, 2024, 15: 31-43.

［3］HWANG I C, CHOI H M, YOON Y E, et al. Body Mass Index, Muscle Mass, and All-Cause Mortality in Patients With Acute Heart Failure: The Obesity Paradox Revisited［J］. Int J Heart Fail, 2022, 4（2）: 95-109.

［4］LI S Y, ZHENG Y X, HUANG Y W, et al. Association of body mass index and prognosis in patients with HFpEF: a dose-response meta-analysis［J］. Int J Cardiol, 2022, 361: 40-46.

［5］SAHAKYAN K R, SOMERS V K, RODRIGUEZ-ESCUDERO J P, et al. Normal-weight central obesity: implications for total and cardiovascular mortality［J］. Ann Intern Med, 2015, 163（11）: 827-835.

［6］SATTAR N, PRESSLIE C, RUTTER M K, et al. Cardiovascular and kidney risks in individuals with type 2 diabetes: contemporary understanding with greater emphasis on excess adiposity［J］. Diabetes Care, 2024, 47（4）: 531-543.

［7］COLLABORATION. E R F. Life expectancy associated with different ages at diagnosis of type 2 diabetes in high-income countries: 23 million person-years of observation［J］. Lancet Diabetes Endocrinol, 2023, 11（10）: 731-742.

［8］JASTREBOFF A M, KUSHNER R F. New frontiers in obesity treatment:

GLP-1 and nascent nutrient-stimulated hormone-based therapeutics [J]. Annu Rev Med, 2023, 74: 125-139.

[9] LINCOFF A M, BROWN-FRANDSEN K, COLHOUN H M, et al. Semaglutide and Cardiovascular Outcomes in Obesity without Diabetes [J]. N Engl J Med, 2023, 389 (24): 2221-2232.

[10] SCIRICA B M, LINCOFF A M, LINGVAY I, et al. The effect of semaglutide on mortality and COVID-19-related deaths: an analysis from the select trial [J]. J Am Coll Cardiol, 2024, 84 (17): 1632-1642.

[11] RYAN D H, LINGVAY I, DEANFIELD J, et al. Long-term weight loss effects of semaglutide in obesity without diabetes in the SELECT trial [J]. Nat Med, 2024, 30 (7): 2049-2057.

[12] PERKOVIC V, TUTTLE K R, ROSSING P, et al. Effects of semaglutide on chronic kidney disease in patients with type 2 diabetes [J]. N Engl J Med, 2024, 391 (2): 109-121.

[13] KOSIBOROD M N, ABILDSTROM S Z, BORLAUG B A, et al. Semaglutide in patients with heart failure with preserved ejection fraction and obesity [J]. N Engl J Med, 2023, 389 (12): 1069-1084.

[14] KOSIBOROD M N, PETRIE M C, BORLAUG B A, et al. Semaglutide in patients with obesity-related heart failure and type 2 diabetes [J]. N Engl J Med, 2024, 390 (15): 1394-1407.

[15] MESQUITA T, LIN Y N, IBRAHIM A. Chronic low-grade inflammation in heart failure with preserved ejection fraction [J]. Aging Cell, 2021, 20 (9): e13453.

[16] VERMA S, PETRIE M C, BORLAUG B A, et al. Inflammation in obesity-related HFpEF: the STEP-HFpEF program [J]. J Am Coll Cardiol, 2024, 84 (17): 1646-1662.

[17] VERMA S, BUTLER J, BORLAUG B A, et al. Atrial fibrillation and semaglutide effects in obesity-related heart failure with preserved ejection fraction: STEP-HFpEF program [J]. J Am Coll Cardiol, 2024, 84 (17): 1603-1614.

[18] SOLOMON S D, OSTROMINSKI J W, WANG X W, et al. Effect of semaglutide on cardiac structure and function in patients with obesity-related heart failure [J]. J Am Coll Cardiol, 2024, 84 (17): 1587-1602.

[19] LEE P C, GANGULY S, GOH S Y. Weight loss associated with sodium-glucose cotransporter-2 inhibition: a review of evidence and underlying mechanisms [J]. Obes Rev, 2018, 19 (12): 1630-1641.

[20] ANKER S D, BUTLER J, FILIPPATOS G, et al. Empagliflozin in Heart Failure with a Preserved Ejection Fraction [J]. N Engl J Med, 2021, 385 (16): 1451-1461.

[21] SOLOMON S D, MCMURRAY J, CLAGGETT B, et al. Dapagliflozin in heart failure with mildly reduced or preserved ejection fraction [J]. N Engl J Med, 2022, 387 (12): 1089-1098.

[22] HEERSPINK H, STEFANSSON B V, CORREA-ROTTER R, et al. Dapagliflozin in Patients with Chronic Kidney Disease [J]. N Engl J Med, 2020, 383 (15): 1436-1446.

[23] HERRINGTON W G, STAPLIN N, WANNER C, et al. Empagliflozin in patients with chronic kidney disease [J]. N Engl J Med, 2023, 388 (2): 117-127.

[24] SATTAR N, BUTLER J, LEE M, et al. Body mass index and cardiorenal outcomes in the EMPEROR-Preserved trial: Principal findings and meta-analysis with the DELIVER trial [J]. Eur J Heart Fail, 2024, 26 (4): 900-909.

第二节 诊疗路径和多学科干预模式

由于疾病具有复杂性及整体性，在CKM综合征高风险人群的全程诊疗路径中应进行综合的筛查及全面的评估。AHA认为，在疾病的早期阶段CKM综合征的评估不仅要考虑危险因素，还要关注"生命8要素"，即4种健康行为（饮食健康、体力活动、不吸烟、睡眠健康）＋4种健康因素（理想BMI、血糖、非HDL-C和血压），以整体评价患者的生命健康。CVD危险因素不仅包含传统CVD的危险因素，还包含与CVD相关的慢性病的评估。

基于以上观念，科学声明将CKM综合征分为5期并建议根据分期对患者进行全生命周期危险因素筛查并管理危险因素。多学科共管的基石是CKM综合征的分期系统。不同CKM综合征分期患者的干预策略具有显著差异。

CKM 0期患者无CKM综合征危险因素，管理策略主要包括健康饮食、规律运动、充足睡眠、戒烟、体重管理及定期进行血压、血糖和胆固醇检查。目标是维持心血管健康状态，预防CKM综合征危险因素的发展。

CKM 1期患者出现超重/肥胖，腹型肥胖或异常脂肪积累，但未合并其他代谢危险因素或CKD。管理策略为通过合理膳食、规律运动减重5%，必要时辅以药物治疗或手术治疗。每2~3年进行一次健康检查，加强对肥胖和代谢危险因素的管理。

CKM 2期患者存在代谢危险因素。建议针对不同的危险因素选用具有获益循证证据的药物。每年评估危险因素，目标是通过生活方式和药物干预改变危险因素，预防CVD和肾衰竭的发展。

CKM 3期患者已患CKM综合征且合并亚临床CVD。防治策略包括使用他汀类药物、阿司匹林等抗血小板药物，以及根据具体情况使用其他抗ASCVD药物。目标是通过预防性治疗，延缓或阻止疾病进展，改善靶器官损伤。

CKM 4期患者已患CKM综合征且合并CVD，分为4a期（无肾衰竭）和4b期（合并肾衰竭）。治疗策略主要依据指南关于心力衰竭和动脉粥样硬化的治疗原则，通过多学科诊疗进行综合防治，达到降低复发性CVD事件和死亡风险的目的。

为降低CKM综合征患者出现多器官损伤时的碎片化护理强调坚持以CKM综合征整体护理为导向，推荐跨学科护理模式。对于合并2种及2种以上CKM综合征疾病（T2DM、CKD和晚期亚临床CVD/临床CVD）的患者，推荐多学科CKM综合征团队和初级保健临床医师为患者提供规范化指导，保证患者高质量、及时接受CKM综合征护理，即基于价值的护理模式。多学科CKM综合征团队需要一名协调人员，以及初级保健医师、心脏病专家、

第二十二章 心血管-肾脏-代谢综合征的当前热点与挑战

肾脏病专家、内分泌专家、药师、护士、管理人员、社会工作者或社区卫生工作人员。协调人员或其他健康管理专家需要帮助组建CKM综合征多学科诊疗团队，并保证团队沟通顺畅。根据患者病情和相关的危险因素或护理方案，有针对性地转诊到亚专科，启动基于数量的专业附加护理模式，以识别出CKM综合征高危患者，并进一步优化护理方案。需要多个亚专科医师评估的患者，协调人员可于健康护理团队内部协调沟通。如果健康中心/区域亚专科医师不足，可依靠远程医疗或CKM综合征协调人员/多学科团队和基于价值的护理方案。

CKM综合征涉及多系统复杂的相互作用，其理念的提出为慢性病管理带来了新范式，其管理与防治需要针对不同阶段的患者，制定个性化的管理与防治方案。针对CKM综合征的综合治疗应着重强调代谢异常为核心管理目标。在治疗CKM综合征时，应在健康生活方式的基础上合理运用对器官具有协同保护作用的药物，实施分层管理策略。

虽然2023年美国心脏病协会有关心血管-肾脏-代谢综合征的主席建议提出了公平、统一的多学科干预模式，明确了CKM综合征中各个疾病在发生机制上有相同的病理生理学基础。改善肾脏健康、保护心血管系统、干预代谢可使CKM综合征患者获益。但是，CKM综合征患者的治疗和干预方案目前尚不统一。具体原因如下：①药物治疗不充分。CKM综合征治疗的基石是药物治疗，如GLP-1RA、SGLT2i类药物等，但政策、支付方式及患者教育程度等会导致某些患者不能及时接受药物治疗。②各学科对CKM综合征干预力度存在差异。例如，肥胖是CKM综合征的重要危险因素，但是不同科室干预的力度或干预的优先级可能不一致，导致患者在不同科室管理下的预后具有差异。因此，亟须统一CKM综合征的治疗方案，即使患者的首诊科室不同，但仍然能得到相同的治疗，从而改善患者的预后。

（于 君）

参 考 文 献

［1］HASBANI N R, LIGTHART S, BROWN M R, et al. American Heart Association's life's simple 7: lifestyle recommendations, polygenic risk, and lifetime risk of coronary heart disease［J］. Circulation, 2022, 145（11）: 808-818.
［2］NDUMELE C E, RANGASWAMI J, CHOW S L, et al. Cardiovascular-kidney-metabolic health: a presidential advisory from the American Heart Association［J］. Circulation, 2023, 148（20）: 1606-1635.
［3］QUAGGIN S E, MAGOD B. A united vision for cardiovascular-kidney-metabolic health［J］. Nat Rev Nephrol, 2024, 20（5）: 273-274.

第三节　人工智能、组学、大数据在心血管-肾脏-代谢综合征综合管理中的应用

　　对于CKM综合征的管理和治疗，未来的发展方向是普及多学科综合治疗模式，涵盖患者的日常管理、疾病监测、药物调整及生活方式干预等多个方面，以实现全方位的治疗和护理。随着医学科技不断发展，我们还需要关注创新治疗方法和策略，如人工智能、组学及大数据在疾病诊断和管理中的应用，这些新兴技术和方法有望为CKM综合征的管理和治疗带来新的突破和进展。

　　Liu等的研究采用机器学习辅助分析舌下微循环功能障碍。该研究结果显示，舌下微循环可能是评估T2DM患者CKM综合征分期的新工具。肥胖是CKM综合征的危险因素，其分型、分期目前方法较多，但是尚无统一的分类方法。随着人工智能在临床的应用，国内外学者尝试采用人工智能辅助肥胖的分类。美国梅奥诊所通过机器学习的方法将肥胖患者分为"饥饿的大脑""饥饿的

第二十二章　心血管-肾脏-代谢综合征的当前热点与挑战

肠道""情绪性饥饿"和"缓慢的燃烧"4种表型，用以指导肥胖的治疗，但因其检测指标过于复杂，故临床适用有限。国内学者采用人工智能学习对肥胖进行新的代谢分型，即将肥胖分为代谢健康型肥胖、高代谢型肥胖-高尿酸亚型、高代谢型肥胖-高胰岛素亚型和低代谢型肥胖，这4种肥胖亚型的临床特点和并发症发病风险各异，该模型具有良好的可重复性和稳定性，检测指标为临床常用指标，临床适应性较高。合理的肥胖分型有助于治疗目标和方案的制定，但上述肥胖分型方法缺乏循证证据，临床医师可根据实际情况选择肥胖分型方法。

组学标志物（如蛋白质组学、代谢组学、基因组学）与CKM综合征风险相关性研究有助于解释疾病机制。CKM综合征是一种多器官疾病，代谢性疾病、CKD和CVD三种疾病间存在共同的病理生理机制，其中1种疾病会增加另外2种疾病的发病风险。然而，人们对CKM综合征的内在机制仍然知之甚少。有临床试验表明，代谢性疾病、CKD和CVD患者对新开发的针对新陈代谢的药物（如GLP-1RA、SGLT2i类药物）均可获益，推测CKM综合征可能具有共同的病因。Li等利用全基因组关联研究和表达定量性状位点分析，结合精细定位和Moloc分析确定β-内酰胺酶（Lactamase β，*LACTB*）为CKM综合征患者新的风险基因，LACTB为线粒体内丝氨酸蛋白酶，其缺失导致糖耐量受损、高脂血症和对肾损伤的易感性增加。LACTB可裂解并激活PLA2组Ⅵ（*PLA2G6*）基因，*PLA2G6*是CKM综合征一个风险基因。*PLA2G6*基因能保护线粒体功能，并通过裂解oxPE防止铁死亡。代谢组学研究表明，*LACTB*在调节线粒体脂质，特别是oxPE和LPE中发挥关键作用。*LACTB*对促凋亡脂质水平的影响是由*PLA2G6*介导的。研究提示，*LACTB*和*PLA2G6*可能是治疗CKM综合征一种新的靶向治疗途径。

临床大数据可以为患者的预防、诊断及治疗提供更多基于循证医学的建议。流行病学数据显示，CKM综合征0期进展到CKM

综合征3期，患者ASCVD和心力衰竭的绝对风险显著增加。绝对风险评估的目标是使干预措施的类型和强度与预测的风险和预期的治疗效益相匹配，目前相关的指南推荐使用多变量风险预测模型评估CVD的绝对风险，用以指导CVD的一级预防。业内一直在寻求超越传统CVD风险因素的评估方法，以更精准地预测CVD风险。

流行病学研究证实，CKM综合征风险标志物（如肾功能、代谢健康状况）与总体CVD、特定CVD亚型、ASCVD及心力衰竭之间紧密关联。CKD预后联盟的一项纳入超过900万人的分析显示，随着eGFR每降低15 ml/（min·1.73 m^2），ASCVD的发病风险和致命性冠心病的发病风险均显著增加，且这一关联独立于其他风险因素存在。因此，建议分期在CKM综合征2期及以上患者每年检测UACR，以有效管理健康和评估CKM综合征风险。

既往CKD、CVD和代谢性疾病均是由各科进行管理，但各科应统一CKM综合征的评估标准。AHA制定了短期（10年）和长期（30年）CVD发生的评估模型，即PREVENT模型，指导ASCVD患者的一级预防。该模型的开发数据来源于25个数据集，共计纳入了3 281 919例30～79岁的患者。此外，该模型还通过了21个数据集的外部验证，总计333 085例患者。PREVENT模型剔除了种族因素，除传统的CVD危险因素外，模型还纳入了肾功能以研究心血管、肾脏和代谢健康之间的联系。该模型将年龄作为时间尺度，更符合CVD进展过程。Anderson等采用该模型评估美国成人初级ASCVD风险，结果显示，美国40～75岁成人估算的10年ASCVD风险大幅度降低，可能导致1730万患者不再符合ASCVD初级预防中他汀类药物治疗的标准，但有资格接受这种治疗的多数成人目前并未接受他汀类药物治疗。这对于制定临床指南和个体化治疗决策具有重要意义。期待未来开展更多评估模型的相关研究，为医师提供个体化、精准化的评估方法。

CKM综合征的定义于2023年被提出，目前对于其病理生理机制、预测模型、组学、基因学、标准化诊疗方案、干预模式、个体化或靶向治疗方式等有待于进一步探索，利用大数据＋人工智能有效融合蛋白质组学、基因组学等，助力实现全方位、全周期、全人群的公共健康管理。在这个过程中会面临多项挑战，包括数据隐私、模型可解释性、跨人群应用及应对技术更新迭代带来的模型升级和维护问题，以确保数据的稳定性、技术的可靠性和模型的预测精度等。为有效应对这些管理挑战，可以采取综合性的措施，包括加强数据保护措施、采用可解释性模型、进行多中心大样本研究等策略，以提高管理效果和保护患者隐私安全。同时，政策法规的支持和行业标准制定也是关键，涉及伦理审查和道德约束，以及加强监管与应用的合理合规。

（于　君）

参 考 文 献

[1] ACOSTA A, CAMILLERI M, ABU D B, et al. Selection of antiobesity medications based on phenotypes enhances weight loss: a pragmatic trial in an obesity clinic [J]. Obesity (Silver Spring), 2021, 29 (4): 662-671.

[2] LIN Z W, FENG W H, LIU Y J, ET AL. Machine learning to identify metabolic subtypes of obesity: a multi-center study [J]. Front Endocrinol (Lausanne), 2021, 12: 713592.

[3] LIU Y, SHENG C J, FENG W H, et al. A multi-center study on glucometabolic response to bariatric surgery for different subtypes of obesity [J]. Front Endocrinol (Lausanne), 2022, 13: 989202.

[4] LIU W, WANG W H, SUN F, et al. Machine learning-assisted analysis of sublingual microcirculatory dysfunction for early cardiovascular risk evaluation and cardiovascular-kidney-metabolic syndrome stage in patients with type 2 diabetes mellitus [J]. Diabetes Metab Res Rev, 2024, 40 (6): e3835.

[5] LI S, LIU H B, HU H L, et al. Human genetics identify convergent signals in mitochondrial LACTB-mediated lipid metabolism in

cardiovascular-kidney-metabolic syndrome [J]. Cell Metab,2024,37(1): 154-168

[6] SINHA A, NING H, CARNETHON M R, et al. Race-and sex-specific population attributable fractions of incident heart failure: a population-based cohort study from the lifetime risk pooling project [J]. Circ Heart Fail, 2021, 14(4): e8113.

[7] OSTERGAARD H B, READ S H, SATTAR N, et al. Development and validation of a lifetime risk model for kidney failure and treatment benefit in type 2 diabetes: 10-year and lifetime risk prediction models [J]. Clin J Am Soc Nephrol, 2022, 17(12): 1783-1791.

[8] MATSUSHITA K, JASSAL S K, SANG Y, et al. Incorporating kidney disease measures into cardiovascular risk prediction: development and validation in 9 million adults from 72 datasets [J]. EClinicalMedicine, 2020, 27: 100552.

[9] Khan S S, Coresh J, Pencina M J, et al. Novel prediction equations for absolute risk assessment of total cardiovascular disease incorporating cardiovascular-kidney-metabolic health: a scientific statement from the american heart association [J]. Circulation, 2023, 148(24): 1982-2004.

[10] ANDERSON T S, WILSON L M, SUSSMAN J B. Atherosclerotic cardiovascular disease risk estimates using the predicting risk of cardiovascular disease events equations [J]. JAMA Intern Med, 2024, 184(8): 963-970.

[11] 魏东海,STUMPF S,RUBINO L,等. 从远程医疗到互联网+人工智能（AI）医疗看医疗数字化的演进[J]. 中国研究型医院,2022,9(5): 64-76.